致力于中国人的教育改革与文化重建

立 品 图 书 · 自 觉 · 觉 他
www.tobebooks.net
出 品

谢群 —— 著

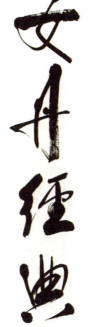

女丹经典

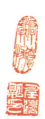

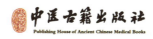

中医古籍出版社
Publishing House of Ancient Chinese Medical Books

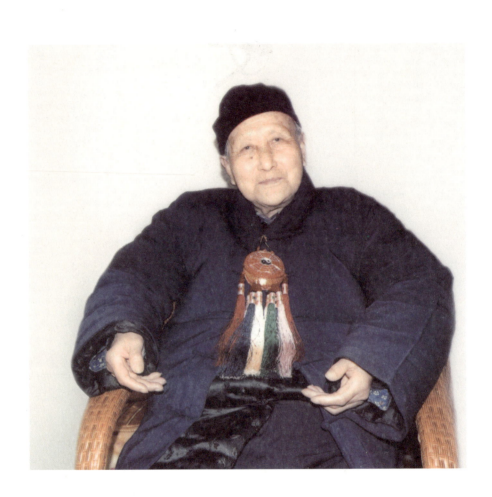

■ 曹祥贞大师

曹祥贞道长,道号瑞坤子
师从华山派南天门宗梅嘉瑞道长
为全真道华山派第 22 代玄裔弟子

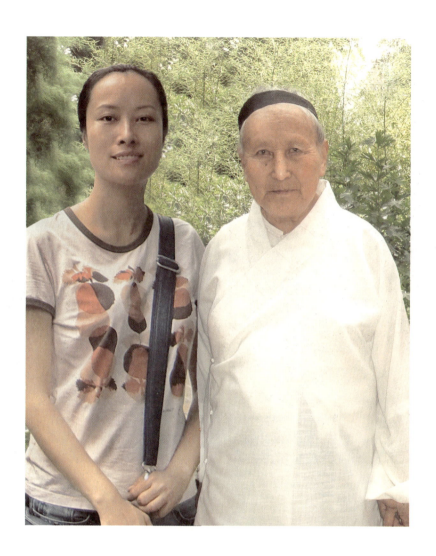

■ 谢群与曹祥贞大师

谢群教授，1972年生，成都人
研究方向为舞美艺术与宗教哲学
国家级社会科学基金重点项目《道藏源流考》整理出版
的主要参加人
（国家一级学会）全国老子道学文化研究会副会长
大自然环境保护委员会会长
lzdxwhyjh@126.com

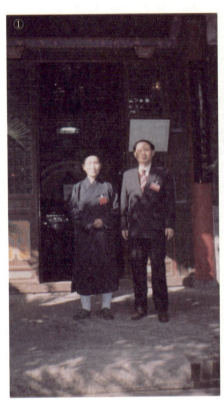
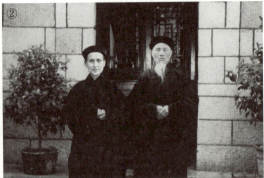
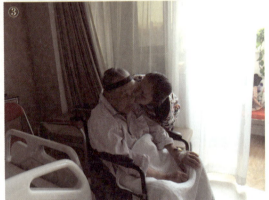

①曹祥贞大师与胡孚琛教授

芳萃群英利乐有情,堪称"民国奇女子"
修臻祥真丹成正果,不愧坤道大宗师
　　　　　　　　——中孚子胡孚琛

②曹祥贞大师与匡常修道长

余平生所知修行人中,华山曹祥贞可谓"天下第一坤道"
　　　　　　　　——崂山道士匡常修

③曹祥贞大师与作者(谢群教授)

目 录 CONTENTS

序一（许抗生）... 1

序二（詹石窗）... 5

序三（吕锡琛）.. 10

序四（张广保）.. 14

序五（盖建民）.. 19

第一篇　曾经沧海
曹祥贞大师修行小记 3

第二篇　灵源大道研修笔按
第一节　曹文逸生平 23

第二节　《灵源大道歌》简介 26

第三节　《灵源大道歌白话注》研习录 29

第三篇　孙不二女丹诗研修笔按
第一节　孙不二生平 151

第二节　《孙不二元君法语》 155

第三节　《孙不二女功内丹次第诗注》 159

第四篇　女子道学小丛书（陈撄宁）

重印《女子道学丛书》序 217
坤宁经 218
女功正法 230
男女丹功异同辨 260
女丹诗集 270
　女丹诗集前编 272
　女丹诗集后编（西池集） 283
　女丹诗集续编 291
　女丹诗集补编 298

第五篇　女丹功法琐谈（李锡堃）/303

第六篇　女丹功法概讲（张苏辰）

女子筑基功 322
炼液化气 324
炼气化神 325

第七篇　《大成捷要》校解

《大成捷要》校注（金禅子） 331
　《大成捷要》缘起 331
　《大成捷要》叙 332
　劝刊《大成捷要》五言古句 333
　《大成捷要》性命双修天机口诀目录 334

咏修身丹道二首 ... 336

《大成捷要》校注目录 ... 337

（上卷）

 第一章 集古丹经目录序言 ... 339

 第二章 性命双修 纲领条目 心印口诀 秘旨灵文 ... 345

 第三章 性命双修 心印口诀 天机提纲 返还证验说 ... 348

 第四章 天元大丹 二十四节 口诀天机目录 ... 354

（下卷）

 第五章 道教源流谱 ... 355

 第六章 性命双修 心印口诀 天机秘文 百日筑基 ... 358

 第七章 性命双修 心印口诀 天机秘文 阳火阴符口诀天机 ... 372

 第八章 性命双修 心印口诀 天机秘文 十月养胎 ... 390

 第九章 性命双修 心印口诀 天机秘文 三年乳哺 ... 410

《大成捷要》丹功讲解（王沐） ... 420

体真山人女丹诀 ... 441

跋一 科学文化视野中的内丹学（董光壁） ... 445

跋二 集大成者（金禅子） ... 449

跋三 女仙之路（盛克琦） ... 453

后记（李光富） ... 460

序 一

许抗生

道教的养生术,或称长生术,即指道教养生方法、养生功夫。它是道教养生学说的核心内容。道教的养生术内容极其丰富,这些长生术,一般称之为道教方术。道教方术虽然名目繁多,来源多途。其中来源于神仙方术的,包括守一、存神、行气、导引、服食、辟谷、外丹、房中等,后出的内丹术也属于此类。

"我命在我不在天"的思想,是道教内丹养生学的理论基础和前提,这一思想给予道教丹道炼养学以充分的信心和决心。

至于如何从事养生,这又与道教的生命学说有密切关系。道教认为:"夫禀气含灵,唯人为贵。人所贵者盖贵于生。生者,神之本;形者,神之具。人禀气含灵,气组成形体,灵则为精神。"因此养生就要神与形并养,所以说:"故神生于形,形成于神。形不得神不能自生,神不得形不能自成,形神合同,更相和,更相成。"与这一思想相联系,道教更提出了人的生命由精、气、神三要素所构成的思想。早在汉代早期的道教经典《太平经》中即已提出精、气、神三者合一的思想。《太平经·令人寿治平法》中说："三气共一，为神根也。一为精，一为神，一为气。此三者共一位也……故人欲寿者，乃当爱气、尊神、重精也。"

这是说，人的生命是由精、气、神三者结合、相互作用而成的。因此，养生长寿就得炼养精、气、神三者。在这里，除了讲神和形（气组成形）之外，又强调了一个"精"。这大概是要说明人之形不同于非生物之形，它是有生长发育的生命能力的，而这个"精"就是指有生命力的物质而言的。之后，精、气、神的学说，也就成了道教养生学的基础理论。道教的养生思想，大都是在这一理论基础上建立起来的。

道教养生学，还与宇宙本原"道"的思想有着密切的联系。道教认为，道产生万物，万物中当然包括人在内，人亦由道而生。因此道教认为每个人都有道性，道是永恒长存的，所以只要人们通过修炼达到与道合一，即可得道而长生，这应当说是道教养生学最终的哲学基础。

《养生延命录》引张湛《养生集叙》曰："养生大要：一曰啬神，二曰爱气，三曰养形，四曰导引，五曰言语，六曰饮食，七曰房室，八曰反俗，九曰医药，十曰禁忌。"这十类包括养神、气、精（房室），直至饮食、言语一切日常生活中的养生活动和得了疾病后的治疗，等等。这种归纳是比较广泛的。两晋时的葛洪则对他以前的养生术做了一次总结，并提出养生术之至要主要有"三事"的思想，他说："欲求神仙，唯当得其至要，至要者在于宝精、行炁、服一大药便足，亦不用多也。"在这里，葛洪所讲的"行炁"，主要指"胎息而已"，就是内丹术的前身。

在《道藏精华录》中还收有明代的一篇道教养生著作，叫《摄生三要》。这里的摄生三要与葛洪的长生三事又有些不同，它完全是从构成人体的三要素精、气、神出发,提出了聚精、养气、存神三大要。聚精指保养精血,主张节制房事,不耗泄精血,更提出了聚精之道有五个方面的思想,即一曰寡欲,二曰节劳,三曰息怒,四曰戒酒,五曰慎味,认为只有恬淡无欲才能补精。养气"须从调息起手"而达至"胎息",认为"人得天地之气以生",得气而生,失气则死,故养生之学,不可不讲养气。存神则是使人精神专一,达至虚静境地,"以一念不起为功夫",认为"神凝则气聚,神散则气消。若宝惜精气而不知存神,是茹其华而忘其根矣",所以存神对宝精养气是十分重要的。

总之,历史上对道教的养生术已有多种归纳分类,但我们也可看到,每一种归纳都只能涉及其大要而已,而不可能做到"全而不漏"。因为道教的养生思想太丰富了,涉及的方面太多,以致我们只得用"杂而多端"来形容它的丰富复杂了。葛洪曾去繁就简地总结说:"然此三事(宝精、行炁、服一大药),复有浅深,不值明师,不经勤苦,亦不可仓卒而尽知。虽云行炁,而行炁有数法焉。虽曰房中,而房中之术,近有百余事焉。虽言服药,而服药之方,略有千条焉。"

今由谢群同志将其师承的全真道华山派曹祥贞大师的悉心传授,编纂成文,予以出版,这是一件大好事。在中国宗教文化史上,佛教有普度的意识,而道教却有密不示人的传统。曹道长一生隐居华山,清修丹道,那么,她的修炼经验自然也是十分珍贵的,所以我觉得这是一项十分有意义的工作:

其一,国家、社会的主体是人,人类社会的发展归根到底就是人的发展,而人的生理、心理的健康发展,乃是人从事一切活动的基础。尤其在物质文明高度发达的今天,高科技突飞猛进,高速度、高节奏、高效率,乃至经济的全球化更促进了竞争的日益加剧。这为人们带来了各种各样的生理和心理疾病。在这种情况下，如果一个人没有生理、心理全面健康的身体，要立足于当今社会，承担各种社会工作，将会带来莫大的困难。因此，在当今社会，人的身心健康问题，将越来越受到普遍关注，成为社会的焦点问题之一。另外，我们的社会正在步入老龄化的社会，老年人越来越多，而在老年问题中，身心的健康问题显得尤为突出。因此，健康防病的活动成为全民运动，国家的富强繁荣应该与人民的健康强壮同步发展。

其二，在上下五千年的文明发展历史中，中华民族在追求人民的身体健康和与疾病的长期斗争中，总结出了一整套具有中国特色的极其丰富的养生学思想和医学思想，成为我中华民族传统文化中的一大瑰宝。而我国土地上自生的道教，又与我国历史上的养生学和医学有着密不可分的联系。从某种意义上说，没有我国古代丰富的养生学与医学思想，也就不大可能产生出道教来，道教就是在吸取古代养生学与医学思想基础上发展起来的，古代养生学与医学是道教思想的重要来源之一。同时，道教自产生之后，又进一步推动了我国的养生学与医学的发展。历史上著名的道教徒或道教学者，有不少也是著名的养生学家和医学家，如葛洪、陶弘景、孙思邈等，皆是如此，他们都对中国的医学和养生学做出了杰出的贡献。因此，我们今天要来发扬我国的养生学与医学，就必须大力开掘道教养生学这一历史文化宝藏，并使之成为我们在 21 世纪的一项重要任务。

2017 年秋于北京大学哲学系

（作者系北京大学哲学系教授、博士生导师，全国老子道学文化研究会[国家一级学会]学术顾问）

序 二

别开生面　剖露堂奥

詹石窗

在看《女丹经典》时,想起谢群(等诸君)还著有一卷《坐进此道》(副标题:《悟真篇》的研究与实践),我曾阅读过那本未见出版的"书"。

先说那部"书"吧,之所以珍贵,是因为它不是"纸上谈兵",更不是站在门外观望的那种走马看花式的旅游描述,而是丹道传承的一种当代体现,一种内修实践的记录。而在字里行间,闪烁着一位隐者的身影,他虽然没有署名,却让全书具有一种风骨,一种不累于名不自彰显的道家气质。

老子有云"修之于身,其德乃真。"作为中华民族修身治国大智慧的结晶,《道德经》的"修真"说法并非只是一种概念,而是蕴涵了具体修持体验的一种理论体系。自汉代以来,老子"修真"理论逐步发扬光大,魏伯阳的《周易参同契》与《悟真篇》是传承老子"修真"思想与法门的代表作,前者被称为"万古丹经王",后者则被看作传承"性命双修"内丹学的正宗,备受推崇。

在思想上，《悟真篇》与《参同契》是一脉相承的。因而，《悟真篇》的作者弘扬《参同契》的传统，援《易》以明丹道，这就是自然而然的事情。作者在该书的序中说："《周易》有穷理尽性之辞，《鲁语》有毋意必固我之说。此又仲尼极臻乎性命之奥也……汉魏伯阳引《易》道交媾之体作《参同契》，以明大丹之作用，唐忠国师于《语录》首叙老庄言，以显至道之本末，如此岂非？教虽分三，道乃归一。"①在这里，作者不仅注意到《周易》中的性命思想，而且追述了自汉代至唐朝有关性命问题的一些论述，明确表示了三教合一的观点。这样，作为儒道共同遵奉的古老经典著作《周易》的形式与内容被广泛地运用于《悟真篇》的创作中便体现出一种主动性来。

从形式上看，《悟真篇》诗词的顺序是照《周易》之数理安排的。作者在序中还说："仆既遇真筌，安敢隐默？罄所得成律诗九九八十一首，号曰《悟真篇》，内七言四韵一十六首，以表二八之数；绝句六十四首，按《周易》诸卦；五言一首，以象太乙；续添《西江月》一十二首，以周岁律。其如鼎器、尊卑、药物、斤两、火候、进退、主客、后先、存亡、有无、吉凶、悔吝，悉备其中矣。"②六十四首绝句合于六十四卦，这显然是根据《易》数原则来考虑的。而十六首七言诗为两个八的倍数，这里面包含着八卦的概念，至于一首五言诗所取法的"太乙"这也属于易学的一个支派，还有岁律自汉代以来就一直是以易学为纲要的。因而，《悟真篇》的这种结构安排很明显地表现了作者取法《周易》的指导思想。

从内容上看，《悟真篇》应用《周易》的例子更是随手可得。内

---

① 《修真十书》卷二十六，《道藏要籍选刊》第3册第390页。
② 《修真十书》卷十六，《道藏要籍选刊》第3册第391页。

丹学的概念和思维方式本出于外丹学，而外丹学的建立又是以易学为本的。所以大凡讲内丹的书几乎都离不开易学的理论和概念。作为一部在道教内丹养生学说史上占有极重要地位的著作，《悟真篇》更是这方面的典型。该书首列《丹房宝鉴之图》就是明证。作者以"精神"列于"玄门"两侧，以玄门配乾阳之象；以"气血"列于"牝户"两侧，配坤阴之象；又以旺土罗络木、火、金、水；以三层之"悬胎鼎"应于《易》之"三才"；以玄武、玉兔、月魄、黑锡等配坎卦，以朱雀、金乌、火龙、朱砂、日魂等配离卦。这一切都体现了《悟真篇》取法《易》象的思想。该书在开头绘制了《丹房宝鉴之图》虽是为了增强读者的内丹修炼感受性，但在客观上却为后人研究道教丹功养生与《周易》的关系问题提供了图文并茂的资料。

本来，丹经取法易学卦爻象数，这是为了更好地表征火候操持；但《易经》的"六十四卦"作为环环相扣的符号系统，具有多重的象征旨趣。千百年来，学者们在诠释《易经》时又将这种象征隐喻加以延伸。沿着这个路向，道教丹经也以各自物象作为隐喻。由于环境背景与时代的差异，后人在读丹经时便感到困难。如何揭开其中的奥秘？近现代的学者们做了许多努力。在这方面，《坐进此道》也为读者打开了入门的特别路径。读此书可以发现，编著者善于采撷中外"修行文化"的中各种故事寓言来诠释《悟真篇》的隐喻。这样，便使属于不同文化氛围的修持例证在一个体系中组合起来，既有助于理解《悟真篇》本身，也让读者看到了修持的共性。之所以能够做到这一点，是因为编著者已经具有了多年的内炼体验，所以能够触类旁通，看到深层次的一些内涵、本质。

《坐进此道》在解读《悟真篇》的时候，也注意征引历史上各种丹经著述。例如《内通外亦须通》一节，编著者在讲述张伯端《西江月》第一首时,先后引证悟元子、云阳道人的言辞,再展露王沐先生的手抄丹经《地仙玄门秘诀》《觅玄子语录》,而后证之以《金仙证论》《道窍谈》,既显示了丹道法脉,也提供了理解丹道内涵的不同向度。

《女丹功法琐谈》与《女丹功法概讲》,原见于《坐进此道》下篇,这两章收入到了现在我看到的《女丹经典》一书,勾起了往昔我撰写《道教与女性》的一些记忆:

33年前,我还在四川大学攻读硕士学位的时候,看到《女丹合编》。不知何故,这部奇书引起我很大兴趣。课余之暇,我就翻开书阅读、抄写。大半年时间,就把此书全部抄完。之后,我慢慢又读,没想到读出一些感觉。结合有关史料,我写成《道教与女性崇拜》的小文章,这篇文章发表于《宗教学研究》1988年第一期。上海古籍出版社编辑卢守助看到这篇文章之后大为赞赏,就约我写一本书,书名就叫作《道教与女性》。为了写好这本书,我一方面重新查阅资料,一方面请教了福建师范大学历史系的刘惠荪教授。他老人家知识渊博、记忆超人,祖父刘鹗是《老残游记》的作者、甲骨文专家。刘惠荪教授秉承家学,且刻苦研修,给我讲了不少关于吕祖与女丹关系的文献史料,让我开了眼界。在刘惠荪先生指点下,我重新研读《女丹合编》,对贺龙骧编纂《女丹合编》的来龙去脉有了进一步了解,对其中的许多术语也有了新的领悟。与此同时,我也访问了一些秘修的坤道,得到一些比较直接的资料,写成了《道教与女性》书稿。该书于1990年出版之后,引起了学界关注,也有比较好的反响,且传到了海外,比如译成韩文,在韩国多次重版。回想30多年前的往事,再看看《女丹经典》两篇关于"女丹"的研究介绍,我不由自主眼睛一亮。因为《女丹功法琐谈》与《女丹功法概讲》的整理者是女性，且是多年修行的人，对女丹是最有发言权的。

初看起来，《女丹功法琐谈》与《女丹功法概讲》似乎与《悟真篇》不相干，但追溯起来，就会明白：宋元以来，不论是男性还是女性修炼丹道，都直接或间接地取法于《悟真篇》。从这个角度看，《女丹经典》一书收入的《女丹功法琐谈》与《女丹功法概讲》这两篇文稿，也是传承《悟真篇》的一种成就、一种体现。我相信这样的文稿的整理出版，不仅对于广大女丹修炼者来说是很有裨益的，而且对于整个内丹学的研究和传承也是非常有价值的。是为序。

六石居士于故里同安童蒙斋
丁酉年处暑之晨

（作者系四川大学老子研究院院长、四川大学道教与宗教文化研究所教授，兼任中国国务院参事室"国学馆道家分馆文字总纂"、中国国家社会科学基金学科评审专家、全国老子道学文化研究会副会长、国际易学联合中心专家委员、中国哲学史学会理事、世界道家联谊会副会长等职务）

序 三

吕锡琛

在世界各大宗教的教义中,女性常受到程度不一的忽视或歧视,她们或是造物神取自男人肋骨的产物,或是在教门中低人一等,或是沦为男性的附属,受到种种束缚,关于她们的身心修炼与生命价值更是鲜有殷切的关怀。但是,作为中国本土宗教的道教却在男尊女卑的社会氛围中独树一帜,在理论和修炼实践等多个角度彰显出对女性的尊重和男女平等观念。从理论层面来看,老子所倡导的贵柔尚雌、以静胜牡、以柔克刚、负阴抱阳、阴阳和合等理念成为道教教理教义的重要内容,在本体的意义上奠定了女性的地位及其修炼的目标和价值;从信仰层面或敬拜对象来看,道教的女神女仙既未遭遇被赶下神坛的命运,亦未演变为次一等的男神,而是始终以女性的身份保持着尊贵或独立的地位,且不断扩充着阵容;从宗教生活或修持实践来看,道门内的女性修炼者拥有相对平等和自由的成长空间。这一切,在宗教史乃至人类文化史上,堪称独特的文化奇观。

自宋以来,宋代女丹家曹文逸所撰的女丹经《灵源大道歌》等作品相继问世,及至明清更是形成了比较系统的女丹修炼方法和理论。我们知道,致虚守静、修德养心是内丹心性修炼的首要内容,作为内丹修炼组成部分的女丹修炼亦将虚静止念作为初始功夫,《灵源大道歌》就说"应物无心神化速""无心心即是真心"。元代女丹家孙不二的《女功内丹次第》中将"收心"作为修炼之首项要求,所谓:"扫空生灭海,固守总持门。"《泥丸李祖师女宗双修宝筏》将这一要求表述为"止念调心",亦将其作为修炼的基础,其文曰:"女功进步,初则止念,继则调心。""止念"即是止息欲念、杂念,"调心"即是调和心神。内心沉静,气血调和,才能静养阴血,从生理上和心理上为女丹修炼奠定基础。它们的机理是:"女属坤,而坤藏真火,火伏则吉,火发烁金,不调而运,金遭火逼,则有翰音登天之象,故女修诀唯从止念调心始。止念调心,功不厌多,亦不忌久行者,静中有动也。"

  道门中人认识到,社会与个人的生命活动和生活方式的内在联系,故丹道修炼并非离群索居。女丹修炼同样亦要求内功与外行相结合,不少女丹经指出,女性修炼者仅仅着力于自身的修身养性是不够的,"守静而无外行帮扶,静何能久?"因此,还须辅以积德行善等外行,"必假外行以培养之,方才内无所亏,外有所补,内外兼成,仙道可期"。女丹经继承发展了道教内外兼修、济世度人的精神,提出了一系列女性应当遵循的道德戒律来规范和提升修炼者的行为与活动。如《壶天性果女丹十则》中提出了孝敬尊贤、谦恭尽道、端方正直、尊师重道、立志存心等道德要求,应当在顺应和发挥女性之特点的基础上立身处世,完善和发展自己,进而"护国救民""救世人疾苦"。

  这些主张超越了仅在躯体层面实施斩赤龙、守乳溪等女丹功的修命功夫,而将重心集中在心性修炼,即心理和精神层面的磨砺。

这的确抓住了内丹修炼的关键,对于促进女性的身心健康具有积极的实际功效,值得女性修炼者努力践行,对于现代女性的身心健康亦富有启迪。

如果说,上述经典从文本的角度凸显了女丹修炼的道德蕴含和普世价值,那么,全真道华山派曹祥贞大师则从实践的层面为世人提供了一个道德典范。

她被道门奉为"天下第一坤道",著名道教学者胡孚琛教授称她是"少见的深得道家修养之精髓的第一人"!

年轻时,这位出身于书香门第的大家闺秀不甘屈服于军阀的逼婚,毅然出逃。母女二人历尽艰辛,来到久已仰慕的修真之地华山,入道而为华山派二十二代玄裔弟子,在南天门的紫气台道观清修炼养。数十年来,她严守道教戒律,诵习道经,修学参悟,实施着先命后性、"性命双修"的道家宗旨,积善修德,将践行伦理道德作为修行的要务。当年,她悉心照顾母亲,至孝之行为时人所称道;入道之后,更是朴素节俭、安贫乐道。她淡泊名利,廉洁奉公,将自己七十年的所有积蓄全部用于救济贫苦和修复道院,从未给亲人一分钱;在任职期间,她团结道众,整顿教务,多方奔走,四处募化,竭力恢复损毁道观;她自强、自立,毕生参研和实践丹道;为了更好地济世救人,她努力学习中医针灸,以医弘道,为慕名而来的信众、香客治病、舍药,救死扶伤,受到当地群众的爱戴和尊重。

曹大师亦以"欲修仙道,先修人道,人道不(未)修,仙道远矣"的宗旨启迪门徒。她曾对自己的女丹传人、本书作者谢群教授说:"自古修道者,都重积善行,立真功,要获得社会尊重和群众理解,就要自尊、自信、自强;敬天地、祭祖先、立功德、行善事、重修养,所以深受社会人群拥护,我们今天的道教徒更要继承优良传统,积极地与社会主义社会相适应。"

由于曹祥贞道长生平低调,且隐居深山进行真修实炼,故社会上一般民众难以仰见其仙风道骨。谢群等在书中对曹爷生平简况的一些白描,让人们从某种程度上瞻望了一代宗师的精深修为与高风亮节,不仅为当代坤道树立起可供效法的标范,又为当代女性修炼者提供了真修实炼的门径。

《灵源大道歌》《孙不二次第诗》《女子道学小丛书》和《大成捷要》等是曹道长推崇的女子修行必读经典,曹大师的关门弟子谢群教授将这些女丹经汇集成书,又将大师悉心传授于她和胡孚琛教授及其师姐——就职于德国哥廷根马普生物化学研究所的蔡郑晖研究员的法诀、经验结合自己的修证所得,在陈撄宁先生的注释之后补以按语,很好地把曹文逸孙不二等女真元君的作品炼于一炉,从而将法理与实修经验有机地结合了起来,在看似随意的漫笔中闪烁着曹爷女丹的要旨,这对于女丹研究和修炼,特别是参研曹大师的前车之鉴,都是很有意义的。

十多年前,我与谢群教授在老子道学文化研究会年会上相识。她在道学修炼方面长进很快,又被推选为老子道学文化研究会副会长。今大作即将付梓,嘱余为之作序。此时,我正在大洋彼岸进行科研和讲学,作为她的老朋友,又同为女性道学研修者,我为她的成就感到由衷的高兴,欣然提笔。亦以此微言谨向曹祥贞大师表达我的敬意!

是为序。

戊戌元宵于纽约曼哈顿东河之滨

(作者系全国老子道学文化研究会副会长,中南大学道学国际传播研究院执行院长)

序 四

张广保

　　道教的女丹学归属于内丹学,乃是内丹学的一大重要组成部分,它与道家、道教、中医及各种数术一样都是奠基于整体的、有机的、连续的、贯通的全息思维基础之上,这实际上是中华文明传统的一大基础性思维,道家、道教、中医及各种数术都共享这一基础性思维。关于女丹学的起源与历史传承,近年中外学者都有所探讨,例如法国学者戴思博、美国学者阿琳娜都是其中的佼佼者。但涉及女丹学的具体起源,西方学者一般断在清代,这个起源点未免过于保守,断得太晚。有些问题适宜应进一步加以辨析,此即女仙、女丹、女丹道派,它们之间诚然有着紧密关联,但差别也是明显的。据初步研究,"女丹"一词在传世的丹道文献中首见于明清之际的著名道医傅山(1607—1684年),他撰作了著名的女丹经典《女真丹》。不过如果我们以女丹区别于一般内丹道的独特修行功法斩赤龙为标志的话,那么女丹的确立当更早。元代江南全真高道苗善时撰《纯阳帝君神化妙通纪》综合整理元以前有关吕洞宾的各种传说,将其合编为一百零八化。该书是依据当时传世的有关吕洞宾道经、碑铭、小说、诗文等,其记载多有所本。正是在《度关真人第一百六化》中,吕洞宾使用了斩赤龙一语:"吾已与汝斩赤龙矣!自是可入道。"这是我们目前在《正统道藏》中可以考知的最早明确使用"斩赤龙"这一术语,①这说明女丹道与内丹道是同时创立的。因此,如果我们将此确立为女丹道成立的标志,应该是合适的,不过,《纯阳帝君神化妙通纪》并没有进一步阐述"斩赤龙"的具体含义。明末全真龙门派道士伍守阳(1573—1644年)在《仙佛合宗语录》中有进一步论述:"男子修成不漏精,女子修成不漏经""女子之经为生人之始信,亦为自修成仙佛之信,故女修者曰斩赤龙为返经成炁,与男修返精成炁者同一理。"这就明确指出斩赤龙就是断绝月经。

至于女丹道派的起源,我认为全真七子之一的孙不二已经创立了成熟的、传承连续的女丹道派。孙不二的女丹传承主要有两条主线,其一是源自全真教祖王重阳与马丹阳,在王重阳《重阳真人金关玉锁诀》中已经介绍女子修炼丹道的独特法门:"女子运宝前安乳香,频进真火,如行此功一年,令妇人如童男。"如果我们再联系此前苗善时《纯阳帝君神化妙通纪》的记载,则女丹道与女丹道派应与全真道紧密关联。而马丹阳作为孙不二夫君、王重阳仙逝全真教首任掌教,也传了孙不二内丹法诀。马丹阳的《洞玄金玉集》中有一首

---

① 又苗善时《纯阳帝君神化妙通纪》卷五的《度张珍奴第八十化》还提到吕洞宾传妓女张珍奴内丹道:"子后午前定息坐,夹脊双关昆仑过。恁时省气力,思量我。张珍奴大喜,再拜敬谢。自是神气豁然,若有开悟。亦密有所传,张不以告人,然未知其谁何也。累月告别,张设宴饯之,临歧出文字一封,曰:我去后开阅之。及开封,乃《步蟾宫》乐章一首,曰:坎离坤兑分子午,须认取自家宗祖,地雷震动山头雨,要洗濯黄芽出土。捉得金精牢闭锢,辩甲庚要降龙虎。待他人问汝甚人传,但说道先生姓吕。张遂斋戒,谢宾朋,绘像事之,修其诀,逾年尸解而去。"

《赠清静散人》:"休执拗,莫痴顽,休迷假相莫悭贪;休起愁,莫害惭,听予劝访长安;逍遥坦荡得真欢,守清净,结大丹。"①孙不二女丹传承的另一条主线是风仙姑。元代道教著名教史家赵道一在《历世真仙体道通鉴后集》中,引用进士王宇所作《姑铭序》详细介绍了风仙姑:

> 有风仙姑者,俗呼小二娘。按进士王宇作《姑铭序》云:风仙姑始自皇统,关西来寓东周,不显姓氏寿,亦不言何处人,以语音较之,似秦人也。乞食度日,垢面髦头,以秽污身而远世魔。昼则佯狂于尘市,夜则栖泊于荒祠。不起爱憎,不言非是。无为淡泊,任性自然。盖内修仙道,外隐仙踪,而能信口放言以畅玄旨。有云:绿叶漫天长,黄花满地开。千里觅不得,万里捉将来。又曰:油尽盏干灯自灭,随风却见剔灯人。若此语言,不可殚录。仙姑至洛阳,依而居焉。风仙姑之居有二洞,命仙姑居下洞,己居上洞。常积砖石于前,凡男子过下洞者,必以砖石击之,而外魔不能作障。加之训奖,则六年道成。行化度人,而归向者甚众。②

风仙姑从金熙宗皇统年间(1141—1149年)就到洛阳修道,这个时间略早于王重阳创立全真教,据此可以推知,风仙姑并不归属于全真教,应属于北宋、金代的众多内丹派别之一,与北宋后期的刘

---

① 马丹阳《洞玄金玉集》卷八,《道藏》第25册,第600页,上海书店、文物出版社、天津古籍出版社,1988年。
② 赵道一《历世真仙体道通鉴后集》,《道藏》第5册,第488页。

高尚等人为同一类。孙不二从风仙姑处具体学到什么,史缺有间,我们不好揣测。但从孙不二金代大定二十二年(1182年)归化时所撰《卜算子》看,她是经由内丹修炼证道的:"握固披衣候,水火频交媾。万道霞光海底生,一撞三关透。仙乐频频奏,常饮醍醐酒。妙药都无顷刻间,九转丹砂就。"①又全真教史家秦志安所撰《金莲正宗记·清静散人》赞,也明确提到孙不二系修炼丹道而证道:

> 不二名高,守一功大……七年环堵,炼成九转丹砂,一句真诠,撞透三关正路。六回赐芋,十化分梨,栽培劫外之因缘,反复壶中之造化。养胎仙而心游汗漫,委蜕壳而身到蓬莱。②

更为重要的是孙不二的传承一直延续不断,北京白云观抄藏白《诸真宗派总簿》中,记有归属于孙不二名下的清静派传承派字谱:

> 全真通玄里,大道德无为。性合灰尸解,只此百功夫。虚静明常应,宏仁守至诚。嗣教宗元化,悟本自遐龄。保命登云会,妙中演洞清。超升广智慧,三界永康宁。长存修万古,行满法光明。勤用生利益,金木续乾坤。丹书祥速现,普照瑞龙鳞。高上神霄太,炼成运相逢。③

过去对于《诸真宗派总簿》所载传承派字谱,学界一直半信半

---

① 秦志安《金莲正宗记》卷五,《道藏》第3册,第364页。
② 秦志安《金莲正宗记》卷五,《道藏》第3册,第365页。
③ 小柳司气太编《白云观志》卷三,《诸真宗派总簿》,《藏外道书》第20册,第576页,巴蜀书社1994年。

疑，近年来对全真传承派字谱的研究表明，这份传承派字谱的记载真实可信。事实上，日本学者吉冈义丰于20世纪40年代在北京白云观进行田野调查时，通过对清代全真教传戒的资料的研究，整理出《登真录所载宗派势力比较表》[①]，可以看到从同治十年(1871年)至"民国"十六年(1927年)五十余年间，清静派还有人受戒，此即同治十年坛(1871年)1人，光绪三十四年坛(1908年)2人，"民国"十六年坛(1927年)1人，由此可见孙不二清静派的传承法脉一直在延续。

曹祥贞大师是全真教华山派第二十二代传人，被道门尊为"天下第一坤道"，长期住居华山南天门的紫气台道观，积功累行，于女丹修炼造诣精深，为我素敬仰。其关门弟子谢群道缘深厚，将闻之师门的修炼法诀予以综合整理，并结合个人长期女丹修行的体验，参证女丹道经典，予以创造性疏解，编、撰成《女丹经典》一书，难能可贵，可敬可佩。相信此书的编纂、出版，对于女丹道在当代的薪火传承一定会取到积极推动作用。职此之故，我乐为之序。

2018年3月12日

(作者系北京大学哲学系教授、博士生导师，丹道与养生文化研究会会长、全国老子道学文化研究会副会长)

[①] 吉冈义丰著《道教の研究》，第230—233页，法藏馆，1953年。

序 五

盖建民

2015年10月5日,当全国人民还沉浸在建国66周年的长假中,晚上传来一则喜讯:瑞典诺贝尔评奖委员会宣布中国中医研究院屠呦呦研究员因为发明了青蒿素治疗疟疾药物,挽救了几百万人的生命,从而与另外二位科学家共同分享了获得2015年度诺贝尔医学奖,消息令人振奋。屠呦呦发明青蒿素药物,其最关键的一个技术环节是受到道教科学家、道教医学家葛洪著的《肘后备急方》古方的启发。现存《肘后备急方》三卷,乃由南朝茅山宗师陶弘景增补,又名《肘后百一方》。而鲜为人知的是,其中与葛洪的神仙眷侣鲍姑关系密切。鲍姑,名潜光,晋代南海太守鲍靓之女,著名道教医家,号称中国历史上第一位女艾灸家,擅长用广州越秀山出产的红脚艾治疗赘瘤与赘疣,以医术济世,足迹遍及南海、番禺、博罗、广州和惠州等地。据《羊城故钞》卷八记载:"每赘疣,灸之一柱,当即愈。不独愈病,且获美艳。"也就是说鲍姑用艾灸不但治疗治病,而且有美容美颜效果,葛洪的《肘后备急方》中绝大多数的灸方是来源于女仙鲍姑的医疗实践经验总结。

古老的道家文化不仅仅只是陈列在博物馆里供人把玩的"古化石",也是透视现实社会的"活化石",其精华有着现代意义和价值。

回顾屠呦呦研究的成功之路,我们有很多感触,其中道教医学养生文化的现代性意义值得深思!

1964年,代号为"523"的疟疾防治药物研究项目正式启动,持续了13年,参加单位有60多个,常规工作人员五六百人,前后参与者二三千人之多。查阅中医古方,试图从中找到出现频率较高的抗疟疾中草药或者方剂,是当时课题组的一个路径。同行们已经知晓青蒿提炼物有明显的抗疟疾效果,对鼠疫原虫有较高的抑制率。然而,当时采取加热萃取方法提炼的青蒿提炼物药效并不高,这是课题组面临的技术瓶颈。

1971年下半年,屠呦呦在东晋葛洪的《肘后备急方》卷三《治寒热诸疾方第十六》看到一则方子:"青蒿一握,以水二升渍,绞取汁,尽服之。"这则短短的古方,给了屠呦呦研究员重要的灵感,受此道教医家"上善若水"之启发,屠呦呦转换技术思路,抛弃了习惯用水蒸馏提取的方法,改用低温乙醚萃取,终于获得成功。

中国人第一次获得诺贝尔科学奖,这一中国盼望多年的诺贝尔科学奖,也引发了我们对古老道教文化现代价值的思考。

道教之道,既是宗教之道,又是自然之道,也是科学之道。按照学术界一般的理解,宗教、哲学与科学有着难分难解的相互关联,这三者之间的关系是十分复杂的,熔铸了每个民族历史与社会发展的历史文化思想基因。

窃认为,科学乃分科而学,遵循的是化繁为简的简单性原则;哲学是人类智慧的学问,是从个别到一般、从具体到抽象再从抽象上升到具体的学问,是将简单问题上升为复杂问题进行思辨的学问,姑且可以戏称其遵循的是化简为繁的复杂性原则;而宗教则是关注人类精神家园,为芸芸众生寻找的安身立命之的信仰图景。作为中华传统宗教的道教,以道为最高信仰与追求,道教之道是"玄之又玄"的"众妙之门",蕴涵有自然与生命之道。与"科学分科而学"相呼应,道教乃是分宗而教。历代道门人士高扬"观天之道,执天之行"大旗,以"我命在我不在天"的积极探索精神,上观天文,下察地理,中究人情物理。道教不但在天文历法、地理、化学、医学、数理及生物生命科学方面有许多具体而微的科学贡献,在对自然探索的思维方法与思维模式上也孕育形成了富有道教特色的科学之道,笔者将其概括为"观变察机"的观察思维、"参验"与"勤求试之"的实验思维、"博闻善择""由易及难"的认知思维、"精辨玄赜""析理入微"的逻辑思维等四个方面,这种科学之道乃是道教人士仰观天文、俯察地理、体悟人与万物之理活动中积淀形成的道教科学思维方法,是道教在认识自然和探索人与自然关系过程中逐步孕育的,道教科学思维方法深深地打上了时代和道教文化传统的烙印,带有鲜明的道教特色。道教对天地自然的态度和思维方式不仅有助于古代科学的发展,而且其精华也给现代人们以许多启迪,可为现代人处理好自然、社会与人类的协调发展关系提供某种借鉴。

道教是以"道"为最高信仰的宗教,道教的全部教理教义和修行活动都是围绕"道"为核心展开的。道书对道的诠释,其出发点一方面是站在宗教神学的立场上,将道释为道教的最高神灵,神仙之道是道教之道的内核,道教长生信仰是道教教义的核心,也是道教区别于其他宗教的最重要特质;另一方面,其道论往往借助宇宙生化论模型来建构,带有明显的自然哲学色彩。《云笈七签》卷三《道教本始部》对"道教三洞宗元说"做了阐述:"原夫道家,由肇起自无,先垂迹感生乎妙一,从乎妙一,分为三元,又从三元变成三气。又从三气变生三才,三才既滋,万物斯备。其三元者,第一混洞太无元,第二赤混太无元,第三冥寂玄通元。从混洞太无元化生天宝君,从赤混太无元化生灵宝君,从冥寂玄通元化生神宝君。"

道教宗元于三洞,以三洞为三元,道教的基本信仰和经教体系都是以此为理论基础。三洞之元,本同道气,道气唯一,应有分三。也就是说,"道"是宇宙的本原,自虚无感生妙一,妙一衍化为三元,第一混洞太无元,第二赤混太无元,第三冥寂玄通元。一方面,由三元变化为三气,三气分别是始、元、玄三气,再由三气化生万物。另一方面,道教的三元分别代表了道教的三位最高神灵三宝君,因三宝君分别治于三清境,故又称三清尊神。由此我们可以看出,道教的道论是宗教神学思想与宇宙论相结合的产物。道教不但以道御术,以道驭术;同时强调寓道于术,以术显道、以术演道和以术进道,追求道术合一、术道圆融不二,故道教方术、方技异常发达。道教对长生向往和追求,必然重视对生命自然现象的研究,竭力研发各种延生方术,从而为道教与中国传统科技发生关联奠定了厚实的基础。道教的各种内修外养术,如外丹黄白术、导引服气、存思、服食、房中、星占、堪舆诸术,都曾与中国古代的医学、药物学、化学、天文地理、算学、养生学发生过千丝万缕的联系。道教对中国古代科技影响之深、贡献之大,在世界宗教史与科技史上也不多见,以至于英国著名科技史家李约瑟院士曾做出过这样一种判定:"道家哲学虽然含有政治集体主义、宗教神秘主义以及个人修炼成仙的各种因素,但它却发展了科学态度的许多最重要的特点,因而对中国科学史是有着头等重要性的。此外,道家又根据他们的原理而行动,由此之故,东亚的化学、矿物学、植物学、动物学和药物学都起源于道家。"李约瑟这里所说的道家是广义的,包括道教在内。李约瑟不仅看到了道教在中国传统科技发明、知识积累中的贡献,而且还明确指出道教在发展科学思想方面的作用及其意义,即"发展了科学态度的许多最重要的特点,因而对中国科学史是有着头等重要性的"这一观点值得重视。道门中人千百年来在其长生不死宗教信仰驱动下,出于宗教修持和延年益寿的需要,仰观天文、俯察地理、中究人事,孜孜不倦地探索天地自然与人体生命奥秘。不仅在广涉医学、药物学、养生学、天文历算等领域孕育并积累了丰富的科学思想,而且在科学思维和科学研究方法论方面也孕育形成了深刻的科学思想。道教科学思想之所以如此丰富,同道教科学家的科学思维方法有密切关系,正如中国社科院哲学所已故著名道教学者王明先生所指出的:"葛洪在距今一千六百多年前就初步孕育着物种变化的思想,不能不归功于科学实验和细致观察。"因此笔者以为:道教之道,既是宗教神仙之道,又是自然之道,从某种意义上讲也是科学之道。

值得注意的是,英国皇家科学院院士李约瑟先生在其皇皇巨著《中国科学技术与文明》一书中,不仅对道教外丹术(外丹黄白术)的古代化学成就与思想给予高度评价,而且还对近代以来被世人视为神秘修炼术的道教内丹术也给予积极评价,称其为"生理炼丹术"。

近代以来一直致力于提倡和研究"仙学"的陈撄宁先生,对道教神仙方术中蕴含的科学思想极为推崇,他指出:"神仙之术,首贵长生。惟讲现实,极与科学相接近。有科学思想科学知识之人,学仙最易入门。"

道教内丹学是中华传统文化宝库中亟待开发的瑰宝,许多丹道文献,例如明末清初入道的傅山(傅青主)纂道教医学著作《丹亭真人玄谈集》《丹亭真人传道密集》(明钞本)、《孙真人海上仙方》《温隐居海上仙方》《华佗玄门内照图》、朱权的《肘后奇方》、明代止止道人邵以正编辑的道教医方丛书《青囊杂纂》(收有《仙传济阴方》《徐氏胎产方》《仙传外科集验方》《小儿痘疹证治》《秘传外科方》《济急仙方》《上清紫庭追痨仙方》《仙授理伤续断秘方》等八种)、《大成捷要》、福建晋江粘本盛的《道养全书》等等,这些散见于国内外和民间藏家的丹籍,同时也是中医传统医药学的珍贵典籍。在丹道文献群其中有专门针对女子修炼的女丹功,历代传承不绝,影响不绝如缕,值得收集整理,发扬光大,造福新时代全民健康事业。

华山曹祥贞老道长是全真道华山派的嫡传,她一生清修,信仰虔诚,以庙为家,历经磨难。尤其是近十余年来,除了农历三月华山古庙会期间应众居士之邀下山行医和布道外,曹爷一直在华山大上方闭关隐修,深入丹道之上乘境界,深得内炼之三昧精髓,是当代中国道教中女丹修为甚高的高道。在年近九旬之际,"论剑"于华山之巅,已然出神入化。道长生活简朴、安贫乐道,和热心社会公益事业为众所周知,然而在她历经磨难的一生中,内丹修炼的证验却鲜为人知,亟待后人整理发扬光大。谢群诸君,不忘初心,心系大道,立志弘扬曹爷传承的女丹道脉,编辑成《女丹经典》一书,重点解读和校注了《灵源大道歌》《孙不二元君法语》《大成捷要》等读者不易接触到的女子丹道秘籍,注文中将曹爷传授的女丹修炼心得和经验也多有披露,这对于弘扬普及中华优秀传统文化,功莫大焉。戊戌初春,在《女丹经典》付梓之际,余略赘数言以期能锦上添花为盼也。

戊戌春于蓉城望江河畔

（作者系教育部长江学者特聘教授，国务院学位委员会第七届学科评议组[哲学]成员，全国老子道学文化研究会副会长，教育部人文社会科学重点研究基地、四川大学道教与宗教文化研究所所长，国家"985工程"、四川大学宗教哲学与社会研究创新基地学术带头人，四川大学老子研究院副院长、《宗教学研究》副主编）

第一篇

曾经沧海

曹祥贞大师修行小记

华山，最高海拔两千多米，广十里，属秦岭东段，自古以来为我国"五岳"之西岳。

西岳以其奇险俊秀闻名天下，也以道家的"第四洞天"广为人知。

唐代道教兴盛，唐玄宗封华山为"金天王"，并敕建了高五丈、宽丈余的华山石碑。唐末五代时的著名内丹学派的道士钟离权、吕岩、刘操也都游历过华山，或在华山隐居。华山和道教的关系，至此益发密切。

至宋，相传陈抟和宋太祖在华山下棋，太祖将华山输给了他。陈抟作为一个道教学者，其思想对后来的道家和儒家思想都有很大影响。由于陈抟与华山的关系，使华山在道教史上的地位更为突出。

金元时，王重阳创全真道派，自全真道兴起之际，华山即是全真道场，全真七子中的王处一、谭处端、郝大通都在华山长期居住过。王处一号玉阳，自号莲峰逸，居华山修道，曾撰《华山志》一卷，开全真嵛山派。郝大通号广宁子，开创全真道华山派。

一

　　华山的道教宫观很多,历史也很悠久,早在汉武帝时就建有集灵宫,唐朝更陆续出现了一些由道士们自己所营建的宫观,大上方的白云宫就是金仙公主的修道处,至今遗迹犹存。

　　"上方"是道教的术语,特指"天界"。远望其路好似挂在悬崖峭壁上,近看,只能靠攀藤附葛、足蹬石窝才能上去,仿佛神仙居所。

　　小上方山形如椅,南凌空北依崖,这里楼阁依附崖势而筑,远望如悬在半空之中。从小上方南端拾级而上是大上方,也就是唐玄宗御妹的隐修地。

　　1996年的早春,同样一位仙姿卓然、精神健朗的坤道,登上了这方神圣的道场。

　　在白云和蜡烛两峰之间,大上方这块坪地呈凹形。道人站在这片面积约十余亩双峰托举的山坪上,表情是那么的喜悦,神态是那样的安逸。她的目光中透漏出的是憧憬?回顾?向往?抑或规划与设想?

　　也许什么都不是,老人家历经数十年的内丹修炼,已深契无为之真趣,"功成身退天之道",正当时也!

　　华山道教文化底蕴深厚,古往今来,人才辈出。这位老者就是以实修闻名海内外的当代著名道教人物——曹祥贞大师。

二

曹祥贞是当代中国道教中女丹修为甚高的高道。她一生清修，信仰虔诚，以庙为家，历经磨难。她精心修炼道教丹功，深谙女丹，仪止端庄，气度从容，得道家修养之精髓。近十余年来，道长一直在华山大上方闭关隐修，只在农历三月华山古庙会期间下山到山下道观小住。她以年近九旬高龄，行走在高危倾险的大上方险道上，依然步履稳健，气定神闲。道长生活简朴，安贫乐道，关注社会公益事业广为传诵，然而道长一生清修，历经磨难的事迹却鲜为人知。

曹祥贞，俗名曹群英，为陕西省合阳县一大家闺秀。母亲出身书香门第，知书达礼，仰慕仙道。曹群英少年时代就在《群仙列传》中知道了华山就在不远之地，并从中了解到，自古以来，华山就是高道名士云集之地。那时，她那幼小的、充满好奇的心灵即对神仙产生了崇敬之情。曹群英六岁丧父，家庭生计无人主持，在读高中时，已经出落得亭亭玉立的她被当地军阀看中，遭遇逼婚。自从1911年辛亥革命爆发以来，社会动荡不安，全国各族人民渴望和平、民主之声此起彼伏。此时正就读新学的曹群英受到新思潮的影响，萌生了摆脱封建社会男尊女卑束缚的念头，尤其是耳闻目染中国共产党率领全国各族人民经过十四年抗战取得胜利后推行男女平等的政策，她渴望打破旧有习俗。

1947年农历三月初三，为真武大帝圣诞，也是王母娘娘蟠桃会。晨光微曦中，在渭北高原的一个村头，走出两个带行李的人，一老一少，看样子像是要出远门的人。旧中国农村，到处充满着庙会那热闹的气息，年仅二十四岁的曹群英背起包袱、女扮男装，与母亲以访亲为由偷偷地离开居住了二十余年的曹家大院，开始了她的求道之旅。

那年月，逃荒要饭的人很多，路经人家的场院、麦秸垛下时就歇歇脚过一夜。母女二人白天行走，晚上用铺盖掩着半个身子，看着天边眨着眼的星斗难以入眠。那是一个除了信仰一无所有的年代，路途的艰辛与天气的多变似乎是上天对求道者的考验。经过一路的泥泞颠簸，母女二人终于到了华山脚下。但上天的考验远不止于此。初来乍到，人生地不熟，又没有一个可以安身的角落，母女二人只能在山间废弃的破败房屋中野居，之后又搬到了山顶上荒废已久的紫气台，居住环境依然异常清苦。曹群英来往上下，担粮提水照顾母亲十分周全，并没有因为条件的不便利而怨天尤人。久而久之，曹群英至孝的名声在华山逐渐传播开来。这些，被一位老道长一一看在眼里。

很多人都知道儒家提倡忠孝，道教的终极理想是得道成仙，二者似乎风马牛不相及，对此笔者需要在这里费些笔墨。

在道教的发源地青城天师洞，有一块"忠孝神仙"的匾额已经悬挂了上千年。在道教众多的教派，尚有以忠孝为本的净明忠孝宗。于是，当我们认真审视道教的教理教义时，便发现儒家的伦理道德早已深深浸入道教的思想学说之中。正因为如此，要学仙道，先修人道，人道不具，焉论神仙？这已成为道教界的一个共识。

从道教史上我们可以看到，道教自创建之始，便吸收了儒家的忠孝观。《太平经》就劝人们遵守忠君孝亲之道，认为最大的罪过是不孝，"夫天地至慈，唯不孝大逆，天地不赦""孝善之人，人亦不侵之也；侵孝善之人，天为治之"，对父母应尽孝，对君王则应尽忠。

"为帝王生出慈孝之臣也。夫孝子之忧父母也,善臣之忧君也,乃当如此矣。"葛洪认为只求金丹而不修道德,长生不死仍是办不到的,所以他反复强调"行善立功"是成仙的前提和保证。

《抱朴子内篇·对俗》说:"立功德为上,除过次之。为道者以救人危使免祸,护人疾病令不枉死,为上功也。欲求仙者,要当以忠孝和顺仁信为本。若德行不修,而但务方术,皆不得长生也。"这就明确指出,为道者必须先立功德和善行,而最重要的善行就是按照儒家忠孝仁义的原则来立身处世。

其后,在众多的道经书中都一致强调孝道对修仙者的重要性。《正一法文天师教戒科经》说,凡修道之人,"其能壮事守善,能如要言:臣忠、子孝、夫信、妇贞、兄敬、弟顺,内无二心,便可为善,得种民矣",强调"事师不可不敬,事亲不可不孝,事君不可不忠,仁义不可不行"。《太上大道玉清经》卷一则直接糅合儒家道德说教,并假元始天尊之口训曰:"第一戒者,不得违戾父母师长,反逆不孝。"而那些"不孝父母师长者,死入地狱,万劫不出"。于是,儒家的道德说教作为正面引导,道教的地狱苦难则作为反面恐吓的威慑力量,在道教伦理内协同发挥作用。

《太上洞玄灵宝智能罪根上品大戒经》更大量包容儒家道德说教,提出:"与人君言,则惠于国;与人父言,则慈于子;与人师言,则爱于众;与人兄言,则悌于行;与人妇言,则贞于夫;与人夫言,则和于室;与人弟子言,则恭于礼;与人奴婢言,则慎于事。"这种说教,可以说是包容了社会人伦各个方面,较之儒家经典的有关论述并不逊色。

实际上,西汉之际的道家已经开始援引儒家以正人心,如《道学传》载西汉道家学者成都人严遵云:"修道自保。与人子言,依于孝;与人臣言,依于忠;与人弟言,依于顺;各因其发,导之以善。蜀中化之,从其言者过半也。"北魏寇谦之则在《老君音诵戒经》中,假太上老君之口,针对当世之道德堕落说:"我今以世人作恶者多,父不慈,子不孝,臣不忠,运数应然,当疫毒临之,恶人死尽。"其中所体现的伦理观与儒家忠孝等观念在内涵上并无二致。

然而,道教对孝道的理解并未停留在一般做人必备的精神层面,而是在此基础上,进一步强调人在道德实践中的主观能动性,将导致自我价值的上升、取得其自主命运的能力,从而在追求神仙理想的过程中终得圆满。对此,《太上灵宝净明四规明鉴经》说:"道者性所有,固非外而烁;孝悌道之本,固非强而为。得孝悌而推之忠,故积而成行,行备而造日充,是以尚士学道,忠孝以立本也,本立而道日生也。"这里将"忠孝"视为"道"的根本,只有讲忠孝才能"立本",大力强调忠孝的社会作用。经中说:"忠孝备而可以成本,可以立功,立功之道无阳福,无阴骘,无物累,无人非,无鬼责,所以上合于三元,下合于万物也。下士呼符水治药饵已人之一疾,救人之一病而谓之功? 非功也,此道家之事方便法门耳。吾之忠孝净明者,以之为相举天下之民齐于寿,措四海而归太平,使君上安民自阜,万物莫不自然。以之将三军之众而神于不战以屈人之兵,则吾之兵常胜之兵也。以吾之忠,使不忠之人尽变以为忠;以吾之孝,使不孝之人尽变以为孝,其功可胜计哉!"从而将"忠孝"从个人修养扩展到社会实践方面。

再后来,道教的善书中,即反复阐述了这一重要思想。如《劝世归真》曰:"人生在世,莫忘忠孝二字。为臣尽忠,为子尽孝,乃万古不易之理也。吾劝世人,或为忠臣,或为孝子,则不愧为人矣。"《太上感应篇集注》亦说:"父母为五伦之首,孝亲乃人道之先。""立善多端,莫先忠孝,即成仙证佛,亦何尝不根基于此。"

在这里,道教的社会伦理规范同儒家伦理思想几无可分,而且道教这种道德说教比之儒家伦理,似乎具有更为强大的作用力。因为道教把儒家所要求人们做到的规范,化为宗教信仰的构成因素,成为信仰者获得神灵佑助的前提。总之,欲行无为,先行有为;欲得道,先修德;欲修仙道,先修人道,这就是道教神学伦理与社会伦理相协调所得出的结论。

故此,在南天门下,当母女求为座下弟子出家修全真之道之际,梅道长很是欣喜地接待了同时请求出家修道的"母子"二人,及听二人叙明家庭及自身真实情况后,令他甚为惊异的是,那俊俏的后生不是男儿原来是女儿身,只为出门方便才女扮男装。

老道长既赞叹这母女临事的心智,更看重她母女向道的决心,同时也同情母女俩的经历和家庭情况,遂接受女儿曹群英拜于门下为徒。梅道长为女徒曹群英起道名为"祥贞",列华山派第二十二代玄裔弟子;曹祥贞之母皈于全真龙门派,为龙门派第二十七代传人。母女二人遂在华山落足生根,梅道长命其于南天门下紫气台道观清修炼养。从此以后,曹祥贞每天早晚诵习《道德经》《南华经》等道教经典,青灯黄卷,晨钟暮鼓,修学参悟,矢志不渝,对道教的道义、道理之信仰与日坚定。

师者,在道脉的传承里是最重要的一环,师徒之关系在道家延续千载,上古有轩辕问道广成于崆峒,周代有关尹子望紫气东来。从某种意义来说师不仅仅是道法的传授者,是学道的阶梯,也是修道者前行的榜样,更是徒弟人生路上的指路明灯。

拜师是学道入门的关键。在网络上,年轻人受小说、影视剧的影响,很多人都幻想拜个"神仙""大师"为师,甚至很幼稚地看到某些人发出一些只言片语或是搞些玄幻莫测的言论、功法就认定其是大师,尤其是在那个气功热的时代这种现象更是屡见不鲜。还有的是看到辈分高的就去拜,而对拜师所蕴含的重大意义根本不了解。实际上,拜师是道教传承的固有传统,跟戏剧、曲艺界的拜师还是有不同的。说相声、唱二人转拜师等于师父给个饭碗,而在道教里拜师是道门经法的传递,是慧命相传的关键,师徒之间如父子,又不同于父子。师,在道教中有广义和狭义之分。广义上说,所有道门耆硕前辈都是师长,诸大天尊及各位祖师也是师,在道门传承里真正拜师还要有经籍度三师,有的还约定要有登箓、证盟、保举等师。狭义的师父是指皈依学道修法的根本师父。道门的传承在道教是以"道"为本,师父教授下一代知识,道法称为"传",弟子以皈依"道"为本,接受师父的教导称为"承"。师"传"徒"承"故称为"传承"。拜师求的传承必须要求得正统道教门派及明师的传承,何为正统?依奉道教戒律修行,不断传承法脉,视之为正统。现在社会上打着"正统"旗号的太多了,说自己是正统、嫡传的人更多,但究竟是否真实呢?这需要时间来检验,而能经得起时间考验的太少了。

旧时代,道门收徒是件很严肃的事,师父为了把道统的传承、道脉的延续,故对弟子是否为"载道之器"也是百般考验。道教的拜师收徒需要师父先引导弟子入门,炼其心,观其行,看是否是可造之才,能否有成就;择黄道吉日,通过上表、传度、祭祖、冠巾、皈依三宝,师徒传承仪式才完成,再授其道法、科仪、经纶、术数等学。无论全真、神霄、清微各宗派基本如此,只不过细节略有不同而已。再看看现在,甚至随便到在网上就可以认个师父,线上就打个招呼,线下根本不知道师父在何处,根本不了解什么是"传承"。

弟子拜师后要受戒,在祖师前对师父和自己承诺,约束自己,开始真正的修行和学习。俗话说得好,"师父领进门,修行在个人"。首先,拜师之后先要参与道观中的各种劳务,不经过几年的锻炼,师父是不会正式传授本领的。也许是经历了初入华山时因时代而带来的各种困难,即便是到了现在,每每谈起当年初入道门的情景,曹祥贞便会说:"现在的道友是享福的,过去在庙里受到了很多的磨难,做各种活儿,就好像苦力一般。有一次哥哥来华山看我,跟我说:'你不好好在家里享福,却来到这里给别人拆洗被子烧火做饭,当苦力,何苦来?'"每当老人家开玩笑似的说到过去所遭受的磨难,可以深深感受到老一辈道长们对道教的热爱与执着。

1949年以后,华山道教成立了华山服务社,负责接待香客和游人,曹祥贞下山到服务社任会计。在此期间,她日诵功课,朝夕礼拜,从不懈怠;行止仪范,清规戒律,持守不渝。节日庆典,布坛法事,均遵古制而行。她道貌清秀,奉道虔诚,声望逐渐在远近信众和道教界传播开来。每逢华山庙会和诸神诞辰之日,必备素斋,并邀请附近各庙道士和朝山的善男信女云集庙内,然后亲自临坛诵习经典,传经布道。一时间,道观内钟磬齐鸣,香烟缭绕,朝山拜神者接踵而来,络绎不绝。

1966年以后,绝大多数道友都被迫还俗,遣送回家。尤其麻烦的是,那时候由于她还年轻,教内外经常有人来逼着她还俗,被逼得实在不堪,母亲也为她焦急。于是,曹祥贞只得离开华山,但是她并没有去找什么"出路",而是走向了大山深处……

她同母亲一道逃难至陕西宝鸡太白山隐居,在海拔3700米的秦岭深处,一边上山采药,一边为附近的村民治病舍药,每天早晚她仍然在安静的地方做早晚功课,读道教书籍,坚持修炼,从未间断。同时,采集到一些草药后,就制成中成药,专治胃病、外伤等常见病,免费为不少群众治好了病。她施医舍药,扶助病患,受到当地群众的爱戴和尊重。在眉县,她一住就是十多年,"不知有汉,无论魏晋"，日子倒也过得清闲自在。尤其是，得天独厚的自然条件，也成就了曹祥贞的内丹功夫。

道家认为，人食五谷杂粮，会在肠中积结成粪，产生秽气，阻碍成仙的道路。《黄庭内景经》云："百谷之食土地精，五味外美邪魔腥，臭乱神明胎气零，哪从返老得还婴？"同时，还认为人体中有三虫（三尸），专靠得此谷气而生存，有了它的存在，使人产生邪欲而无法成仙。为了更好地修行，曹祥贞坚持每日不食五谷，终日只以野果为食——太白山遍山的山珍成全了这位隐居此间的道人。

1979年，曹祥贞同母亲一起再次回到魂牵梦萦的华山继续修道，为慕名而来的香客治病、舍药。经过多年的悬壶济世，曹祥贞的医术已经是十分精湛了，很多病人都在她那里得到治愈。其单方之灵验，数十年中，罕有失手。有一次，她的哥哥带着正在学医的儿子来找她求取道家秘传药方，但却在她的丹房里碰了壁。哥哥便对她说："你用药方也是给别人看病，他用药方也是给人看病，又没有什么区别，你就给他嘛。"而曹祥贞的看法是："我用这些药方看病不要钱，他用这些药方给别人看病是要收钱的。"自此，哥哥再也没有开口找她要过药方。也许是因为道长的话刺激到了自己的侄子，从那以后，他侄子发奋读书，最后也成了当地小有名气的医生。这件事儿过去了很久，人们才理解了曹祥贞当初之举，也许这不仅仅有对后辈的激励，更多的是道教对积功累行的重视和坚守。

浩劫后的华山，庙宇坍塌，经像全毁，满目疮痍。曹祥贞积极协助政府落实宗教政策，界定庙产，修葺宫观。经多方奔走，在报请政府同意后，从西安请来著名塑像大师为华山各道庙恢复神像。经过两年多时间的努力，至1982年神像相继雕塑而成，华山各宫观又恢复了正常的宗教活动，香火由此逐渐兴盛起来。这一切，无不浸透着曹祥贞的心血和汗水。

　　改革开放后,我国宗教工作开始拨乱反正。1984年4月,华山道教协会成立,曹祥贞先后担任副会长、会长之职。任职期间,她团结道众,整顿教务,多方奔走,四处募化,竭力恢复损毁道观。仙姑观是华山历史悠久的主要道观之一,唐明皇李隆基的两位胞妹金仙公主和玉真公主都曾于此处修道。1983年和1984年,这座华山脚下的古道观因修铁路巩固不良,再加上连日暴雨导致山体滑坡,数十间房屋顷刻间被沙石所淹没。当时的华山道协经济困难,正常的生活都难以维持,修复庙宇更是无从谈起。在曹会长多方奔走下,终使这座结构严谨、古朴清幽的道观告别残垣断壁焕然一新。然后,又给山上部分道观通上了电,修复了炼丹炉等多处道教场所,极大地改善了华山道众的生活条件。从此,道友们信心满满,一心一意做好本职工作。自那时起,华山道教事业蒸蒸日上,成为促进中国道教事业发展的一股重要力量。

　　条件好了,但是祖宗留下的文化传统,更要继承。

　　道教奉先秦哲学家老子为道祖,以老子的《道德经》为基本经典。道祖老子在《道德经》里所说"吾有三宝,一曰慈,二曰俭,三曰不敢为天下先",第一条就是慈善。道教《度人经》中说:"齐同慈爱,异骨成亲。"东汉张鲁说:"置米肉,悬于义舍,行路者量腹取足。"即在路边驿站中摆放米和肉,免费供应行路者食用。道教龙门派创始人丘处机,已过七十高龄,跋涉数万里,徒步翻越大雪山,到中亚面见成吉思汗,一言止杀,拯救无数生灵,堪称大慈大善,功高天地。而第二条就是节俭。老子认为,"俭故能广",倡导崇尚节俭、反对奢华、抑制浪费、损益盈虚的生活主张,强调出家修行人在生活方式上,要奉行朴素易简、节俭知足之道。

许多有缘的道长和居士，至今还清晰地记得：在华山研学问道的日子里，身边那位慈祥温和、与世无争的老人就是被教门奉为"天下第一坤道"者。仙姑观的出家人，上至曹会长，下至小道士，行功之外全部都要下地干活，蓝天白云，绿麦清水，那一番景象让人觉得这才是真正的道场，和谐、清净，同时也映衬出大师出淤泥而不染的至善至美、无上崇高的道德境界……

位于华山白云峰山腰的大上方，悬崖绝壁，孤峰绝顶，山道崎岖，艰于攀登，是华山历代高道隐修的场所，中心建筑是唐玄宗为其妹金仙公主所修的白云宫，可惜后来建筑和神像被毁坏殆尽。1988年，曹祥贞从华山道协会长岗位退下来后，就来到荒废已久、香客游人极少到达的大上方。她一边闭关清修，一边筹划要将大上方的洞室、神像彻底恢复。数年间，通过四处化募和善信的捐助，在华山道教协会的大力支持下，大上方道观被逐步恢复起来，至2008年，大上方玉皇洞、八仙洞、丹阳洞的神龛神像均已被修复。曹祥贞对弟子和信士们解释道："自古修道者，都重积善行，立真功，要获得社会尊重和群众理解，就要自尊、自信、自强，就要主动适应社会现实，在当今时代就要努力为社会主义经济建设做贡献。道教古来都是：敬天地、祭祖先、立功德，行善事、重修养，所以深受社会人群拥护，我们今天的道教徒更要继承优良传统，积极地与社会主义社会相适应。"道长认为，道教本来就是中国本民族的一种宗教形式，是在中华民族自己的沃土上的一种传统的文化形式，她相信道教在教众不断努力加强自身素质，"爱国爱教，团结进步"，在与社会主义社会相适应的过程中，积极创造"人间仙境"，一定能够获得自己应有的社会位置。

1989年11月，全真派第一次传戒活动在北京白云观开坛受戒，道长成为本次活动受戒弟子中为数不多的坤道（传戒是一种为出家的道士或在家修行的居士传授戒法的宗教仪式,本来是佛教中的仪式。在我国的传戒始于晋代,凡是传戒的僧尼或是教徒,均由传戒寺院发给戒牒,戒牒相当于僧尼出家僧籍证明书。后来我国道教中的"全真派"也有传戒仪式)。

曹祥贞自修道以来便奉行道家的慈爱精神,爱国爱教,团结道友,信仰虔诚,心系家国,胸怀众生,以身作则,行不言之教。她在生活上一直坚持艰苦朴素的好风尚,对道友关心备至。她不许弟子们浪费一粒粮食,在用柴上要求饭将要熟时就要停火;吃饭时,剩余的米粒也必须吃干净。曹祥贞不但要求弟子们不要浪费粮食,也不能浪费水和木柴,也正是这种持之以恒的艰苦朴素与慈同仁爱造就了曹祥贞如此高的修行。

世人皆知生活享受之乐,道家则更知其害,因而提倡一种清静淡泊、少私寡欲的生活方式。老子在《道德经》中结合养生学的原理,以个体的生命为价值标准,阐明了节欲、崇俭的必要性,将少私寡欲、崇俭抑奢这些道德要求与人们希图健康长寿这一生理需要密切结合起来,将做人之道与养生之道密切结合起来。在老子看来,"五色""五音""五味"等物质享乐都足以诱发人的欲望,导致淳朴天性的遗弃,所以反对追求这些。各种奢侈浪费现象大多是人们追求享受、放纵欲望造成的,因此,老子主张"去甚,去奢,去泰",即去掉过分的贪求和过度的奢华。老子希望人们"见素抱朴,少私寡欲",即减损欲望,过一种安贫乐道的生活。

曹祥贞一向坚持安贫乐道的原则,如闲云野鹤般淡泊名利,对名利之事概不关注。1990年华山道协换届时,她主动提出退居二线,成为华山道协名誉会长,自己常年在华山大上方潜心修道。有一次,来了几位记者采访她,问其他老修行的功绩时,她对答如流。当问到她本人时,她却只字未提。记者走后,身边的一位弟子不明其理,特意上前请教,她淡淡地应了一句:"花开自清香,何必随风扬?"

众人皆知的是,在其出家的七十年里,她将所有的积蓄都用于救济贫苦和修复庙宇,从未给过家里亲人一分钱,她常说"香火钱是用来供养祖师爷的,不是用来乱花的,给他们(指曹祥贞家人)就是造孽,多给多造孽,少给少造孽,不给不造孽"。这也正符合了《丘祖垂训文》中提到的:"若有向道之真心,当遵太上之法律。常阅门人,只知觉道教以度平生,不知玄科而有禁戒,夫粒米文钱俱皆有所关系,乃世人之膏脂,农夫之血汗,非用心以难消,岂无功而可受?汝等后代门人不自揣量,不肯修持,反言本教无功。"

安于俭朴的生活,重要的是要有一种知足常乐的生活态度。老子说:"知足之足,常足矣。"懂得知足的人,不会感觉到自己缺少什么。老子又指出:"祸莫大于不知足。"贪得无厌的人,必然招致祸殃。老子认为,"知足不辱,知止不殆",即不过分贪求、懂得适可而止的人,不会遭受耻辱和危险。

曹祥贞自出家以来,从不乱花一分钱,她把自己所有的积蓄都交给华山道协统一支配,用以维护宫观庙宇、塑造神像。也许正是数十年来她一直坚持着清心寡欲的生活方式,这也是其年至耄耋尚能保持身体健康的一个重要的原因;另一个原因则是曹爷对道教中最为传奇的丹道的毕生参研和实践,道至"炉火纯青"。

一次,有年轻的道友目睹曹爷丹道功夫之精深,于是提出了求学的想法。她便对年轻的道友说:"要想学打坐,先学做好人。"并要道友去认真参悟《抱朴子》《张三丰太极炼丹秘诀》等相关著作中"欲修仙道,先修人道,人道不修,仙道远矣"的含义。她说:"祖师都认为要想修成仙道,想长生久视,就应该先把人道修好,做一个道德高尚的人;否则,距离'仙道'就遥远了。而所谓'人道',即作为社会的人所必须遵循的道德行为规范，也就是人类社会的伦理。此中，首先要做到的无疑是'孝'，因而道家也就有了'百善孝为先'的教诲。从某种意义上说，'孝'是'爱'的出发点，人类所有善良、美好的品质，都是'孝'的延伸与升华。"并告诉道友与众弟子一定要修持戒律，铭记重阳祖师"内修真功，外修真行，真行两全，证圣成真"的要求。《玄科戒律》云："学道之士莫不持戒精虔以积累功行，故左仙公云：'学道不修斋戒亦徒劳山林矣。'夫戒者，戒诸恶行也。故不持戒，道无由得。自清初王常月复开坛演戒，删繁就简，三百余年来，一直为道教徒修道持身之规范，积功累行之径路。"修道先修德，首先就要修正自己不良的思想、言行。道教戒律作为约束道教徒言行的宗教生活准则，具有"止恶防非"的功能。道教将持戒作为得道成仙的基本要求，既体现了道教信仰的超越性与神圣性，也是道教能够在千百年的历史变化中持续发展的道德保证。因此，对修道者来说，"戒为渊，道犹水，人犹鱼"。道教戒律的重要性也由此显现出来。

自出家以来，曹爷坚持尊道持戒，一直以道教的戒律约束自己的一言一行。多年以来她一直坚持断绝荤酒、朴素节俭、离诸秽行、慎言不妒等诸多戒律，严格要求自己的言行——正如道长羽化之际，齐心夫人的哀悼词云：

> 曹祥贞道长一生爱国爱教，信仰坚定，生活简朴，竭心精研，德高品厚，有口皆碑。曹祥贞道长生前在执行国家民族宗教政策方面做出了积极努力和贡献，在弘扬中国道教文化和提携后进人才方面，均付出了心血……

三

按照钱学森教授的建议，中国社科院哲学所研究员胡孚琛教授在全国开展道教内丹学的调研活动达 30 年之久，在独自完成号称"千古绝学"的内丹法诀调研之际，于 2008 年 3 月 28 日，全国老子道学文化研究会成立大会在北京人民大会堂举行时，胡孚琛会长在报告中，又把钱学森先生所委托的要"解开内丹之谜"定为学会的一项重要工作方向。

于是，在展开对道藏的整理工作的同时，女丹调研也同时立项。

谢群副会长经过全国老子道学研究会和中国道教协会的介绍，远赴华山，随全真道华山派曹祥贞（真）道长学习和实践女丹。

全真教华山派第二十二代传人曹祥贞，在道门被奉为"天下第一坤道"，被学界赞誉为"近代少见的深得道家修养之精髓的第一人"。

曹道长长期隐居华山大上方，积功累行，于丹道修炼颇有造诣。由于曹祥贞道长生平低调，且隐居深山进行真修实炼，故社会上一般民众难以仰见其仙风道骨。2011 年，经过严格考验得以登堂入室，成为曹道长的关门弟子。至 2014 年 12 月道长羽化，一直随师左右，终获真传。一代高道对内丹道以及女丹名著的详细解说和指点窍妙，部分内容已经在《中国道教》《世界宗教文化》等核心期刊发表。

桃李不言，下自成蹊。

道长和光同尘,安贫乐道,一生恰如闲云野鹤,飞过长天不见痕迹,对身外的名利之事更是概不关注。但是,在2014年5月1日,当全国老子道学文化研究会常务副会长谢群女士把名誉会长证书送达她手上时,老人家非常开心。聆听两人的对话,也饶有兴味:

"在2014年3月的两会期间,习主席说:'体现一个国家综合实力最核心的、最高层的,还是文化软实力,这事关一个民族精气神的凝聚。要从弘扬优秀传统文化中寻找精气神。'身为老子文化学会的名誉会长,您怎么看呢?"

"自古修道者,都重积善行,立真功,要获得社会尊重和群众理解,就要主动适应社会现实,在当今就要努力为社会主义经济建设做贡献。道教古来都是:敬天地、祭祖先、立功德,行善事、重修养,所以深受社会人群拥护。我们今天更要继承优良传统,使得大道之行也,天下为公,老有所依,壮有所用,幼有所长,孤寡残疾者,皆有所养!老祖宗的好东西要想很好地继承和发展下去,除了在与社会主义社会相适应的进程中,自尊自爱自重,还需要国家和政府的重视。道家文化是在中华民族自己的沃土上的一种传统的文化形式,道教是中国自己本民族的宗教形式,在历史上孔子还问道于老子。所以,自古以来,道家和儒家就一直是'儒道互补'着发展的,道是本体,儒是运用。如果国家能像设立孔子基金会一样,设立一个老子基金会,那就像两个车轮在跑,传统文化就算找到了主席说的精气神的气了,有了气就有了力,气力足了自然走得更稳妥跑得更久远,中华民族也就一定能够到达它应该到达的世界位置上去,从而实现我们炎黄子孙的中国梦。我作为全国老子道学文化研究会名誉会长,一直期待这个事情能做好。"

世纪老人默默地抚摸着荣誉证书,陷入沉思了。

虽然是太久远以前的事了,但是仿佛分明就发生在眼前。

这不是我这个晚辈所能理解的,也不是一两句话能描述清晰的。师父从道七十年来,先后经历了抗日战争、解放战争、新中国成立、土改、"文革"、改革开放等重大历史时期,我只知道,从不出远门的师父这次又要进京了,她带着一个梦想:那就是像国家设立孔子基金一样,弘扬国学也还应该有一个老子文化基金,这一对儿不可或缺的车轮在古代叫作"儒道互补",老祖宗留下的宝贵的文化遗产,才有继往开来的动力。

敏修　于武当山
2017年冬

第二篇

灵源大道研修笔按

第一节　曹文逸生平

宋朝徽宗皇帝宣和年间，有一位曹女士，在当时颇有女才子之名。徽宗皇帝生性好道，又喜欢会做诗文的人。曹女士道学既可以配称一流，而且诗文确也做得不坏，所以宋徽宗很看得起她，召她在京城居住，特别优待，又敕封她为文逸真人。

这篇《灵源大道歌》，就是这位曹文逸真人，在那个时候，作给一般学道人看的。流传到现在，差不多经过八百二十多年（从宣和初年算起）。

《孙不二女功内丹次第诗》，比较此歌后出几十年。其余各种女丹经，更在孙不二之后，大概都是明清两朝的作品。

《黄庭经》虽由晋朝魏夫人传出，然不能算是魏夫人自己的著作。谢自然、何仙姑等，虽在唐朝成道，也没有著作流传（乩坛上沙盘中扶出来的诗文，不能算本人著作）。

我们可以说，历代女真，自己肉体在世间，亲笔所写正式丹经，当以此篇为最古了。全篇共计一百二十八句，所讲的道理，所论的功夫，不限定女子方面，男子亦可通用。

以上是陈撄宁先生对曹真人及其《灵源大道歌》的介绍，已经十分明确了，不复赘言。我们应该非常感恩前辈的工作，使得后来的修行人可以不再去做这些考据，诚如陈夫子的教诲："要费脑力的书，最好不看；带有复杂算式及许多数目字的科学书，更不宜入目。"

所以，在后文我的笔记中，夫子所做的《灵源大道歌白话注》也一并附录其原文，其一是因为祥贞曹师为我讲道时，用的就是陈夫子的白话注解本，每一段先由我朗读，不懂的地方师父再讲，此情此景，犹在目前。仙人已乘黄鹤去，白云千载空悠悠……

见仁见智，陈夫子认为本篇中有四句最要紧的口诀：第一句，"神不外驰气自定"；第二句，"专气致柔神久留"；第三句，"混合为一复忘一"；第四句，"元和内运即成真"。在祥贞曹师看来，这首女丹经典之作中，"命蒂从来在真息""神是性兮气是命""神水难言识者稀"等，是《大道歌》中至关紧要的几句，是经典中的经典。所以，在师父把这个给我诀破了窍门点开了关节后，我就觉得我再讲、再论、再按什么，都是多余的了。但是，也不能这么多人付出劳动的一本书，就撂下这一句话就结束了吧。一则，那些大道理的东西，还是需要进行一番泛泛而论的。就像一个画家，虽然知道"画龙点睛"的重要，但四肢、躯体就舍了，只留两只龙眼在那里，叫看官们去猜那抽象艺术是啥，未免不太地道。"由来富贵原是梦，未有神仙不读书"，那些研修多年尚未贯通的道友，看到"命蒂"的所指，差不多也就恍然有悟了，哦，"万卷丹经语总同，金丹只此是根宗"！然后，古人所谓的"得诀归来好看书"，不就是自然而然的事了？二则，身为中国道教协会的创始人及第一任会长，陈夫子一生研究道家学说、练功六十余载，对道家功夫的理论颇多建树。同时，在《大道歌》中，佛教术语的频频出现，则说明曹文逸的阅读研修范围，是不仅限于丹道的。所以，南怀瑾先生也把它列为"修行必背的经典"之一，并予以注解。虽然两位大师的文辞之间都鲜言功境，单就训诂、义理上，我也没有见到谁能做得好过他们了。

再就原著的敕号"文逸真人"而言，古意颇深。胡孚琛老师在

《丹道十二讲》中融通诸家的意思，阐述得更为全面和科学了：

> 丹道修炼的目的，就是通过色身寻觅法身，通过法身修补色身，就是向虚无世界要宝，通过交通虚无世界完成在现实世界里无法办到的事！虚无生万有，空界里存有取之不尽的宝藏，我们要修补残败衰老之躯体，要治病，要求生，要开发人体生命潜能和心灵潜能，都要通过丹道修炼向虚无空灵的世界盗取法宝。丹道学里的神仙、真人，就是通过丹道修炼能出入色界和空界的人，就是能掌握虚无世界这个伟大宝库的钥匙的人，也就是体道合真的人。

《灵源大道歌》《孙不二次第诗》《女子道学小丛书》和《大成捷要》，是曹师再三强调的女丹修炼的必读经典，我则把自己的修证所得，结合曹祥贞师父传于胡孚琛师兄和我的法诀、经验，以及结合我学道以来的浅薄收获，也以"随心所欲"的方式，随笔按出。如此，则把法理与实修结合在了一起，不负恩师，以飨后来。

第二节 《灵源大道歌》简介

一、《灵源大道歌》，虽是女真著作，但不是专讲女丹口诀。凡是学道的人，无论男女老少，用这个功夫，都很有效验，绝无流弊，可以算得仙道中最稳妥最普度的法门。以前学人，对于本篇不大注意，埋没多年，甚为可惜。久已想用白话注解，出版流通，无奈得不着机会。今以仙学研究院需要讲义，注解方能完成。又以丹道刻经会志在流通，出版方能如愿。可知世间万事成功与否，各有时节因缘，信非偶然。

二、本篇正文的好处，在毫无隐语，从头到尾，都明明白白，阐扬真理。不像别种丹经，满纸的龙虎铅汞、天干地支、河图洛书、五行八卦，弄得学人脑筋昏乱。本篇注解，虽没有特别优点，但是少用文言多用白话，完全顺着本文的意思，力求浅显。使粗通文理的人一看就懂，并且能依照注解的意思，再讲给好道而不识字的人听。于是乎普度的愿心，慢慢就可以实现了。

三、有人疑惑本篇中，女功为什么不讲斩赤龙，男功为什么不讲炼精化气，对于命功一层，恐怕尚不完全。但要晓得，女子炼断月经，和男子闭塞精窍，这两种功夫，有急进法与缓进法，有勉强法与自然法。他书上所说的法门，是勉强，是急进；此书上所说的法门，是自然，是缓进。勉强急进，做得好时，效验很快，做得不好，就要弄出许多毛病，反而误事；自然缓进，做得好时，同样发生效验，做得不好，至多没有效验而已，决不会做出毛病。比较起来，要算这种法门最稳妥而无流弊。所以当日曹真人就把这篇歌诀传于后世，并非是不懂斩龙与炼精的功夫，更不是保守秘密弗肯对人说。

四、或问：本篇中三分之二，是高谈玄理；三分之一，是劝人断绝俗情。做功夫的口诀，究竟在何处呢？答曰：学道的人最难悟通的就是玄理，最难摆脱的就是俗情。这两件事果能做到，虽说目前尚未能专心修炼，但已经具足修炼的资格了。等到一天实行用功，就很容易见效，否则，纵让你把口诀念得烂熟也无用处。倘若你一定要晓得口诀隐藏在什么地方，我可以指与你看。本篇中有四句最要紧的口诀：第一句，"神不外驰气自定"；第二句，"专气致柔神久留"；第三句，"混合为一复忘一"；第四句，"元和内运即成真"。功夫到此，大事已毕，以后的口诀不必再问了。

五、本篇未尝没有缺点，但这个缺点，是各家道书千篇一律的，不是本篇所独有的。试看古今道书所讲，大概不外三件事：一铺张玄妙，二隐藏口诀，三劝勉修行。若问及学人的生活环境、饮食起居，要合于哪几种条件，才能正式做炼养功夫，倘与某种条件不合，对于做功夫是否有妨碍，各家道书从来不注意到此。因为中国以前社会情状，和现在大大两样。今人所感受的，古人或许梦想不到。人生今世要想修道，必须注意自己环境，并社会情状是否适宜，切勿徒知责备功夫无效。

六、本篇宣传大道，开示灵源，直指性命，专讲神气，所以不用铅汞等类代名词。汪东亭先生曾言，此歌通篇无一字及铅，所说无非真汞一物。愚按：本篇所云神水，虽可以说是真汞一物，但又云："神水难言识者稀，资生一切由真气。"这个真气，却是指铅，不是指汞。

况且修道比较炼丹，究竟有点分别，假使我们把它颠倒过来说修丹炼道，在旁人听了未免要笑我们文理欠通。因此可以明白两者不同之点。修道的人，果能够从后天神气返还到先天性命，就算是功德圆满，不必再去讨论什么铅汞问题。只有三元丹法，才须注重铅汞。世上道书，往往把修道和炼丹混而为一，笼统批评，贻误后学匪浅。再者，汪又云："历代女真著作，皆是言汞不言铅，言水不言火。盖女真身属坤体，故不便言阳火，而只说阴符也。"愚按：孙不二元君所作《女丹功夫次第诗》，有"神铅透体灵"一句明明说出铅字，又孙诗第七首标题"符火"二字，明明指阴符与阳火而言，可知汪说亦不足为定论。

七、古人学道，必须从师口授，所以各家道书皆没有初步下手的规程，今世学人每视为憾事。往岁见福州洪太庵君所著《五大健康修炼法》，条理详明，可作为初学入门参考书之用。

皖江陈撄宁识于上海仙学院
"中华民国"二十七年戊寅中秋节

第三节 《灵源大道歌白话注》研习录

第一、第二句：我为诸君说端的　命蒂从来在真息

陈撄宁注：我，曹文逸自称；诸君，指当时并后世修仙学道的人；端的，即是真正而又的确。命蒂，即是吾人生命最关紧要的地方。凡花叶瓜果，和枝茎相连处，都叫作蒂，此处一断，花叶就立刻枯槁，瓜果就不能生长。真息与凡息不同，凡息粗，真息细；凡息浅，真息深；凡息快，真息慢；真息是凡息的根源，凡息是真、真息的发泄；真息可以化为凡息，凡息也可以化为真息。譬如山中石头缝里流出的泉水，就是真息；江河中风翻浪涌的长流水，就是凡息。

群按：凡人呼吸以口鼻，真人之息在胞中。但是，胎息也不是口鼻的呼吸没有了，而是变得深沉、缓慢、匀称，这一点要注意。还需要说明的是，在玄关开启的一瞬间，凡息会骤然而断，但为似乎断掉，而实际上并没有断掉！这是古代修士的自我感觉，要注意。师父要我看她早年从崂山匡常修道长那里带回的《大成捷要》，里面有一节"倒回元海"，讲的就是这个意思。同时，我的体验这也是很短的一个时间，然后它就又恢复了。由此我们就不难理解王重阳祖师的那个"活死人"的典故了，所以说，这个"活死人"三个字的含义已经是很直白的了,何劳众人"做圣解"?纯粹的画蛇添足!是的,这里的"命蒂"就是"元海""气穴""玄关一窍"的另一个称呼,依照传统,曹文逸在《大道歌》还有多处置换了名词,但无不是同指这个"气穴""玄窍"。如后文中的"三彭走出阴尸宅,万国来朝赤帝宫""借问真人何处来,从前元只在灵台""可怜一个好基址,金殿玉堂无主人"等句中,"赤帝宫""灵台""好基址""金殿玉堂"等等,纵然千变万化,皆指此"窍"。

古丹经历来提及玄关一窍,都是满纸隐喻,令人如入迷雾。黄元吉是晚清道光、咸丰时承传天仙正法已证神仙果证之前辈仙真,他所论玄关一窍,在历代丹经之中,未见如此说得明明白白的,玄关一窍实质是一种功夫境界、层次。心息相依神气合一功夫做到了极致,不劳追求,自然出现,在实修中,水火既济之际得先天一气,得炁之际就是玄关开启之际,也是胎息初现之时。它自然出现时,我如何应之处置,是修丹道的关键,黄元吉先生在这些话中都说明白了。

总之,丹道千言万语,不过"神气"二字。始而神与气离,我即以神调气,以气凝神,终则神气融化于虚空,结成一团大如黍米之珠,悬于四大五行不着之处,一片虚无景象,是即"打破太虚空,独立法王身"是也。而其功总不外"性情"二字,始而以性合情,继则以情归性,到性情合一,现出本来法身,即返本还源,复我生身受炁之初是。然还未到无上上乘之妙境。人未生之初,一点灵光浑然藏于太虚,视之不见,听之不闻,搏之不得,此时又有何性,又有何情?以此思之,连"性情"二字都是有形有质,只算得后天中之先天,以其犹有依傍也。

人能清静无为,纯是先天一气,道何难成?若搬运有为,全是后天用事,便堕旁门。

曹文逸开篇就把丹道的"核心"说了出来,可以说,这是《大道歌》中最金贵的一句!在解释这一句的大家中,南怀瑾先生没有把"命蒂"点透,南师是从另外一个角度,即"命蒂"是如何得到的,他把调息之道说透彻了,有兴趣的道友可以参考着看一看,排斥佛教的道友可以跳过去这一段。

"我为诸君说端的",这是宋朝的白话、土话,端的,就是说真的。"命蒂从来在真息",命蒂,人生生命的根本;原来在真息,真正不呼不吸的那个时候定了。"照体长生空不空",照体,就是刚才讲弥勒菩萨《瑜伽师地论》本地分,从生命根本照到本体上;长生,永远不生不灭;空不空,你说空的也好,不空的也好,不空就是有。"灵鉴涵天容万物",鉴,一面镜子,生命根本包罗万象。后面还很多,又是佛家的,又是道家的,又是儒家的一大篇。历代这几位女性成就了的真是了不起!

你们都困在六妙门的方法里头。我再提一下,六个步骤,数息、随息、止息,这是前三个,后面三个观、还、净暂时不管,止与观本来是中心,现在告诉你们,一切佛法的修持,由凡夫到成佛之路,修持的路线只有一条,等于《楞严经》里佛告诉阿难的两句话,"十方婆伽梵,一路涅槃门",婆伽梵,是佛的别名,十方三世一切诸佛,只有一条成佛的路,所有的佛法用功修持的方法,归纳起来,只有一条路,就是止观。怎么"止"?怎么起"观"?止是修定的功夫,观是修慧的功夫,定跟慧双修,最后才能够达到真正圆满的境界。

我们为了使心达到止水澄波的境界,就要利用出入这个气,这是最好的方法。我们的生命从妈妈肚子里生下来以后,脐带一断，就靠后天鼻子的呼吸，鼻子呼吸补充生命的功能，但是并不是说我们的生命只有鼻子在呼吸，其实人的每一个毛孔也同样在呼吸，只是在这两个烟囱里头吸呀、呼呀，进来出去，觉得非常明显，你才会认识错了。

鼻子吸进来的是氧气，在体内完成碳气氧气的交换，换气引发了我们自己生命的功能。每个人身体内部的元气，道家叫先天一气、真元之气，所以真正的息，是不靠呼吸关系的真元一息。这个是科学了，我们观察一个人睡觉时的状态，尤其婴儿睡觉是不用鼻子呼吸的，很健康的婴儿睡觉时很宁静，气进来，像我们普通修道讲丹田呼吸，一直到肚子这里轻轻动一下，气进来只是整个的身体这样动一下，很规律的，这样一呼一吸差不多了，就停了一下，那个时候是息，是真睡着了，生命的功能就在那个里头起作用，停一下又动了。假使一个人在睡觉，你站在旁边看他很健康地呼吸，呼吸到差不多，忽然一刹那之间，他也不呼也不吸了，过不了多久，呼吸又来了，在他不呼不吸自然停留的一刹那的境界，那个是息。

我们的出气叫作安那，气进来叫作般那，安那般那在出息和入息之间有个不出不入的阶段，那是息。古代的祖师们为了带领我们这些笨脑筋进入息的境界，他只好叫你先把心理配合这个气来数息，气进一次出一次，心里头记住一下，是一次了，进来又出去，两次了，能够知道一次、两次的，那是心的作用，当然也是脑的作用了，呼吸一进一出是生理的作用，与外面空气相应，一进一出叫一次这样来计数，这个叫数息。

但是你不要死死板板的一个水泥的脑筋，那么死嘛！要活一点。数息的第二步是随息，把握住息的境界，你觉得心宁静了,还数它干什么,你看住息就对了嘛,就是随息了;随了以后,你就不管了,更聪明一点,一上来就止,就定住在这个息里。"入息不住阴界,出息不随万缘",你就止息了,止了以后,你观什么?就观心理的状态。讲《瑜伽师地论》就是告诉你心理的状态,要观察清楚了,观到最后身心都回转了,还到净土境界,既无烦恼也无悲喜,清清净净,这不是六妙门吗?

还请参阅胡老教的《道家的睡方与睡功》,里面的下手之法,可谓深得华山高隐陈抟老祖之心传。

丹家将人之鼻喻为面部之山峰,两眼间鼻柱为"山根"(又称"祖窍""性户""观音堂"等)。两鼻孔中间之鼻柱根部,下接"人中穴",亦为"山根",以其恰在鼻下根部呼吸出入交接处,以意摄此鼻口山根谓之"锁鼻"。意注此鼻根,心息相依,锁住气息之感觉,似将其移到肚脐之中,渐入混沌,真息悠悠而入睡,此即"锁鼻术"。吕祖诗云:"高枕终南万虑空,睡仙长卧白云中。梦魂暗入阴阳窍,呼吸潜施造化功。真诀谁知藏混沌,道人先要学痴聋。华山处士留眠法,今与倡明醒众公。"据世传张三丰《蛰龙法跋》,《周易·随·象传》云:"君子以向晦入宴息。"不曰"向晦宴息"而曰"入宴息",其妙处正在"入"字,"入"即睡法。以神入气穴,坐卧皆有睡功,又何必高枕石头眠哉?

第三、第四句:照体长生空不空　灵鉴涵天容万物

陈撄宁注:照体,是回光返照自己性体。长生,即是性体永久存在。空,是说性体本空。但因为这个性体无所不包,真空与妙有同时显露,所以又说不空。鉴,是镜子。灵鉴,就是指性体而言。含天容万物,就是把天地万物都包含容纳在这个灵鉴之中。第二句,说的是命。第三、第四句说的是性。

群按:"宋朝赵匡胤手底下有位大元帅曹彬,他后代的孙女有些做了皇后,只有一个孙女出家了,叫曹文逸,后来得道成就了,不过她归到道家里头去了,可是她佛家、道家都通的。曹文逸有一篇著作非常了不起,叫《灵源大道歌》。我们如果不分佛教、道教,看她的成就那真了不起。"(《南禅七日》)纵观全诗,从遣词造句中,可以看出,曹文逸应该也是读过不少佛经的。今天,"有许多学佛的认为,这是道家,跟我不相干。你不要糊涂了,我常说不管佛道、显密,修行就靠一个工具。这个工具就是身体,这个心。这个生理身体和这个心,不会有别的花样出来,它出来的现象是相同的,只是各家的解释不同。许多人因为自己学佛就批驳道家,也有人因为修道家就看不起佛家,实际上都是蛮可怜的。"南师这段真情描述,估计古今皆然。十几年前,隐者老师的讲座也曾经给我了一个很好的"唯物主义丹道"启蒙:"空"是婆罗门的瑜伽士和佛教徒,经过"四禅八定",坐出来的"主观"感受;"虚"是道家道教修士,通过三花聚顶、五气朝元,修炼出来的"主观"感受。就是说,"空"和"虚"的感觉来自人的大脑,这两个宗教概念属于是主观的东西,是"心灵"的产物,它们具有同源性,均来自冥想(印度教的)、禅修(佛教的)和丹道(内丹学派的),学者必须明白,二者都是练出来的,实践中来的,这个境界很有趣,它不是空想出来的,不是思考出来的。空想出来的不是真空,另有一个术语是描述那种状态的,就是"顽空"。王阳明的一个故事就很有趣味,阳明读朱子书,欲做圣人,先修格物。然于格物,不得甚解。决心先实践一番看看。决定就先思考这竹子,"格"了七天七夜,大病了一场。在这次的断格外物的失败中,阳明先生才领悟了心的作用,呵呵,以后他又走到了另一个极端,发展出了"心外无物"之学,显然是受了佛教的影响了。理解了在修行中,这个"空"的来历,那么佛教经典中常说的,佛陀坐在"空"中说法,你就知道其实指那是他的"心"之状态,而不是"身"处的位置。这些古代的(宗教)哲学家、思想家,再由"人生"这个"小宇宙"来推演"天地"那个"大宇宙"的来龙去脉,于是,那些"无中生有"的"本体论"也就顺理成章了。我们修行人别把它(修行文化)搞得忒神秘了,那我们很容易从内丹之道上走向"神道"的歧途。

我师从过的良师益友,既有住庙的,也有居家的,还有隐修的。但是我似乎发现他们一个共同的特征,在越是趋近圆满的地步时,往往不自觉地、不经意地、隐隐约约地能表现出一些"唯物主义"的情绪……

请理解,这是个此处不宜继续的话题了……

可以看出来,我的拙按几乎不谈"口诀",就是因为就实修而言,它远远不及"世界观"来得重要。因为不知道方法,大不了不修,而世界观足以影响人的一生,甚至决定了一个(修行)人,是活得还行呢,还是糟糕、苦闷,甚或"偏差"?那在我编著的另一部著作《坐进此道》中闲聊、交流吧。因为一些良师益友的一些"叛经离道"之言,很容易获罪教门,引起不悦、不和谐什么的就不好了。不过所谓的"叛经离道"也算不上什么"大逆不道",我摘录一段:

> 长期打坐没有任何效验,却把性格搞得很古怪,这样的修行人不少见。追究过原因吗?《庄子·人间世》:

颜回曰:"回之家贫,唯不饮酒不茹荤者数月矣。如此,则可以为斋乎?"曰:"是祭祀之斋,非心斋也。"回曰:"敢问心斋。"仲尼曰:"若一志,无听之以耳而听之以心,无听之以心而听之以气!听止于耳,心止于符。气也者,虚而待物者也。唯道集虚。虚者,心斋也。"

颜回说:"太穷了啊,经常是没有酒喝、没有肉吃,这差不多就是斋戒了吧?"孔子说:"这是祭祀仪式上的那种斋戒,并不是'心斋',算不上练功啊。"颜回说:"请教什么是'心斋'。"孔子说:"你要摒除情绪的干扰,专心致志……凝寂虚无的心境才是我们要的那个心态,天上之宝就落在那个虚空之间……"

颜回得法后回去苦修,进步神速,告诉孔子说已忘了仁义,孔子认为他还不够深刻。过了几天,他告诉孔子说他已忘了礼乐,孔子仍然没有加以赞许。再过了一段时间,他又告诉孔子说他已"坐忘"了。孔子要他描述一下,颜回就说了一句:"堕肢体,黜聪明,离形去知,同于大通,此谓坐忘。"

修行是从训练注意力集中("一志"),即意识的专注开始的,打坐、入定是它的结果,把这个"结果"当成"法门",我观察过,或许对于一部分人合适,而对于大多数人,则不合适。

那么修行最好的下手是什么,在我看来是佛教中的"持咒"法门。

凡人之心都是以"动态"为常态的,以折腾为习惯。而且大脑里、潜意识中,又蕴含着各种情绪的"条件发射"在蓄势待发、在随时"触景生情",所以一下子让它静下来无异于在高速路上的急刹车,大脑中的神经网络里面的那些繁忙的信号传输不发生碰撞不出问题实属侥幸。

一天四座，一座两个小时，你打上三年，大概要有些收获的：如果用的是双盘，两条腿基本上已经是半残废了；如果每天是坚持不懈地四炷香烧完，老年痴呆症也差不多提前有了一些征兆……

听说过这么一个故事，一个人把家产全散了去西藏求密，一个活佛说他有祖传秘法，但是要六根金条，交割之后，这人如获至宝地回到家一看，纸条上写着六个字。大概就这意思吧，我也不懂藏文不知道这个汉字在藏文里面是几个字词，反正是一字千金喽。那个啥活佛也是，这几个字哪里翻看不到，就要人家六根金条？但是我觉得他不亏，一刷卡现在有感觉了吧？

再翻翻《西游记》，看第七回。在猴子大闹天宫后，和如来佛打赌，如果可以翻出他的手掌，就放了悟空。结果猴子一个跟斗到了五指山，发现却是佛祖的手掌心，于是被佛祖压在五行山下：

……大家正喝得酩酊大醉，忽然，一个巡视灵官跑进来，报告说："那妖猴伸出头来了。"如来听了，说："没关系，没关系。"说着，如来从袖子里拿出一张纸条，递给阿难，就叫阿难拿着纸条，到山顶上去贴上，镇住妖猴。纸条上写的是"唵嘛呢叭咪吽"六个金字。阿难拿着纸条，出天门，立即直奔五行山。阿难到了五行山，把纸条贴在一块四方石头上，从此，五行山生根合缝，就稳稳压住了大圣。大圣虽然能呼吸，也能伸出手脚，但却只能是摇晃手脚，不能动换身体，更不能变化。

神奇不？在文学艺术中读出一些味道，还只是学以致用的第一步。

记得高中时代的政治课，那时候读的《辩证唯物主义》，现在可谓受益终身！当然了，读大学的时候，翻阅了一些西方的哲学书，不知出于何种心态，有一点轻视唯物辩证法了。后来，国人开始回顾国学了，记得有一次听汤一介先生的课，他说："我至今仍觉得辩证唯物主义，是一种很好的哲学。"这才开始了反省。马克思导师说，"物质是运动的""运动是物质的根本属性和存在方式很有意思"，这几句话能在修行中活学活用，那才是真把"形而上学"落实到具体的修行中，把理论落实到实践上了。说来话长，有时间慢慢聊吧，先看《景德传灯录》卷五：

一曰："师作什么？"

师曰："磨作镜。"

一曰："磨砖岂能成镜邪？"

师曰："坐禅岂得成佛邪？"

江西马祖道一禅师，在唐代开元年间，来到南岳山中修习禅定。怀让禅师知道他是一个法器，于是前往他打坐之地点化他。

怀让禅师："大师，您在此地坐好久了图什么呢？"

道一禅师："图作佛。"

怀让禅师于是拿来一块砖头在一块石头上使劲地磨。

道一禅师："磨砖头做什么？"

怀让禅师："想磨成一面镜子。"

道一禅师好奇了："磨砖岂得成镜？"

怀让禅师反问："既然磨砖难以成为镜子，坐禅难道就能让你成佛？"

道一禅师又问："那么怎样做才可能成佛？"

怀让禅师设问："如牛驾车，车若不行，打车即是，打牛即是?"

道一于是留在怀让身边,侍奉十个春秋,修证境界日趋玄奥。

元音老人讲过这个故事,讲得非常好:"修行成道单靠打坐是不行的,打坐用功消除妄想,还要在各种境界中锻炼磨净习气。单靠打坐是除不尽习气的,一定要在种种顺的逆的境界中磨炼,习气才可以除尽。而且单靠打坐,把心坐死,入灭尽定,非但不能成佛,落入土、木、金、石倒有份在!马祖根性大利,言下知非,就向怀让禅师请教:那怎样做才对呢?怀让禅师是大手笔的宗师,启发学人有非常的手段,就反问马祖:如牛驾车,车若不行,打车对,还是打牛对?怀让禅师意在何处?为什么这么问呢?车,比喻身体;牛,比喻佛性。你要修行成佛就必须证到佛性。把身体拘在那里不动,就是打车。心性才是牛,心动身体才会动,要修心才对。"

注意这一句:"单靠打坐,把心坐死,入灭尽定,非但不能成佛,落入土、木、金、石倒有份在。"

在《仙学》杂志中,前道协会长陈撄宁已经发现并警示过这个问题了:"唯静坐心神全注于窍,此则大有害处。年老之人,因守窍而血管爆裂,中风而死者,已有多人。余以后遂不敢守窍,三胞弟同时求道,用功九年,而得神经病,患病十年而死。临终之时,尚不忘守窍。越二年,余已蒙×师指点真窍,而吾弟墓草已青,可哀也。"

一般人们看了一些书,听了一些讲座,就开始回去打坐了,人这"心猿意马"一下子被拴在"那里",令其"一念不起"可乎?类似于"休克"疗法,对一些人有用对另一些人就可能致命。况且,"气沉丹田""凝神入气穴"都是修得的"结果"啊,是"得穴"之际的自然反应,不是下手的最佳"法门"。"潮起"时你的注意力不灌注也得灌注,这就是"以铅制汞",就是"凝神入气穴"。

而且"一念不起"的理解也决定着你修炼的结果,不是一个念头都没有了,而是"七情六欲"的"损之又损",是情志的"淡化"。

一个叫卧轮的修行了几年,来到六祖之处想验证一下功夫。

见到慧能后,他先出示了"机锋":"卧轮有伎俩,能断百思想。对境心不起,菩提日日长。"

慧能禅师看后对弟子们说:"如果依此修行,这是作死的节奏。把'对境心不起'认为是功夫,那是错误的。我们修道是要修成活佛,绝不是修成死佛,变成金木土石,那还是什么佛?不能普度众生,又有什么用?"

六祖也做了一个偈子,就是:"慧能没伎俩,不断百思想。对境心数起,菩提作么长?"

慧能是个樵夫,自然没有"文人相轻自古皆然"的习气,如果他是个读书人,会是另外一副做派:"思想断了就像一块石头?那还有什么用?一念不生他做得到我做不到哦,我是看见事物就有想法的,呵呵,还聪明智慧在每天增加中,那你修的是个毛线哦。"

一个把"念"曲解成了"念头",一个对"念"持正解,就是"情绪"。都是在玩水,但是完全不是一个层面的人物:一个在冲浪,觉得自己每天都比昨天更聪明了一些;一个则是"大智若愚"地深入了海底,进入了深沉的禅定之中。

从某种意义上说,修行不需要老师,因为一切的火候都是自然发生的,实在不需要谁去指导你,这个过程就是像读不读《生理卫生》,你的青春期也如约而来、怅然而去……所谓老师只是经验的传授者,是对自己处境的一个参照。就书本和别人的经验而言,看了一本好书和找对了人,都是修行之路上莫大的幸事。就像卧轮遇到慧能,他要是弄明白"一念不起"在实修中的真实义,这一趟就算没有白来,不然他就修成石头了,或者石头上的一颗……

听说过一位老太太吗?每天撑着白伞,蹲在医院门口的一块石头上。一位心理医生发心要治好她,要治病一定要从了解她开始。

然后医生也撑着伞,两人沉默无语地蹲了三个月。

那位老太太开口交流了:请问一下……你也是蘑菇吗?

不是所有的人,都可以交流的。

持咒法门的原理就是以一念代万念,元音老人说种子翻腾得越厉害你就越大声地持,直到它平息。起初不以为然,一用果然神奇。我持六字不念佛号,原因是让人听见了自己觉得不好意思。一个安贫乐道、自食其力的人,有啥子求人呢,是要升官,还是发财?你再听听那教主说的那是几个意思:"如来笑道:记得旧时众比丘僧尼下山,将此经文在舍卫国赵长春家念诵一遍,只讨得三斗三升米粒黄金,我还说他们忒卖贱了,教后代儿孙没钱用……"

(迷)信啥是次要的,修行人,你要的是"若一志",和在一志(全神贯注)下的多巴胺和内啡肽的分泌。

无论你是何人种,信仰什么,喝到这口酒都会醉。区别在于,道教说:"我醉欲眠卿且去,明朝有意抱琴来。"佛教说:"没……醉……"

别多想了,这个醉意和你信仰什么无关!

——《坐进此道》

第五、第六句:太极布妙人得一　得一善持谨勿失

陈撄宁注:《易经》上说:"易有太极,是生两仪。"《道德经》上说:"此两者同出而异名,同谓之玄。玄之又玄,众妙之门。"这就是太极布妙的意思。一就是道,得一就是得道。老子说:"道生一。"庄子就说:"无极而太极。"老子说:"一生二。"孔子就说:"太极生两仪。"因此我们可以明白,道就是无极,一就是太极,二就是两仪,两仪就是阴阳,阴阳就是性命,性命就是神气。道不可说,一不可见。凡可以说可以见的,不是二,就是三。譬如上下、左右、前后、大小、长短、厚薄、多少、轻重、冷热、刚柔、吉凶、利害、善恶、是非、虚实、有无、性命、神气、阴阳,这些相对的都是二。在这些二的当中那个就是三,有了三以后,就能演变而成千成万,所以老子说:"三生万物。"万物既然是从道中生出来的,我们人类号称万物之灵,自然也是从道中生出来的。离开道就没有世界,也就没有人类。人得一,是说每个人都得着大道全体中极小一部分,但可惜微末得很。倘若我们把这点微末东西再弄失掉,恐怕第二世连人也做不成,渐渐要变成下劣的动物。所以作者劝大众们,幸而生成一个人身,就应该时时刻刻小心谨慎,护持此道,切勿令它丧失。

群按:"一",在理论上可以有很多种解释,但就具体的实修而

言,它是"真一之气",内丹圣胎,《大成》所谓的"丹田空洞无际,上无覆,下无基,中含一物,此乃是药苗",就是"一"之初现。见到了这个"太乙真人",精神世界就处于元神主事了,这个状态稳定以后,清净无为就是主要的火候了,也就是一切火候上的功夫,都已经结束了,所以有说"得一万事毕"。

自五代陈抟老祖的《无极图》开始,到明清伍柳师徒,丹道被总结为四步,"清净无为"就是"炼神还虚"的火候运用。所以,不能不使人越发相信,老子是一位实修者,至少,里面很多是实修的经验谈。当然,见仁见智的说,里面还有不少军政大略,说明在他老人家席前受教人的身份了。

> 其实丹经中所云"灵胎""婴儿""骑鹤"等,皆是形象化的假名,不可执为实事。世上凡有名相之物,皆不是真虚无,不是真绝对,与道尚隔一层,故丹经云:身外有身未足奇,粉碎虚空方为真。《金刚经》云:一切有为法,如梦幻泡影,如露亦如电,应作如是观。(胡孚琛《丹道修炼要义》)

再说一个饶有趣味的问题,就是"虚"和"空",哪一个的意境更具有自然之道,或者说更为人性化呢?

佛教探索自然界本源的时候,显然把个人的感受扩大化了,用一句时髦的话就是泛世界化了,于是把精神世界对面的整个物质世界也绑架了——"色即是空空即是色"——也就是"目空一切"了,把"妙有"之"一",也泯灭去了。由此,它走向了彻底的唯心主义。所以佛教对养生很不屑,一个臭皮囊值得养吗?百年之后不就是一抔土嘛。所以,在佛教界断臂、燃指、刺血书经,不奇怪。一种"理法"造就一种人！歪打正着的是，很多得道的高僧都是老寿星，可谓"外其身而身先"。不养，反倒是最好的"修养"，这里，两教倒是殊途同归的。

　　道家仰观宇宙俯察地理的时候，它的本体论很好地避免了这一极端，这无疑和儒道互补有关系，毕竟儒家的中庸观很深入道家的灵魂。这样一来，道家的修士虽然证到了"虚无"和"无我"，但它不说客观世界是空无一物的，不仅首先承认了造化和大自然，崇拜大自然，而且认为"天"是老大，"人"排第三。然后，在这个基础上，在内丹学派的隐士描述"虚无"之境时，他们提出了"天人合一"的概念，这是一个——"人"融入了"自然"（天）的——和谐观念，比起"色即是空空即是色"这一观念来，它泯灭了对真实存在着的自然界和社会的抗诘、否定意识，从而更加人性化。"色即是空空即是色"的概念，在没有禅修到位的时候，或者理解得不好的时候，容易让人"无法无天"，嘿嘿，那真的是"无法无天"得很呢，你看看那些被它毒化的、嗑药、清谈、学驴叫、与猪同饮的魏晋之际的名士风度就够够得了。记得我阅读中国的禅宗历史，一个印象就是，除了沉默寡言专注于内省的达摩祖师、不识字的六祖以外，几乎就是个疯狂史，学道之人一旦沾染此种"口头禅"的习气，万劫难复。明白地讲，"才情"是修行的一大障碍！修行之初，那有"文青"习气的就得留意琢磨了。"恃才傲物"不以为然地请看，在《大道歌》的后文中，曹文逸在这一批判上用了多少笔墨。

　　　　不去奔名与逐利，绝了人情总无事。
　　　　决烈在人何住滞，在我更教谁制御。
　　　　掀天声价又如何，倚马文章非足贵。

荣华衣食总无心，积玉堆金复何济。
工巧文章与词赋，多能碍却修行路。
恰如薄雾与轻烟，闲傍落花随柳絮。
缥渺幽闲天地间，到了不能成雨露。
名与身分竟孰亲，半生岁月大因循。

第七、第八句：宫室虚闲神自居　灵府煎熬枯血液

陈撄宁注：宫室虚闲，比喻人身没有恶习和各种不良的嗜好，以及心中没有妄想和杂念。果能如此，我们的元神自然安安稳稳住在里面，不至于流离失所，飘荡忘归。然而世上人们，心中常常被七情六欲搅扰，没有片刻清凉。情欲一动，阴火跟着就动。阴火一动，周身气血津液都要受伤。弄得面黄肌瘦，形容枯憔。这个病根，就在于人人心中看不破，放不下。所以说灵府煎熬枯血液。人的意识与思想发源之处，叫作灵府。

群按：狭义的解释可以是这样的，宫室即元神所居之灵府。修行人只有除去种种妄念、种种邪行、种种妄想，灵府自然清净，元神自然安稳。妄念邪行、七情六欲搅动神室，没有片刻清凉，自然又会伤及经络肺府、熬煎血液精髓，如此这般，疾病牵缠，健康不在，更别说仙道圆满了。

在广义上的解释：中华民族的传统文化，其根源只在一个"道"字，其见地之精华处正在一个"虚"字，即在实有的物质世界和生命世界之中，发现了一个虚无空灵的世界，丹道就是开发虚无空灵世界之资源为实有的物质界、生命界所利用的学问，故曰"有之以为利，无之以为用"。此虚无空灵世界除含有人类的精神之外，还包含

有人类尚无法测知的暗物质、暗能量和信息场(所谓挠场),它们只受道的支配,道也集中了这个虚无空灵世界的精华,这就是"唯道集虚"的含义。这句话落实到修持功夫上,就是要求从"无食、无息、无念、无身"的"四无法门"修起,学会辟谷则无食,学会胎息则无息,不动心入虚静则无念,静极不觉有身而至忘其身则无身,如此进入虚无境界则玄关必现,便与虚无空灵的世界相通了。(《丹道十二讲》)

第九、第十句：一悲一喜一思虑　一纵一劳形蠹弊

陈撄宁注：凡人当失意的时候,就要悲哀。当得意的时候,就要欢喜。遇到困难,不能解决,就要思虑。未得患得,既得患失,更不免时时用尽心思。我们平时所经过的境界,十分之九都是失意,很少有得意的时候。几十年有限光阴,就在忧患中消磨干净。身心放松是纵,身心紧张是劳。一时放松,一时紧张,就是一纵一劳。我们的肉体受不住这许多刺激,自然要变成衰朽,不可救药了。形蠹弊,是说身体里面腐坏,等于木头被虫蛀一样。

群按：因为人有喜怒哀乐、七情六欲,所以凡事没有不殚精竭虑的。人无百岁寿常怀万古忧,几十年岁月往往在愁绪中消逝,这样长此以往,不免劳累心神,伤害健康,久而久之,身体就如同被虫蛀了的树木一样,行将腐朽。我们看阴阳交替、月之盈亏、四季轮回,是有人在那做了什么手脚吗？它本就按着自己的轨迹自然运行着。再如人的脏器,也未见自己使了什么干预,它们本就是按照规矩各行其道的。我们的心脏不停歇地将血液运送至全身,这是你自己的心念得来的结果吗？你累了一天,晚上舒舒服服地睡个美觉,第二天又精力充沛,这是你在睡中用了什么功夫办到的吗？一切原本就

是那样的,轨迹也好,脉络也好,都是现成地摆在那里,各司其职,何须你去使个什么手段?何须你去搬弄是非?所谓的先天不是我们能干涉参与的,它本来就是那样。正是想得多了,要得多了,才让人们迷失了,就如同落叶多了,就将本来有的路径给掩盖住,阻塞不通了,若是一条干干净净的道路又何须去扫?又何须修什么道?把自己放得卑微些,不要想什么通天彻地、坐地腾空、役使鬼神,乃至呼风唤雨,都有这么狂妄的心念了,岂是正道?

第十一、第十二句:朝伤暮损迷不知　丧乱精神无所据

陈撄宁注:早也吃亏,晚也吃亏,自己糊糊涂涂,不晓得厉害,精神耗丧而昏乱。若问他们:在世做人怎样可以做得好,出世修道怎样可以修得成?他们丝毫没有把握。

群按:如此朝朝暮暮,声色犬马,在得失名利之中而不自知,患得患失,与道背驰,消耗神气,浪费生命。无常一到,一命呜呼。真人苦口婆心,召唤学者回头是岸。

梭罗在《瓦尔登湖》中给我们讲了这样一个故事:有一个追求完美的艺术家,有一天他想做一根手杖,他想,凡是完美的作品,其中时间是不存在的,因此他自言自语,哪怕我一生中不再做任何其他的事情,也要把它做得十全十美。他一心一意,锲而不舍,目不他视,心无他想,坚定而又高度虔诚,在这整个的过程中,他的同伴逐渐离开了他,都死去了,而他在不知不觉中却保持着青春。最后当手杖完成时,它突然辉煌无比,成了梵天世界中最美丽的一件作品。

做好一件事——这就是他告诉我们的。专心致志才能做好一件事——这就是他告诉我们的。为什么要急于成功?修行人啊,不

要用世俗的成功的眼光来看待我们从事的事业,你要专心致志做好你要做的事——一辈子也许就这一件事,而它的要求是你的心灵单纯。庄子说过,"嗜欲深者天机浅"——生活越简单,宇宙的规律也就越简单,你要去弄清那些最基本的生活需求,而这往往是大自然慷慨提供给每一个人的。不要以复杂的方式来解决简单的问题,不要以多余的钱和精力去购买多余的东西,结果就是——自得其乐。

第十三、第十四句:细细消磨渐渐衰　耗竭元和神乃去

陈撄宁注:因为是细细消磨,所以吾人身体有亏损,尚不至于感受剧烈痛苦。因为是渐渐衰老,所以人生数十年中,每容易忽略过去,不知不觉地头发白了,面皮皱了,不知不觉地血液枯了,筋骨硬了。元和,就是元始中和之气,又名为先天炁。实在讲起来,就是生天生地生人生物的一种生气。宇宙间生气,本是无穷。但每个人身体上由娘肚子里带来的那点生气,可怜太少。从小到老,几十年中,身体里面所储蓄的生气消耗已尽,我们的灵魂就要和我们的肉体告别了。形神分离,人岂能不死。

群按:不知不觉中消灭了精力,浪费了神气,走到了人生的尽头。先天元气散尽,魂魄精神分离,忽然发觉的时候,已经是无力回天。《大成》所谓:"世人不知顺此机而应事接物,贪尘缘以丧精神,劳筋骨而致衰老,卒至病死坠入轮回,人尽是沉苦海,而大无觉路。由是迎此机而风吹火炼,调元精以育真种,运周天而产大药,养成气母,永镇下田,撑法船而高唤迷津。"

道教西派传至台湾一脉,得真诀而大成者当属二马兄弟。大马谷阳子,幼而慕道,博览丹经,求师访友不遗余力。时教授吴君确先

生,得西派真传。谷阳子因与其从弟马合阳,五体投地,至诚求之,卒感动吴先生而授以全诀。先师马合阳既甚岸异,其兄谷阳子尤极圆融。故远近道友,咸乐于质疑。谷阳子则从容辨析,知无不言,言无不尽,我得其真传"语录"颇有真言也:

  白玉蟾祖师云:"天下学道者纷纷,然良由学而不遇,遇而不行,行而不勒,乃至老来,甘心赴死九泉之下,岂不悲哉。"……老年人修道,因身体退化日甚,且来日无多,修道如逆水行舟,老化如流速,功夫如划速,必须划速超过流速而有余,方能有效,所以行住坐卧守窍如痴,经云"方寸之内谨盖藏,精神还归老复壮",只守着空虚在窍内,才能得济。

  春秋时期一位叫罗结的将军,活到120多岁,100多岁了还能带兵打仗,皇帝问罗结有何长生秘诀?罗结说:"末将从未讲究过什么长生之道,但自己却成了长寿之人,我就是处处能顺其自然。"这个处处能顺其自然就是道啊!就是罗结在生活中能处处顺其自然,饮食是荤素搭配,少荤多素,好吃的不多吃,难吃的不少吃,做到动静劳逸有规律,常年练习武术强身健体,不睡懒觉。还有一个难以启齿的不想说,皇帝允准他说,罗结说就是房事有节,从不放纵自己,有人劝他纳妾,他就是始终只与结发妻子恩爱。皇帝听了后说,朕不如卿啊!

  男性修道最大的障碍是"性欲"关,大多都是在这个关隘坠下马了。

  丹道修持第一步是筑基,这个筑基的目的其实就是为"百尺之台"夯实基础!所以在这个过程中,就是要人改掉坏的生活习惯,养成健康规律的生活习惯。现在我们很多人理解了佛教的持戒了,戒律的首要目的是养成良好的生活习惯,是对修行人的一种保护!所以在筑基这一步,修行人一定要有毅力。万事开头难,唯有持之以恒者,才有希望。

第十五、第十六句:只道行禅坐亦禅　圣可如斯凡不然

陈撄宁注:禅字可以作定字解。一般唱高调的人,都晓得说:行也在定,坐也在定,甚至于睡卧也在定,不必要做什么功夫。倘若早早晚晚,刻苦用功,反嫌他过于执着,缺乏活泼天机,或者笑他是磨砖做镜。然而这种话只能对程度很高的人说,不能对普通人说。圣人可以这样做,凡夫万万办不到。

群按:修行是数年,乃至于数十年的功夫积累,都说行住坐卧皆是修行,皆可入定。理想虽然美好,但是实现它,需要脚踏实地一步一个脚印,古人云:千里之行始于足下,九层之台起于垒土。最初读到这一句的时候,我还想到了两则典故,一则是裴楷吊唁的故事:

> 魏晋时代的阮籍,他的母亲去世后,裴楷来吊唁。阮籍这时刚喝醉了,披头散发坐在榻上,双腿前伸,也不哭。裴楷到后,开始哭吊,吊唁完毕,裴楷就走了。有人问裴楷:"凡是吊唁,都是主人先哭,客人才依照礼节哭。阮籍既然不哭,你为什么哭呢?"裴楷说:"阮籍是方外之人,所以不必尊奉礼制。我们是世俗中人,所以要按照规矩行事。"

另一则是龙树菩萨与贼的公案:

一个贼潜入了龙树的窝棚,或者说直接走进去更为妥当,因为我怀疑这个府邸是否有门。"进来吧!那个钵是你的了。"那贼说:"……你不晓得它很珍贵吗?"

龙树说:"自从领悟了自性之后,其余的都一文不值了。"

那贼望着龙树说:"那请你送我更棒的礼物:如何领悟连金钵都无法比拟的自性?"

龙树说:"很简单!"

但那贼说:"在这之前让我先介绍自己,我是个有名的贼。"

龙树说:"谁不是呢?别理那些无关紧要的事,每个人都是贼,因为人人都光溜溜地出生,然后从别人那里获得各种东西,每个人都是贼,所以别担心,因此我才全身赤裸地过活。不管你做什么都没问题,做好就是了,只要记住:偷东西时要保持觉知、警觉、观照;如果丧失观照,那就别偷。只有这个简单的原则。"

那贼说:"这太容易了,以后还能见到你吗?"

龙树说:"我会待在这里两周,这期间你都可以来,不过要先去尝试我告诉你的。"

"谁不是呢?"从龙树与贼蔼然可亲的对话中,我领悟到了"圣可如斯凡不然"的意趣。

后来,那贼这么尝试了两周,他发现那是世上最难的事,甚至当他在皇宫行窃,打开整柜子的金银财宝亦然……反之,若想偷走东西,他就会失去觉知。不过他遵守承诺,所以什么也没有偷——不可能,那太难了,当有觉知时,他偷窃的欲望就会消失。

最后他两手空空去找龙树,说:"我的生活全被你搅乱了,现在我无法偷任何东西。"

龙树说:"问题在你不在我,你若想重操旧业,那就把觉知全忘了。"

但那贼说:"不过那些觉知的片刻很宝贵,我这辈子也没这么自在、安详、宁静、喜乐——整个王国的财宝也比不上。"

"现在我知道你所谓'领悟自性之后,其余都一文不值'的意思了,我已经无法停止觉知的练习。我已经尝过些许甘露的滋味,想必你一定无时无刻浸淫在甘露中。你能收我为门徒,让我追随你吗?"

龙树说:"我确实无时无刻处在觉知中,当初你尾随我时,我就已点化你为门徒了。那时你想偷那个金钵,但我想的是该怎么把你偷来,咱们的勾当竟然不谋而合!"

我素来把魏晋风度,当作是嗑药之后或精神病的一种发作症状来审视。而后者是我比较喜欢的一则,龙树的言行,比较与"圣可如斯凡不然"合辙,龙树没有板起面孔斥责那个贼的行为,然后给他谈论一番做人要道德云云,当然,斥责的结果也可能有丢掉性命的后果,龙树不会那么傻哦。他首先赞同了小偷,然后呢,顺势利导,竟然传授了他一个盗天机的奥妙,就是"一心一意",你以为呢?

当然,在实修层面,"只道行禅坐亦禅"是对高人而言的,初学者还是要坐冷板凳的。但不一定要盘坐,尤其是那个所谓的"双盘",那是来自印度教的"结印"的一种,他们是不是认为把身体摆成或扭成某种姿势可以通达天意呢?总之,这套思维模式怪怪的。取最简单的姿势,怎么舒服怎么坐。一句话,随便坐。先师张苏辰先生因为偏瘫而学道,他就是平坐在凳子上的。所以,记住这个原则吧,只要舒服就行,舒服才能放松,放松了才能持久,持久了才有效应。但是不能躺着练,一般人躺倒就"昏沉"了。胎儿在母胎中,横竖都能睡着,但是被生下来以后呢,"与生俱来"的姿势就是"卧眠",这就是一辈子的"习气"了,只有到了"天人合一"的状态,这种"习气"才能被根除,所谓"圣可如斯凡不然",是说修行到了娴熟境界,任你行走坐卧,也不耽误功夫,"至人本无梦,其梦乃游仙"嘛。

第十七、第十八句:萌芽脆嫩须含蓄　根识昏迷易变迁

陈撄宁注: 草木最初从土里长出的小苗,叫作萌芽。因为它的体质脆弱而娇嫩,经不起损伤,须要培养有法,保护得宜,他日方有成材的希望。这就是比喻人身中一点生气,根基不牢,最容易丧失,需要设法把它含蓄在身内,不让它常常向外面发泄,然后吾人寿命方可延长。眼耳鼻舌身意,叫作六根。六根所起的作用,就是六识。根与识被尘境所扰乱,陷入昏迷状态,容易由善变恶,由正变邪。若不彻底下一番苦功,恐怕没有什么好结果。

群按: 张苏辰先生的经验是:黄芽出现在前,黍米在后,也就是,黄芽是黍米的前身,究其实质,都是先天一气。区别是,黄芽是真炁在下元坤炉里呈现的光华,白雪是真炁由上元乾鼎中飘下的光芒,也就是佛教的"醍醐灌顶""天女散花"。《大成》谓:"霎时间龙虎交战,金炉火散,黄芽遍地,自然出现一粒黍米玄珠。"又,刚出土的嫩芽,是经不起风吹日晒的,需用心呵护,悉心照顾。人身中的一点真气也是如此,及易丧失。心神不宁,动辄念起,脾气熏蒸,火气上炎,都能使神昏智迷,正转为邪,善变为恶,清化为浑。

另参看李锡堃先生描绘的一副内景图:

小周天一开,心肾直通道出现时,就不用肺呼吸,转入内呼吸,即止息。止息时,小腹自然地一起一伏,心似动似不动,血出入心脏不费力,心跳听不着。小周天的后期可以进行观息,观息又叫内观。内观是眼光和神觉合在一起,细细体会,非常奥妙。意在哪儿,就观哪儿。意在某窍位,则观此窍位。意在道(小周天之道或心肾直通道),则观此道。内观时,开始无光;后来有光。有光,才算小周天得着了;否则,尚属幻象。炁不够,热不够,丹不够,不放光。炁够,丹够,自然放光。炁圆满必有光。幻丹有热无光;真丹有热有光。炁不够时,别使劲看;否则,可能出偏。时机成熟时,闭眼内观,顺中线从上往下看,炁自然归心。炁一归心,光马上到。得周天之气后,都能见光。小周天有小周天之光,大周天有大周天之光。现光,现象时,看一眼,知道来了什么就算了。别老盯着它,别着相。着相与不着相是邪道与仙道的分界线,除了眼前现"玻璃球"和金光外,其他光和相都不要管。"玻璃球"就是抱朴子所说的"大如弹丸黄如橘",龙虎交尾才能出黄光。出现玻璃球,应意守它,让它尽可能留得时间长些。意守玻璃球时,连光和心肾直通道一齐守,即统照球和心肾道。内脏亮时,先一部分放光。绛宫放光,即佛学所谓的"明心"。五脏六腑都放光时,叫作"洞明"。(《洞真太上素灵洞元大有妙经》:"心为中丹田,号为绛宫,镇心之中央。")(《丹道养生功》)

李师还教诲,在"明心见性"之后,基本上就没有大的障碍了。

古人有一句"得一万事毕",意即到了这个境地后,基本上就可以自己独立练功而不会出大的问题了。越往上修,反倒是越容易,但是全凭品德上功,这就是《悟真篇》所谓的"黄芽白雪不难寻,达者须凭德行深",也即是"性光初现"的写照。

第十九、第二十句:蹉跎不解去荆棘　未闻美稼出荒田

陈撄宁注:荒田之中,多生荆棘。倘若懒惰懈怠,游手好闲,不把田中荆棘斩除干净,好的稻谷决不会生长出来。这两句话,比喻人心中妄想以及恶劣的习惯若不去尽,功夫很难有进步,好的效验不易于发现。

群按:好逸恶劳,四体不勤,自然是荆棘丛生,田里决不会长出粮食,更不会有丰收。凡人不起大誓愿不起大恒心,纠正身上的坏毛病,修行一曝十寒,也不会受益于大道的。丹道的道理并不复杂,你看《丹经》从下手到得窍不过就几句话。但为什么做起来那么难呢?打个比喻,人处先天童贞未破机心未开之时,人的身与心是完美无瑕的。而人随着岁月增长进入社会,货利声色刺激眼耳鼻舌和肉体,七情六欲挥霍性使用,这就把完美的先天状态给破坏了。各种不良的身心行为和不同程度的病变,就像给生命戴上了一具又一具的枷锁。我们从事修道练功,就是要打开这一具又一具的枷锁,返还到本初。

第二十一、第二十二句:九年功满火候足　应物无心神化速

陈撄宁注:九是阳数中的极数。九年,表示纯阳之意,不是必定

要九个年头。功满是说功夫圆满。火候足,是说用功到了这个时候,可以告一段落。应物,就是在世间做利物济人的事业。无心,就是随缘去做,不是有心要做功德。神化速,就是用自己全神来行教化,功效自然很快。《孟子》书上说:"所过者化,所存者神。"与此处意思相同。

群按:九是至阳之数,在此暗喻纯阳。等到阳纯阴尽,功夫用足,火候足够,自然圆满。到了这个地步,自然就达到了金刚经所谓的"应无所住而生其心"。

第二十三、第二十四句:无心心即是真心　动静两忘为离欲

陈撄宁注:无心心,就是无念头的心体。普通人心中没有一分钟不起念头,他们认为这个念头是心的本体,其实错了。诸君要晓得,那个无念的心方是真心,有念的心却是假心。人能认识真心,自然一动一静全是天机,可以做到忘物忘形的境界,这个就叫作离欲。

群按:纷纭的念头守住了,真心自现。真心发现,动静皆是天机。忘形忘物,不因物喜不因物悲,荣辱不惊,自然离欲了。

但是要注意,下手指法不是意守气穴,而是心息相依于气穴。能做好心息相依一段功夫,自然没有杂念存在,也就是入静。静极生动,玄窍自开。

第二十五、第二十六句:神是性兮气是命　神不外驰气自定

陈撄宁注:古丹经常说:"是性命,非神气。"是对功夫深、程度高的人说法。此处说:"神是性,气是命。"是对普通人说法。各有用

意,并非矛盾。因为普通人只认得他们自己的肉体,除了肉体以外,从来不注意到神气上去。如果教他们认得神气两个字的作用,比较普通人已算是大有进步,性命二字的真相,只好留待日后他们自己去参悟了。修炼家初等功夫,离不掉神气,需要把自己的神收在肉体里面,然后气方能定得下。

群按:这是祥贞曹师格外强调过的一句,"都是道家重命功,这命你知道是指什么,就是先天一气,就是真一之气,就是'炁'"。她说得言简意赅,我再找些资料来做一下补充讲解:

请参阅胡孚琛先生在1999年8月"武夷山道文化学术研讨会"上的发言,讲得很好:

> 何谓性命?张松谷《丹经指南》云:"灵光一点,浩气常存,本来面目,性也。玄关一窍,先天至精真一之气,命也。性即神也,命即气也。神凝则气固,气聚则神灵。性无命不立,命无性不存。真人云:'神是性兮气是命,神不外驰气渐定。本来二物互相亲,失却将何为把柄?'"丹家讲"参透性命二字,胜读丹经千卷",我为此遍阅丹经,私以为三阳道人张松谷这几句话,实是说到点子上,其中"凝神"之法,则是由性功转入命功的关键。丹家以"玉液还丹"了性之后,须以"金液还丹"了命,以完成"穷理尽性以至于命"的工程。在这项工程中,命功做起来不容易,往往先入性功入手,故曹文逸《灵源大道歌》云:"形神虽曰两难全,了命未能先了性。"性功纯熟,于静定之中,生出真炁,真炁如原始星云般旋转,中心一穴,称作炁穴。丹家讲"昔日遇师真口诀,只是凝神入炁穴",如此神入炁中,神炁相抱,如入穴中,即是炁穴,也是玄窍。张三丰《道言浅近说》云:"穷理尽性

以至于命,即是道家层次,一步赶一步功夫。"(《道学通论》)

再节选一段隐者师在《坐进此道》中的"道德简论"章节:

紫阳真人低吟:

> 阴符宝字逾三百,道德灵文满五千。
> 今古上仙无限数,尽从此处达真诠。
> ——《悟真篇》七言绝句第十二

白玉蟾师承其道:

> 万物有荣枯,大数有终始。
> 会得先天本自然,便是性命真根蒂。
> 《道德》五千言,《阴符》三百字。
> 形神与性命,身心与神气。
> 交媾成大宝,便是金丹理。
> ——《指玄篇》

陈致虚延续南宗:

> 大道从来是强名,《阴符》《道德》始存经。
> 神仙次第丹经读,口诀安能纸上明。
> ——《金丹大要》

一棵参天大树,它出土的时候无非一个小尖尖儿、两片嫩芽。一个庞大的复杂的文化系统,在它形成之初也是如此。

《易经》是中国文化的源头,有"群经之首"之称,它的内容包罗万象,涉及的范围五花八门,对中国的道家、儒家、文学、数学、哲学、中医、军事、政治,乃至民俗等都产生了重要影响。

阴阳观念是中国文化或曰东方思维观察世界的一个重要视角,它在《易经》中只是初现端倪,而理论的形成是在《易传》中完成的。《易传·系辞上》中有两个最著名的句子:

(1)一阴一阳之谓道。
(2)生生之谓易。

一个可归于"辩证法"的范畴,一个可归于"唯物论"的范畴,其在训疏层面的意义,自己去"故纸堆"里翻吧。

孔子"晚年好易",他看到的正是他一直身体力行的"乾健",老子则是为"坤柔"拍案了、折服了。所以儒家发展了《易传》的"形而下者,谓之器",就是重现实,而道家则发展了《易传》"形而上者,谓之道",就是贵虚无。

有兴趣的可以看看《论语》,里面很多思想和说教都是来自《易传》。而老子对《易经》的点铁成金、发展创新的工作,更在孔子之上。八十一章中有七十余章的格言警句,可以在《易传》里面找到痕迹和线索。

注意,研究易学史不是这里的重点,而研究这个过程,对于理解"外丹术"中的那么多的术语概念被援入"内丹学"并被赋予新意的过程,是很有裨益的。在这个"穷理"的过程中,学者建立起自己清晰透彻的头脑,才好把修道、修行、修养这件事做到"善始善终"。

虽然说《老子》受《易传》影响,或者说《易传》受《老子》的影响,甚至设想《周易》的传部修编经过老子之手,都有些勉强,但二者之间确实有很多惊人相似的言论：

......

就像我们不能说单车、汽车和飞机是某某一人做成今天这样儿的，《易传》的成书也有一个发展过程和多人的参与。既然儒家祖师为《易经》整理了《十翼》，那么道家祖师老子也应该在《易经》留下一个私印吧。即使老子虽然没有为《易经》写点什么，但是他另辟蹊径独成一派却是事实。如同后来的程朱援"道"入"儒"，而后以"理"立言一样，甚至我们可以说，"道""德"在某种意义上亦是"阴""阳"的异名。

而《老子》更偏重于"坐进此道"，正说明他老人家贵清静主无为的思想。

这正是他阅历世事之后对周王朝的，或是对现实世界的失望，也是道家学派名称的溯源。

《老子》一书主要讲修身与治国，对治国的见解说明他老人家是为王室弟子、王储讲过学的，应该是帝师。

司马迁称老子"修道德，其学以自隐、无名为务"，不仅是在文化的传承的意义上，即使在内丹学派的角度上看，《道德经》也是对《易经》的一种更为落实的延续和诠释：

道是形而上，德是形而下。

道是天，德是地。

道是无，德是有。

道是体，德是用。

道是性，德是命。

道是神，德是精。

道是心，德是身。

……

一言蔽之,道是阴,德是阳。

内炼之间,道是"星"(光),德是"潮"(汐)。

道家在阴阳这个范畴之辨中,更为重视前者,认为它是后者的主宰和动力。

同时,这个至高无上的"道",它在宇宙、社会乃至生命人上,转化落实,是以"德"来表达、展示的。

这个"德",再落实于养生之道上,就是四肢百骸肉体色身,再具体到丹道内炼中,就是一呼一吸,潮起潮落。

当然,先天一气、结胎婴儿,也借此后天之"德"返还而来,复归于道——此即虚实相生,有无相成。所以,"始知男儿有孕"让胡博士读到了,不下"满篇鬼话"的批语,才怪。

> 丢掉你的知识,
> 让风吹走那些废纸。
> 留下字里行间的精义,
> 止念于呼吸。
>
> ——Kabir(1398—1518 年)

> 昔日遇师亲口诀,只教凝神入炁穴。
>
> ——《还丹复命篇》

在一呼一吸之间,先天一气至,"众妙之门"开:

> 天地之间,其犹橐龠乎?虚而不屈,动而愈出。

天地之间,可谓"中"也者。

中者从"〇"从"1""〇"乃虚无,"1"为妙有。

橐龠者,风箱。

呼吸往来,内外沟通,天人合发。

此即虚实相生,有无相成。

内丹学派谓之"玄关现象"。

玄关开则胎息现,胎息现在脐之后。

这就是上一节讲的,上帝观察世界的望远镜,镜头之所以从"脐眼"探出。

丹派的开窍不一定开悟,但佛家的开悟必然要开窍。

内丹学者在"得道"这个"得到的瞬间",就是万卷丹经泼墨写意的对象。

那么丹经余下的大部分内容是什么?

除了叙说人生如梦、世事无常外,就是谈玄论道了,这一大部分"高谈阔论"主要内容是"世界观",而非"方法论"。

这个"内玄关"明明是在身上的,但感觉上又是不在身上的。那么对这种身心上静极生动、骤然之间的那个现象那种感觉,被局限在古代文化背景下的那些学者如何命名和怎样描述,不仅关乎各家的文化修养、文笔风格,也将涉及流派、观念,甚至可以飞升的"世界观",这不是一句话说得清楚、讲得明白的,那就此打住了。历史上那些包括大汗、帝王主持的宗教大会很多,非常热闹。而你给老子发邀请函,估计他眼皮都懒得睁,纵然上了论坛,也一定输。

"多言数穷不如守中",一句话,道是修成的,不是论成的,前提是:"穷理"功夫要做好,方法要对路,理论要清晰;还有,苦要准备吃,魔要准备破!元音老人说过,我们在起步、参访和下手之际,每

一个人在身心"震动"之前,都要经过一样的艰辛的黑暗中的摸索,直到豁然开朗:

> 蝇爱寻光纸上钻,不能透过几多难。
> 忽然撞着来时路,始知平生被眼瞒。

这首偈子中的"来时路",就是内丹学派的"窍门"!

一旦发现和深入这个门径,祝贺你,心中的"我""为什么""驷马"以至于"生与死",也就什么都不是了。

一言蔽之,《老子》之后所有的丹经,讲述的事情并不多,都是内丹学派和学者,对不期而至、骤然降临的"胎息"(唐代称谓)、"开关展窍"(宋代称谓)、"炼精化炁"(明清称谓)和通俗的说法"水火相济"——也就是你返还之道上必经的隘口——"玄关"与"众妙之门"的深刻记忆,和无穷回味。

……

第二十七、第二十八句:本来二物更谁亲　失却将何为本柄

陈撄宁注:二物,就是神与气。这两样东西,本来最亲密不过。神离开气,神无所养;气离开神,气无所驭。没有气来养神,神就要逃亡;没有神来驭气,气就要耗散。失掉一项,即等于失掉两项,请问还有什么东西作我们身体的根本,做我们自己的把柄呢?

群按:神气二物本是相依相恋须臾不离的。神不得气则无所养,气不得神则无所主。神无所养,毕竟沦丧。气无所主,毕竟耗散。神气二物,失之一方,则两败俱伤。丧失了性命的根本,我们还

靠什么来把握人生呢？

学人如要彻底知晓"二物"者，还要到修行文化圈的各家各派中走一走：

> 七返朱砂返本，九还金液还真。
> 休将寅子数坤申，但要五行成准。
> 本是水银一味，周游遍历诸辰。
> 阴阳数足自通神，出入岂离玄牝。
>
> ——《悟真篇》西江月第六

要是用比喻来说明这种结合，好比是一只蜡台的两只蜡烛，我们看到只是一烛光或者说一个烛心、光明与蜡台。又像水，从天而降，汇入河流，河流又流向大海中，彼此再也分不开了。或者又像是一道由两个窗子进入屋中的光线，在屋内只是一团光明。当圣保罗说："凡是接近天主的，便与她结合在一起，与牠变成一个精神"时，就是暗示这个不可比拟的婚姻。或者他说"基督是我的生命，死亡对我是一个利益"时，也是同样的意思。

但如果你们问我，既然那个时刻什么也看不见，又如何能知道，是基督，还是圣母，或者其他的圣者显灵的呢？这不是我所能知的，我知道的是，他们彼此由此成为一体。

追二气于黄道，会三性于元宫，攒簇五行，合和四象，龙吟虎啸，夫唱妇随，玉鼎汤煎，金炉火炽，始得玄珠成象，太一归真。

——《悟真篇·序》

第二篇　灵源大道研修笔按

七返朱砂反本，九还金液还真。
休将寅子数坤申。但要五行成准。
本是水银一味，周流遍历诸辰。
阴阳数足自通神。出入岂离玄牝。

——《悟真篇》西江月第六

虽曰两仪，合则太极；所谓二物，其实一体。所以说，在丹道周天中，运行于任督二脉，虽有"二物""二气"之说，实际上只是"一物""一气"耳。

白虎首经至宝，华池神水真金。
故知上善利源深，不比形成药品。
若要修成九转，先须炼己持心。
依时采取定浮沉，进火须防危甚。

——《悟真篇》西江月第三

一真真外更无真，祖炁通灵具此身。
道一生三生妙用，元精元炁与元神。

——翛然子《明真破妄章颂·一炁生三》

对于古之此说，朱元育解得言简意赅：

真铅虽是一气，其初却因两物结成。并两为一，须用颠倒工夫，先将北方水中之金，擒住南方火中之木，即以南方木中之火，制却北方水中之金，于是金木兼并，水火既济，而真铅得矣。

——《悟真篇阐幽》

另,言周天,也不过其喻象。这个出于《参同契》的"易行周流",不如以"氤氲"形容更妙。

学仙须是学天仙,惟有金丹最的端。
二物会时情性合,五行全处虎龙蟠。
本因戊己为媒娉,遂使夫妻镇合欢。
只候功成朝玉阙,九霞光里驾祥鸾。

——《悟真篇》七言四韵第三

道光曰:惟真一之气,圣人以法追摄于一时辰内,结成一粒,如黍米,号曰金丹,又曰真铅,又曰阳丹,又曰真一之精,又曰真一之水,又曰水虎,又曰太乙含真气。人得饵之,立跻圣位,此乃无上九极上品天仙之妙道,世人罕得而遇也。五佾今得大道,断念浮华,凝神碧落,毋为中下之图,当证无上九极上品天仙之位。且真一之气生于天地之先,混于虚无之中,恍惚杳冥,视之不见,听之不闻,搏之不得,如之何而凝结以成黍米之珠哉,圣人以实而形虚,以有而形无。实而有者,真阴真阳也,同类有情之物也。虚而无者,二八初弦之炁也,有气而无质。两者相形,一物生焉。所谓一者,真一之气而凝为一黍米之珠也。经曰元始悬一宝珠,大如黍米,在空玄之中者,此其证也。圣人恐泄天机,以真阴真阳取喻青龙白虎,以两弦之气取喻真铅真汞也。今仙翁诗曲中,复以龙之一物名曰赤龙,曰震龙,曰天魂,曰乾家,曰乾炉,曰玉鼎,曰玉炉,曰扶桑,曰下弦,曰东阳,曰长男,曰赤汞,曰水银,曰朱砂,曰离日,曰赤凤,皆比喻青龙之一物也。又以虎之一物名曰黑虎,曰兑虎,曰地魄,曰坤位,曰坤鼎,曰金炉,曰金鼎,曰华岳,曰前弦,曰西川,曰少女,曰黑铅,曰偃月炉,曰坎月,曰黑龟,皆比喻白虎之一物也。又以龙之弦气曰真汞,曰姹女,曰木液,曰青娥,曰朱里汞,曰性,曰白雪,曰流珠,曰青衣女子,曰金乌,曰离女,曰干龙,曰真火,曰二八姹女,曰玉芝之类,一也。又以虎之弦气曰真铅,曰金翁,曰金精,曰水中金,曰水中银,曰情,曰黄芽,曰金华,曰素练郎君,曰玉兔,曰坎男,曰雄虎,曰真水,曰九三郎君,曰刀圭之类,一也。二物会时情性合者,二物即龙虎也。青龙在东属木,木能生火。龙之弦气为火,曰性属南,谓之朱雀也。白虎在西属金,金能生水。虎之弦气为水,曰情属北,谓之玄武也。木、火、金、水合,龙虎情性通,四象会中央,功归戊己土。土者,丹也。此之谓真五行全。戊己为媒娉者,木在东,金在西,两情相隔,谁为媒娉,惟有黄婆能打合,牵龙就虎作夫妻。戊己属土,谓之黄婆。龙虎虽处东西,黄婆能使之欢会。金木虽然间隔,黄婆能使之交并。两者,盖真一之气潜,两者同,真一之气变,真人自出现,此外药法象也。丹熟人间,功成天上,九霞光里,两腋风生。非风植灵根,广施阴笃,其孰能语与于此哉。

上阳子曰:所谓二物者,一乾一坤也,一有一无也,一情一性也,一离一坎也,一水一火也,一日一月也,一男一女也,一龙一虎也,一铅一汞也,一窍一妙也,一玄一牝也,一戊一己也,一乌一兔也、一精一气也,一龟一蛇也,一彼一我也,一己一身也,一金一木也,一主一宾也,一浮一沉也,一刚一柔也,一琴一剑也,一阴一阳也。皆云乾坤为二物之体,阴阳为二物之根,龙虎为二物之象,男女为二物之名,铅汞为二物之真,彼我为二物之分,精气为二物之用,玄牝为二物之门。

——《紫阳真人悟真篇三注》

所以,内丹一派虽言"水火共用""抽坎填离",但又都一脉相承、异口同声说"水乡铅只一味"(《入药镜》)、"气住则神住,神住则形住,长生之道也"(《三住铭》)、"不迷性自住,性住气自回,气回丹自结,壶中配坎离"(《百字碑》)、"神是性兮气是命,神不外驰气自定"(《灵源大道歌》)、"只取一味水中金,收拾虚无造化窟"(《翠虚吟》),这又说明了,在实修中,两者还是有主次轻重之分的。故紫阳真人云:"用将须分左右军,饶他为主我为宾。"即水为"首相"火为"次相",即气为主神为宾的。故印度古鲁云:"弦断了,人走了。剩下乐器能做什么?"还是王沐先生(也我师曹爷)的挚友匡常修道长解得直白:神炁鼓荡,热流翻腾,时涨时聚,上冲下窜,似在寻找出路。它不动,我不动;它将动,我先动,用微意轻轻一引,即过关穿窍,一道白光,亮如水银,一箭三关九窍,周天自转……

  草木阴阳亦两齐,若还缺一不芳菲。
  初开绿叶阳先倡,次发红花阴后随。
  常道只斯为日用,真源返覆有谁知。
  报言学道诸君子,不识阴阳莫乱为。

——《悟真篇》七言四韵其五

  好把真铅着意寻,莫教容易度光阴。
  但将地魄擒朱汞,自有天魂制水金。
  可谓道高龙虎伏,堪言德重鬼神钦。
  已知寿永齐天地,烦恼无由更上心。

——《悟真篇》七言四韵第十四

竹破须将竹补宜，抱鸡当用卵为之。

万般非类徒劳力，争似真铅含圣机。

——《悟真篇》七言绝句第十七

真铅者，真一之气也。着意寻者，谓寻明师指示其道，而用意朝夕行持，则真气生而真铅得矣。

——《悟真篇正义》

真铅乃先天一气，从虚无中来，即金丹大药也。此药至灵至妙，不在四大一身中，却又不可身外摸索，须得真意以擒之。其念一到时，入杳冥则真铅自生，得之则命由我立，庶不迁延岁月，虚度光阴矣。

——《悟真篇阐幽》

第二十九、第三十句：混合为一复忘一　可与元化同出没

陈撄宁注：混合为一，就是做心息相依、神气合一的功夫。复忘一，就是功夫做到神气合一之后，不要死死地执着舍不得放松，需要把这个合一的景象忘记方好。既能合一，复能忘一，那时身中气候，自然与元始造化机关同出同没。出是显露，没是隐藏。化机应该显露时就显露，化机应该隐藏时就隐藏，自己丝毫不作主张。

群按：丹道以玄关为界，见了这个就是入道。而玄关乍现是一个立体的模式、上下的呼应，"天应星地应潮"就是描述这个结果的。星是性光，潮乃气穴——一个在上，一个在下。

这二物最后要"混合为一",经云"一点落黄庭"！也就是《悟真篇》说的"二物会时性情合,五行全处龙虎蟠",这就是"水火相济"了。也就是"抽坎填离",就是"神气相抱",就是我们修行的"把柄""抓手"。

神气相抱混而为一,这才是入门。此中出现的气象、景致实在不虚,但能忘此境界,方谓深造。

圣贤把什么都说了,又说了"只是愚人识不全",我们不去实践,那能怪圣贤吗?

第三十一、第三十二句:透金贯石不为难　坐脱立亡犹候忽

陈撄宁注:寻常人精神被肉体限制住了,不能直接达到身外物质上去。修炼成仙的人,精神可以离开肉体,而能支配肉体以外的别种物质,所以说透金贯石不为难。候忽,是顷刻之间。坐脱立亡,是坐着或者是立着的时候,我们的神倘若要离开肉体,顷刻就可以离开,不至于被肉体所拘束。

群按:出神入化,金石无碍,精神不再受肉体约束,种种欲望,豁然断绝,无思无虑,自然而然。如庄子一般,恣情于无何有之乡,生死两忘,逍遥自在。这些都是文学描述。那么,离开这些华丽的文字,具体的修炼内有何丹功效,学者总结有六:

其一是它可以改造修道者的人生观,促使修道者在行为上与道相合,从而建立起新的行为模式。道学不仅有一套人生观,而且有系统的社会伦理观。修习内丹的人,建立起对道的信仰,遵奉道学,必然在行为上发生一系列变化。修道者接受

了道学自然超俗、守中执要、适性逍遥、慈忍和平、无为而治的行为模式和思维方式,有中和之气象,便是"载道之器",可以授予内丹法诀,使之在修炼中体验到道的境界,其行为自会更加与道合真。如遇到那些天性淡泊不俗、福慧双全的人,便是"上根利器",宜予入道修丹。反之,那些心胸狭窄、自私多欲、险诈恶毒的人,皆与丹道无缘,如授予丹诀必贻害社会,此所谓"传之非人,必受天谴"!一个人在信修丹道前后往往判若两人,修丹有成后更会现出仙风道骨,这都说明内丹学有重新铸造人格的功效。

其二是丹道能变化人的气质,调控人自身的情绪。内丹的重要关窍,都是人体内分泌腺集中的地方,内丹功法首先激发这些器官(如生殖器官、性腺、前列腺、肾上腺、胰岛腺、甲状腺、肝、胆、胃、胸腺、松果体、脑垂体等)的内分泌和神经系统,促进人体微循环,使全身建立起一套高度和谐有序的新程序。修道者使自己的内分泌系统、神经系统、微循环系统都发生新的变化,从而在人体深层建立起一套稳定的"一得永得"的自调谐程序,这套程序和宇宙的自然节律相一致,能在高层次上参与自然界能量、物质、信息的大循环。丹家通过这套程序对自己的心身进行控制,使之与道相合,从而达到自主调整情绪、保持良好心境和变化个人气质的目的。例如丹功修炼在"活子时"到来的时候,某些关窍部位会分泌出一种类吗啡样的激素,使人产生周身酥绵如醉、忘我销魂的快感,进而使人在心理上和生理上发生实质性的变化。这样,修习内丹的人改变某些不合道的规范的脾气和习惯,形成一种豁达、开朗、中和的气质,能应付日常生活中的不良刺激,保持乐观情绪和良好心境。

其三是修习丹道可以清洗自己隐藏下来的心灵创伤,重新发现和认识"自我",从而使自己的心灵获得解脱,达到开悟的境界。丹道承认人都有生前胎儿期的记忆,而人生的重大创伤、痛苦、不良刺激等都会在人的深层记忆中留下印痕。人的潜意识中好像有一盘录像带,它将这些人生的悲伤、痛苦、意外刺激透过常意识的层次转录到潜意识的录像带上,而潜意识中的这些印痕又会强有力地影响人的常意识,使人在心理和行为上发生错乱。内丹学是一种凝炼常意识、净化潜意识、开发元意识的心理程序。丹家将元神称作"主人公",是人真正的"自我",因之内丹学又是一项重新发现"自我"、认识"自我"的心理系统工程。丹道在开发出人真正的"自我"后,就会将潜意识中录有心灵创伤的录像带清洗干净,消除隐藏在潜意识中的不良印痕,从而真正使人的心灵获得解脱。这样,内丹家在高度入定中透过潜意识的魔障,解除了各种心魔(如色魔、富魔等)的武装,从而大彻大悟,达到道的境界。这样丹家就修炼到禅宗开悟的层次,使自己成为开悟的人,得道的人。这样使人的心灵在理性和非理性层面都得到正常的充分发挥,避免了一切心理障碍和精神错乱,真正感受到道家适性逍遥的滋味。

其四是丹道可开发出人体生命潜能,激发人脑的深层智慧。人体中本来隐藏着在漫长的生物进化中遗传下来的亿万年的记忆,包括生物进化史上的生命潜能。人脑的旧皮质区,包括网状结构和丘脑等部位中保存有人在36亿年(特别是近27亿年)生物进化中遗留的尚未开发的信息库,其中无疑存有巨大的生命潜能和心灵潜能。丹功通过净化人的潜意识,将潜意识凝炼为阴神,就会突破时空障碍,产生预知等前识功能。丹家修炼到将元意识开发出来并凝炼为阳神,就会打开人体遗存的信息库,释放出生命潜能,获得超越时空界限的神通。丹经中普遍有"六通之验""心能转物"的记载,人体生命潜能包括心灵潜能的开发目前尚属正待着手研究的问题,但一些习丹功者深层智慧得到激发,出现预知、遥视、心灵感应的功能当属事实。

其五是可以改善人体素质,祛病强身,激发人体青春活力。修习阴阳丹法的人,激发起本身的性能量和生命力,往往产生驻颜留春之效,在一定程度上返老还童。……内丹功法将人体先天的精、炁、神称作药物,一旦丹功炼出内药,这些自身产生的内药会调节人体的生理机制,治愈疾病。丹家认为外界的中草药、抗生素等都有副作用,自身的内药才是金丹大药。内丹学是最高的心身医学,它无疑会消除一切心身性疾病,通血活络化瘀,使人精气畅通,心理和谐,保障人体心身健康。

其六是内丹功法可以使人延年益寿进而超越人体生命的界限。历史上一些著名高道,远如彭祖、老聃、容成公、安期生等,近如孙思邈、叶法善、吕洞宾、陈抟、刘操、石泰、张三丰等,皆修炼有成而获高寿,名垂史册。仅就清代有年代可考的龙门派丹家而论:王常月(1520—1680年)、沈常敬(1523—1653年)、王永宁(1597—1721年)、范太青(1606—1748年)、白马李(1615—1818年)、高东篱(1621—1768年)。内丹学可以延长人体寿命的效用是毋庸置疑的!其中吕洞宾、张三丰屡有灵异,应属真正修成丹功达到仙人境界者。也有的丹家不求灵异,但可以老年不烦子女照料,身体健康;至后事安排定,人生心愿已了,便无疾而终,丹家称之为"自了汉",这是最实际的功效。丹家还有自己预定死期,乃至投胎夺舍的说法,非局外人所能知。内丹最后一着"虚空粉碎"撒手功夫，聚则成形，散则为炁，在逻辑上超脱了生死。丹功的这一境界，和密宗大圆满功法的虹化现象有相似之处，而虹化现象在禅密中人所共知。超越人体生命界限是人体生命科学正待研究的课题，内丹学提供了一条探索人体生命奥秘的实验途径，这当是内丹学的真正价值所在。至于长生不死、肉身成仙、拔宅飞升之说，目前尚无证据。我的研究可以承认"阳神""阴神"在一定程度上脱离肉体而存在，但它们不是道教理想中的永恒神仙，作为一种自然现象终究要"消失"到茫茫的宇宙中，复归为先天一炁。世界上凡是产生出来的东西最终总会死亡，归于物质、能量、信息的永恒变换之中，长生不死的人是难以存在的。我们进行内丹学的研究要以科学立基而不靠神学诱惑，不能企望得到我们无法实现的东西。（《丹道十二讲》）

第三十三、第三十四句：此道易知不易行　行忘所行道乃毕

陈撄宁注：这个道理，虽容易明白，却不易于实行。纵能勉强去行持，也难以毕业。必须由勉强而进于自然，由自然而造于浑然，由浑然而至于释然，才是"行忘所行道乃毕"。

群按：人生之苦、修行的道理很容易明白，但是实践起来却很难，所以说，易知不易行，但如《大成》谓之：

> 看花容易绣花难，绣到难时莫悼烦，
> 处世为人多缺陷，千魔无改成佛仙，
> 百折不回作圣贤，争名夺利少周全，
> 直待空中云雾散，扬眉吐气见青天。

第三十五、第三十六句:莫将闭息为真务　数息按图俱未是

陈撄宁注:息,是鼻中呼吸。闭息,是把呼吸暂时闭住。数息,是数自己的呼吸,从一、二、三、四数到几十几百。按图,是按照图样做功夫,或用全副精神死守身中某一窍,或动手动脚做各种姿势。这些法子都不是大道,因为闭息病在勉强,数息未免劳心,按图又嫌执着,对于自然大道相差太远。

群按:息,既有鼻息的意思,也有息灭的含义。但是这个"灭""住"是通过潜移默化实现的,强行闭息以激发胎息,那就根本错了。而数息作为一种辅助手段,虽不是大道的本身,但我认为是入道的一个很好的法门,见于《大成》的良方就是:"一数记十数,十数记百数,千万之数无差。摄心在数,务令念不散,意不乱,心息相依而同行,此是心猿牢拴,意马高拴,古人云:'真意往来无间断,知而不守是功夫。'"

看胡师的深度解析:

我们可知气功师虽多未下苦功研习丹道,但一些功法也是从佛道二教中流传而来,包括自己创编的五花八门的套路,也不约而同地意守丹田,讲究调身、调息、调心,要求松静自然,这就在表面层次上暗合了丹道的法诀,必然会收到不同程度的健身之效。气功师所传功法,在炼形的层次上,修习一些动作伸展血脉,一般还不容易出毛病。在炼气的层次上,由于气功师不谙丹道中的真气运行规律,一旦功夫加深,气冲头部,出现如戴紧箍、泰山压顶之奇症,时有所闻。至于炼神的层次,乃丹道

性功修炼的高层次,非气功师所能掌握,必须丹家临炉指导才可修习。特别是一些冒牌的伪气功师,自己并没有入定炼神的经验,为了敛财而神化自己,以盲引盲地模仿佛道二教指导学员长时间静坐,从而激发出深层心灵能量又不懂调节法诀,结果出现了大量精神异常而自杀或杀人的案例,这是很危险的。
(《丹道十二讲》)

调息之道,岂能不慎?

第三十七、第三十八句:比来放下外尘劳　内有萦心两何异

陈撄宁注:比来,等于近来。曹真人意思说:修道的人们,在近来这个时候,既然能把身外的一切尘劳都放下了,为什么身内的尘劳却放不下,仍旧有许多东西挂在心头?请问身内百事萦心,比较身外一切尘劳,有何分别呢?

群按:这一句说是以修行为名,放下了身外的迎来送往、酬劳辛苦,好像身心清静了,真心实意要寻求大道了,但是心中却杂念丛生、妄想不断、烦恼孳起、心结难解,时时牵挂,睡时不安,醒时不宁,这和牵缠身外俗务又有什么区别呢?

第三十九、第四十句:但看婴儿处胎时　岂解有心暗算计

陈撄宁注:诸君请看婴儿尚未出胎在娘肚子里那十个月的时候,婴儿心中可曾经在暗中算计什么?诸君既要学道,何不先学婴儿?

群按:《道德经》中有一个很看重,就是贵乎赤子。婴儿赤子,毫

无心计,呼吸绵绵,柔而至一,何来算计之心?哪来烦恼妄想?禀自然之气,固蒂深根,学道之士,请从师从赤子做起吧。

"婴儿"在丹道中,又具有另外一层含义,张伯端在《悟真篇》中指明:"婴儿是一含真气,十月胎圆入圣基。"玄关的开启就是圣基的奠定,五炁朝元凝结成婴儿,道胎借此得以发育成长,逐渐成形而现法身,逐渐形成包裹色身的一个"气球",修到这个阶段就是法身不死,丹家谓之"地仙"。

所以要我说来,"婴儿"是练就的,"婴儿"是学不得的。如果内心没有返璞归真,非要在形式上向婴儿学习,就看看"老莱子戏彩娱亲"图吧,老莱爸妈看儿子那个年龄还那个样子,心里都不着急?

第四十一、第四十二句:专气致柔神久留　往来真息自悠悠

陈撄宁注:老子《道德经》第十章说:"专气致柔能如婴儿乎?"专气,就是专心一志在气上面做功夫。致柔,就是功夫柔和到了极处,没有丝毫刚强急迫的样子。果能如此,神就可以久留于身中,而不向外驰,"神不外驰气自定",气定之后,真息自有发动之时。悠悠二字,是形容真息的样子,深长而久远,和缓而悠闲。

群按:这一段说的是两个意思,头一句,专气致柔神久留,专心致志,柔和至极,没有丝毫外力加助,不用任何牵强附会。那么,初学容易加助于什么?牵强着何物呢?是的,后天的呼吸!在气功潮时代流行的守窍就是其一。人们今天读丹经,看到"七返九还之法,下手兴功,先将上窍阳里真阴,入内金鼎气海之中,与下窍真阳配合……"往往不自觉地就想当然。固然,守窍,本是丹道修炼的重要方法,但是大多不得要领。丹道的守窍与一般气功大不相同,作用、

差别很大,很多人不明此理,以为意守呼吸、丹田就是内炼。男子守窍不得法,还会导致真阳外泄,徒耗精神,与丹功证验差之天渊也。

"窍"由得道者内证后,传给弟子的入门途径。虽然各家自有法诀,但总不出调心炼意的原则。看一段黄元吉的《道德经讲义》:"学人下手之初,别无他术,唯一心端坐,万念悉捐,垂帘观照于心之下肾之上仿佛有个虚无窟子,神神相照,息息常归,任其一往一来,但以神气两者凝住中宫为主。不顷刻间,神气打成一片矣。于是听其混混沌沌,不起一明觉心,久之恍恍惚惚,入于无何有之乡焉。斯时也,不知神之入气、气之入神,浑然一无人无我、何地何天景象,而又非昏聩也,若使昏聩,适成枯木死灰。修士于此,当灭动心,莫灭照心,惟是智而若愚,慧而不用。于无知无觉之际,忽然一觉而动,即太极开基。须知此一觉中,自自然然,不由感附,才是我本来真觉。道家谓之玄关妙窍,只在一呼一吸之间……人欲修成正觉,唯此一觉而动之时,有个实实在在、的的确确、无念虑、无渣滓一个本来人在。故曰:天地有此一觉而生万物,人有此一觉(灵知)而结金丹。但此一觉犹如电光石火,当前则是,转眼即非,所争只毫厘间耳。学者须于平时审得清,到机方能把得住。古来大觉如来亦无非此一觉积累而成也……智人于玄关窍开时,一眼觑定,一手拿定,操存涵养不使须臾或离,所以直造无上根源,而成大觉金仙。"

所以说,窍若守不好,就去做无为的功夫,到头往往落得一场空,基础不扎实,很难升华。但是初下手时,这个"窍"是并不存在的,让人们死守一个不存在的、尚未出现的东西,不亦难乎?于是,道教西派和茅山宗都以守"身外之窍"为起步,虽然一个在上,一个在下,但都放弃了对色身的执着。我的西派师承就是所谓的"眼前咫尺":"山根一地,亦名玄牝,于此内观,学到一念不生,自能豁然内辟,神由黄道直达中黄,自觉宽广高深无际,乃为内玄牝。从此寂体如初,直可深透造化玄牝,遂与元始祖窍一鼻孔出气而头头是道,岂仅寻着一身祖窍者,故丹道之妙,始基于此。"

印度教的瑜伽修也有从这里下手的,可见这个虽然只是方便之一端,但却是很好的方便法门。关于此窍的守法,大略说,先要净心定气,心神清净才可以守,一开始最好是心息相依守在身外,待有变化后才入窍守窍——这才是"凝神入窍"的真实意!"昔日逢师传口诀,只要凝神入气穴",是"得窍"时的口诀,不是下手时的法门。"开窍"时你得进去,进入窍内时,感觉是被一个漩涡强势吸入了,《入药境》所谓"天应星地应潮"就是这段功夫的总结。从这个时候开始,你就开窍了。在开窍和入窍的时候,身体的反应会很大,这就是所谓"六根震动"。进了窍门该干些什么?该干吗干吗,顺其自然。风浪过后,海上生明月,天涯共此时。一片宁静。

从窍内出来后,就像孙悟空从老君的炼丹炉里蹦了出来,那就长能耐了,很多丹书上说的东西你就明白了。所以说,"夫功夫下手,不可执于有为,有为都是后天;亦不可着于无为,无为便落顽空"。在似守非守中,如果能达到心息的完全顺应,心神就可以常驻灵台了,所以这一句是讲"调息"的最高境界"息调"。

修行打坐,初学必须从呼吸下手,此个呼吸,乃是离开母胞胎之后形成的,能从此处立功,则能回到胎息状态。三丰祖师说:"秘秘绵绵调呼吸,一阴一阳鼎内煎。"紫阳真人云:"但安神息任天然。"

所以说,守窍的要点是调息,而调息的要点是:出息无心,入息有意。有意则致柔。无心则息住。即出息的时候,以"无心"令其"住",入息的时候,以"有意"令其"长"。这是要点,出息,在这个时候要有定意,虽然外在缓和,内在呢?"一阴一阳鼎内煎",身心无不在潜移默化中。黄元吉先生在《乐育堂语录》中有一段绝佳语言：人能寂而能惺，惺而仍寂，太极在其中矣。太极在中，即生气在中，大药大丹亦在其中。故曰："有物浑成，先天地生"。若无此物，则无生焉。炼丹者，即炼此太极也。成仙成圣，亦无非此物也……但此阳生，最不易得。太上曰："天地相合，以降甘露。"必于天地合德，日月合璧，晦尽朔初之际，为时无多，俄顷之间，倏忽之候……虽然，此顷刻最难得，昔人谓百年三万六千日惟此一日，一日唯此一时，一时唯此一息，一息之间，其妙不过一阴一阳之动静而已。

"往来真息自悠悠"一句是说，气定自然神闲，神闲必然气驻，则真息生焉，绵绵不绝，固蒂深根，神和气定，其息幽深，深远绵长，如天垂珠露，络绎不绝，缓和平静，缕缕丝丝不乱，轻灵活泼，自自然然。真息，就是胎息，胎息就是玄关展窍。明代李涵虚说："一阳初动即玄关，不必生疑不必难，正好临炉依口诀，自然有路透泥丸。"这就是说在专气致柔至于恍恍惚惚杳杳冥冥之时，关窍随之即开，真气自然流动，就是紫阳真人说的：道自虚无生一气。"普化一声雷"就是这一步的标志性功景，真息、一气就是阴阳二气相合所产生的"白云朝顶上，甘露洒须弥"，甘露就是神水，是玉液，是小药。随着功夫的递进，甘露呈现不同的"质量"。玉液、金液流行于奇经八脉、十二经络，自然是"往来真息自悠悠"，金液是最高质量的"甘露"，它出现的结果是结金丹成圣胎。

第四十三、第四十四句：绵绵迤逦归元命　不汲灵泉常自流

陈撄宁注：绵绵，微细不绝之意；迤逦，旁行连延之意；元命，即人身生命根源。这句是形容真息在身内行动的状态。虽说四肢百骸无处不到,然自有它的归根复命之处。灵泉,在后文又叫作神水。地面上泉水总是往下流,不会往上流。人要用水,非拿器物汲取不可。人身上的灵泉,却无须汲取,自然会在身中周身循环。真息所到之处,即是灵泉所到之处,因为津能化气,气能化津,充满一身,所以有如此妙用。

群按:真气如不息灵泉,绵绵不断,细而不绝,连绵无尽,周彻生命,追溯本源,无一丝旁骛,真息自然运行,百脉万髓,任其穿梭,无有不到之处,最后真息自会复命归根。真息通达之处,精津化气,充溢四体,气又复转为精津,自然循环不已,周而复始,没有干涸停息之时,所谓"生生不息之谓易"。

第四十五、第四十六句:三万六千为大功　阴阳节候在其中

陈撄宁注:今历法一昼夜共九十六刻,古历法一昼夜共百刻。张紫阳《金丹四百字·序》上说:"夫一年十有二月,一月三十日,一日百刻,一月总计三千刻,十月总计三万刻。行住坐卧,绵绵若存。胎气既凝,婴儿显相。玄珠成象,太乙含真。三万刻之中,可以夺天上三万年之数,何也?一刻之功夫,自有一年之节候,所以三万刻能夺三万年之数也。故一年十二月,总有三万六千之数。虽愚昧小人,行之立跻圣地。奈何百姓日用而不知。"此段文章,说得很明白,可以作此处注解。曹文逸是宋徽宗宣和年间人,在"民国"纪元前约七百九十年。张紫阳是宋神宗熙宁年间人,在"民国"纪元前约八百四十年。两人前后距离不过五十年,所以他们的论调颇有几分相近。

群按:古代以一百刻为一昼夜,一月为三千刻,一年为三万六千

刻,时时不忘根本,不沦外相,不执着,不放纵,清静无虑,真气自产于虚无,周流于百脉,行走坐卧,息息绵绵,气聚神全,自然凝结不散,善用功夫,一刻中有一年气候,魏伯阳云:三万刻之中,能夺三万年之节候,是此也。其中变化,历历清晰,不可寻,寻则不得,自然发生,一毫不乱。《大成》谓之,"养至十二月,夺尽天地全数,能化出八万四千阳神,个个通灵达圣,隐显莫测,变化无穷,步日月无影,入金石无碍,水火不能焚溺,刀兵不能损伤,鬼神不能窥其奥妙,帝释不能宰其生死"。

第四十七、第四十八句:蒸融关脉变筋骨　处处光明无不通

陈撄宁注:此二句是说功夫的效验。蒸是蒸发,融是融化,关是关节,脉是血脉,变是变换。先蒸发而后方能融化。常常融化,不要让他坚硬,而后方能慢慢地变换。这个功夫,就叫金丹换骨。处处光明,即是孙不二《女丹经》中所说"元神来往处,万窍发光明"的意思。无不通,即是周身全部通畅,没有一处闭塞。

群按:重阳祖师《五篇灵文》云"虽从外来,实由内孕",外者,天也;内者,人也。明确指出了,先天一气虽由先天来,却为心生化。

先天一气"外来"之际,随之而来的表现就是六根震动,古人用震卦来譬喻。六根震动并非眼耳鼻舌身一起震动,有眼震动、耳震动、鼻震动、舌震动、周身震动,一言蔽之就是大脑震动。"普化一声雷",大脑中一声巨响,如同春雷。震后就是"入药境"了:呼吸骤停,胎息出现,身感温馨,心觉沁凉。虽然垂帘,眼前却是一片光明,古人以复卦之相来譬喻,《老子》谓之:"致虚极,守静笃,万物并作。吾以观复,夫物芸芸,各复归其根。归根曰静,静曰复命。"

六根震动是属于"天机",也是修行人事先应该知道的一种标志性功境,否则心生恐惧就前功尽弃了。这个震动由会阴发起,直达"泥丸",张伯端描述道:"跨个金龙访紫薇。"震动时感觉连床都在震动,臀部甚至弹起。震后的世界寂静得可怕,是啊,人已经全死了,白茫茫一片,真干净……

"死"后的"复活",就有了丹道的"脱胎换骨"之奇,此非虚言。自此以后,你就不是原来那个你了,原来那个爹妈亲生的你"死"了,现在的你是道"生"的,是"天地所生"!《大成》有谓:直至铅尽汞干,二气住则璇玑停轮;阳长阴消,六脉回而日月合璧,自然饥渴永绝而气化纯阳。身能耐寒却暑,昏睡全无而丹光常明,心必达圣通灵,由是灭尽定极,心空性现,神俱六通,气充两仪,金莲匝地涌,白云满天飞,聚三昧真火攻百会乾鼎,雷声震震轰开紫府内院,电光闪闪调出入定阳神,产仙婴于凡躯之外,聚金光于法身之中,方谓渡过苦海,正是高登彼岸。此十月养胎之功,已返到乾元面目、固有真我之位,名曰"地仙"者是也。

得炁后的内景初期千变万化,非常丰富。反观内视,历历在目。丹光五彩缤纷,变化多端,常见银白、淡黄、金黄;偶见紫、赤、蓝、青、黑等,光强耀眼,景象万千,还有袅袅环室的丹香,更是笔墨难书。

此时周身关节血脉通畅,没有丝毫瘀塞,气血精津,周行无碍,精神自由驰骋,神到之处,窍窍光明,神驭气,气合神,性化命,命融性,浑然无缺,混沌一体,往来自由,出入无拘,身柔若婴儿,气绵如涌泉,乐而无忧,忘得失,忘荣辱,无虑无思,无人无我,时时畅快,其乐融融。

第四十九、第五十句：三彭走出阴尸宅　万国来朝赤帝宫

陈撄宁注：三彭，即是三尸。道书常说，上尸名彭倨，在人头中，令人愚痴没有智慧；中尸名彭质，在人胸中，令人烦恼不能清静；下尸名彭矫，在人腹中，令人贪饮食男女之欲。或名三尸神，又名三尸虫。《太清中黄真经》上有两句："可惜玄宫十二楼，那知反作三虫宅。"这个意思，就是说吾人洁净美好的身体被许多三尸虫盘踞在里面，弄得秽恶不堪，是很可惜的。道家斩三尸法子，有用符咒的，有守庚申的，有服丹药的，都不算彻底解决。经常用内炼功夫，运元和之气，充满藏府，蒸融关脉，变换筋骨，逼令三尸无处藏身，非抛弃他们的老窠子逃走不可。坏东西一去，好东西就来了。万国来朝，比喻五藏六府四肢百骸的精气神，都会聚会在绛宫一处。绛宫属于心的部位，心属火，其色赤，医家称为君主之宫，所以叫作赤帝宫。

群按："斩三尸"是丹道的一段功夫，《大成》的文笔很精彩：

> 功夫至此，一切苦乐景象尽皆发现，切不可认它，恐着外邪，坏我功修。莫问是真是幻，我自见如未见，闻如未闻，一味死心不动，守定真性阳光，阴魔自然消散，铅汞自然和合，三日才生大药。三日内最难过，遍世界都是魔境，四面神哭鬼号，八方杀气狼烟，直闹得天昏地暗，此正是"大开关"功夫，到此十个九个都吓杀了。切记此皆三尸作祟、阴灵幻化，切莫理它，不惊不怕，才是道器。盖巳汞虽化成神，却是阴神，阴神最灵，能千变万化，现出诸般境象害我功修。纵有坚志恒心，他岂肯善善降伏？前人说得好，"你会六通神，才能脱生死，不然休想成道"。此是金液还丹，混沌两日半，气气相通，窍窍光明，气满神

全至极,忽然活泼泼地,逆出太阳流珠,脱壳入口,百万龙神,尽皆失惊……自有三千玉女来侍,终日蟠桃会上饮仙酒,戴仙花,四大醺醺,浑身上下彻底玲珑,天地交泰,日月交光,风云际会,龟蛇蟠结,千灵听命,万神受使,紫光腾腾,瑞气霭霭。

但是它没有李锡堃先师的讲述实在:

"斩三尸"一般反应在下肢。"三尸"阴浊之气一部分排掉,大部分化解为阳气;正是陈泥丸《翠虚》篇所说:"三尸精血可充饥。"其他阴浊之气也是如此。大、小周天开的过程,也就是排阴浊之气,祛疾病的过程。随着功力的提高,患处总是由痛变为不痛;凡难受变为好受;最后,感觉它似乎没有了,病也就彻底好了。当然,其中会有反复;但总的发展趋势必然如此。即使是几十年的老病根也可以如此拔除掉。(《丹道养生功》)

第五十一、第五十二句:借问真人何处来 从前原只在灵台

陈撄宁注:真人,即是真我。吾人肉体有生有死,不能算是真我,只可以叫作假我。除掉有形质的肉体,尚剩下那个无形质的念头,是否可以叫作真我?然而也不是真我。因为那个念头,也是忽起忽灭,不能由自己做主的。再除掉忽起忽灭的念头,另外寻出一个无生无死万劫长存的实体,这个方是真我,又名为真人。这个真人,从前未曾见过面,此刻第一次认识他。究竟他由何处而来呢?其实他从前就住在我们灵台之中,未尝瞬息离开,并非由外面而进来的。

群按:"真人"就是先天一气、婴儿圣胎。《大成》谓:"七返九还金液大丹入口,始知我命由我不由天也。仙经云'这回大死今方活',又云'一战而定太平',即是此等地位。不死之药,脱入口中,顷刻周天火发,骨胎化作一堆肉泥,阳神脱体撒手无碍。专心致志,持空养虚,以虚养神,神化为虚,虚化为神,千变万化,名曰'全真'"。

"借问真人何处来"?简而言之,在"洞"中住,由"窍"中来!

修行之初的要务就是找到此窍。然此窍何须找哉?《悟真篇》云:"此窍非凡窍,乾坤共合成,名为神气穴,内有坎离精。"知者自得其窍,不知者就以为这个窍门在身体中的某一固定位置而去"守窍",这是一种严重错误观念。此窍者,神气相合,自成洞天。无为而现,有虚有实。其象为月,其色为白,其位在中,其景似真似幻:

洞天石扉,訇然中开。
青冥浩荡不见底,日月照耀金银台。
霓为衣兮风为马,云之君兮纷纷而来下。
虎鼓瑟兮鸾回车,仙之人兮列如麻。
忽魂悸以魄动,恍惊起而长嗟。
唯觉时之枕席,失向来之烟霞。
世间行乐亦如此,古来万事东流水。
……

换句话说,在苍茫天地间,突然,你看到了家。从此,你再也不是浪子,再也不用游荡,你确信那里就是你安贫乐道的造化之地。

深入道境时,会自发地出现腹式呼吸,这是呼吸顿停的前奏。静笃之际,腹内如"潮涌",中间显一穴,这就是玄关一窍。它上抵下至会阴穴,此即中脉,又叫中黄之道。在感觉上,先天一气是自外而来,由百会入内,聚于"气穴"。一气不断旋转、发热、发光,渐渐凝聚成一颗白色的特殊气珠,即内丹,即真人。我把这个说得如此直白,是希望修行人,如果在你头脑中,"真人"是犹如种种神话故事里那样的存在,还请当下磨灭这种想象吧,谬误的观念会直接影响着你的修行……

第五十三、第五十四句:昔年云雾深遮蔽　今日相逢道眼开

陈撄宁注:因为历年以来,被云雾遮蔽,把真人的面目隐藏。虽说他从前就住在灵台之中,我们却认不出。今日功夫做到相当的程度,道眼遂开。道眼既开,如拨云雾而见青天,真人因此露面。云雾二字,比喻我们的七情六欲妄想杂念。

群按:"相逢",是指"故人归来",指遇到了未生身前的故人,又名真人、婴儿——《悟真篇》云"婴儿是一含真气"……

第五十五、第五十六句:此非一朝与一夕　是我本真不是术

陈撄宁注:这个功夫,不是一朝一夕做得成,需要经过若干岁月。并且不是用什么取巧的法术,讨什么意外的便宜,仅此寻得吾人本来真面目而已。

群按:我们学道之人,辛苦万端,剥离群阴,发现本真,这一个是什么样的结果呢?值得我们的付出么?胡老在《丹道仙术入门》中的论述,就把这条自古圣贤所走的不二大道,展示在了我们眼前:

中国历史上的这条仙人之路,是历代许多才智之士经过千百年的努力才逐步走通的。先秦时,《庄子》便描述了一些真人"其寝不梦,其觉无忧,其食不甘,其息深深",以生死存亡为一体,"上与造物者游,而下与外死生无始终者为友""独与天地精神往来""澹然独与神明居",提出了真人的艺术境界。魏晋时神仙道教形成,坚信神仙实有、仙人可学、长生能致、法术有效,以为修习方术获得长生便是神仙。从魏晋人的游仙诗中,可以看出他们虽踏上追求仙人之路,但距离仙人境界毕竟还很遥远。郭璞《游仙诗》云:"采药游名山,将以救年颓。呼吸玉滋液,妙气盈胸怀。登仙抚龙驹,迅驾乘奔雷。鳞裳逐电曜,云盖随风回。"这种仙人带有神话色彩,修仙方术也以采服长生药为主。直到唐末五代内丹学成熟,道派渐和丹派合一,仙人境界重新向老庄的真人学说复归,一些修炼有成的内丹家本身就成了活神仙。吕洞宾、陈抟、张伯端、王重阳等人以内丹功法开发出人体生命和心灵潜能,有了修道结丹的切身体验,口气就大为不同。例如张三丰的诗词和白玉蟾的《快活歌》,自己得仙后的逍遥快活之情跃然纸上,仙人的境界成了他们的现实。吕洞宾诗云:"朝游北海暮苍梧,袖里青蛇胆气粗。三醉岳阳人不识,朗然飞过洞庭湖。"俨然已达到古代仙人的理想境界。宋披云真人《迎仙客》词云:"水深清,山色好,天下是非全不到。竹窗幽,茅屋小,个中真乐莫向人间道。""柳荫边,松影下,竖起脊梁诸缘罢。锁心猿,擒意马,明月清风只说长生话。"反映了他归隐山林,修习内丹功法,心与道合,趋进仙人境界的情趣。清代内丹家刘一明在修炼有成时诗云:"自从识得本来人,住在尘寰要出尘;衣破鞋穿修大道,箪瓢陋巷乐天真。三千世界归方寸,一颗牟尼运北辰;隐显行藏人不识,胸中别有四时春。"诗中隐含着内丹的法诀和行动体验,洋溢着仙家修炼的乐趣。看来,内丹学就是通向仙人境界的阶梯,人们只要修成了大丹,便成了驻世的仙人。这些人能保性命而全天真,视名利色权如浮云而无恐惧烦恼于胸中;他们有真知、真才、大谋、大勇,是真强者而能忍辱居弱;其为人能怀素抱朴、豁达恬静而逍遥物外,这些人已经体道合真,也就达到了仙人的境界。(《丹道仙术入门》)

第五十七、第五十八句:岁寒坚确如金石　战退阴魔加慧力

陈撄宁注:《论语》上有一句话:"岁寒然后知松柏之后凋也。"岁寒,是每年天气最寒冷的时候。凋,是树木落叶子。松柏后凋,是说别种树木到这个时候,都已枯槁零落,独有松柏仍旧青翠不凋。比喻修道的人有坚忍的力量,可以耐得困苦,受得折磨,而不至于改变初心。确字,同坚字一样解释。松柏不凋已经称得起坚确,金石比松柏更要坚确。所以此处拿金石比喻修道人的志气,有金石般的志气,自然能够战退阴魔。阴魔既已去尽,慧力即同时增加。慧是智慧,力是毅力。只有智慧而无毅力,虽可以见道,而不能成道。只有毅力,而无智慧,又恐怕认不清大道,误入旁门。必须智慧与毅力二者俱足,方免遗憾。

群按:阴魔何指?又如何战退?先师明一子的遗文说得明白:在寂照中要防危虑险,如见到美色和宝贵的东西,勿以为真。无论见到何等稀奇之物,可欲之事,均应一切扫尽,不可着相。稍有喜爱,便着魔障,破坏真功。着相就是心生形相之念,凝滞不散,则内气不能氤氲和蔼,流通一身,这是练功的大病,也就是疏漏了寂照,

不能纯其阳明之神,不能证其圆明之果。

第五十九、第六十句:皆由虚淡复精专　便是华胥清净国

陈撄宁注:心中没有妄想和欲念就是虚。不染一切嗜好并恶习就是淡。仔细研究,彻底明白,就是精。信受奉行,始终如一,就是专。《列子》书上说:"黄帝昼寝,而梦游於华胥氏之国。其国无师长,其民无嗜欲。不知亲己,不知疏物,故无爱憎。不知背逆,不知向顺,故无利害。"其实是一种寓言,等于今人所谓乌托邦之类。人们心中果能十分清净,也同到了华胥国一样。

群按:《唱道真言》云:"夫道之要,不过一虚,虚含万象。世界有毁,惟虚不毁。道经曰形神俱妙,与道合真。道无他,虚而已矣。形神俱妙者,形神俱虚也。"

大家都知道了恬淡虚无的词义,但在实修中这种状态是怎么呈现的呢? 简言之,修行就是在这种恍恍惚惚的状态里,人与宇宙产生了一种共振。全身突然一震,这就是天机。丹道把这个叫"一觉而动",这"一觉而动"也就是玄关窍开之时。

就在这一瞬间,修士会确确实实地体察到那来自冥冥之中的神秘力量,使头脑清空虚灵,周身酥软麻木,这就是先天一气施化吾人的体验:

先是头顶闪烁,也就是佛祖"夜睹明星而悟道"那一段功夫,也就是《入药镜》谓之的"天应星";几乎同时,丹田"潮涌",《入药镜》谓之"地应潮",小腹很快有了饱满之感。然后光、气之团,即"缘督以为经",自动地沐浴周身、运行周天,此谓"得道",佛曰"初转法轮"。

第六十一、第六十二句：初将何事立根基　到无为处无不为

陈撄宁注：世间无论做什么事，起初总要立一个根基，以后方能有所成就。修道是大事业，更要把根基立稳，方能步步前进。等到功夫纯熟，程度高深，自然显得头头是道。表面上很像无所作为，实际上已是精全气全神全，没有丝毫缺陷。老子《道德经》第三章说："为无为则无不治矣。"又第三十七章说："道常无为而无不为。"此篇"到无为处无不为"句，也是根据老子的意思。

群按：从陈抟老祖到伍柳师徒，丹道的四部功夫得以确立。在炼气化神的后期到炼神还虚，丹道逐步实现了自然妙运，它的火候就是无为无不为。

我们炼的丹是内丹，而不是用草药或金石炼成的外丹，内丹是修炼人身内精炁神而凝聚成的浓缩炁体。内丹无形，而它生热、生光、生快意，有时还微微发胀，所以，自己能感觉它的存在。有时，别人也能感觉它的存在。内丹在哪儿补哪儿，哪一经亏补哪一经。因所凝聚的炁体和结丹部位不同，内丹也有许多品种。据说，丹有几百种，大体上分为上、中、下三品，仅《抱朴子内篇·金丹》就列举了三四十种。小者为小丹，大者为大丹，更大者为胎。有形的圣胎（舍利子）是由无形的舍利炁（金丹）凝聚成的，舍利子形同本人。

第一步意守下丹田等窍位，生热安炉时，祖炁就逐渐凝聚为丹头，再由丹头而凝聚为小丹……过心肾相交、天地相交等各种体内阴阳相交，逐步化生凝聚为各种内丹。在炼精化炁、炼炁化神的过程中，先天祖炁可不断得到补充，这就是后天补先天。《伍柳》说："人吃五谷，化为阴精。不曾锻炼，此物在里面作怪。只用丹田自然

呼吸之气,吹动其中真火;水在上,火在下,水得火自然化为炁……其炁混入一身之炁,此炁再合先天之炁,然后,先天之炁再从窍内发出而为药。"

第二步"真土擒真铅"时提取出来的真铅就是刀圭之丹,"真铅制真汞"时,所制伏的真汞就是中丹。

"铅汞归真土"时,逐渐在土釜(黄庭)积聚起真正一炁(大药),就可结炁胎。结炁胎在第二步仅仅是开始,到第三步才能完成。胎成时,有光,洞明,五藏六府都能看见。那时,一炁充盈整个胸腔和腹腔,使两胁也感到非常舒适。结炁胎就进入"身心寂不动"的状态,即进入胎息:口鼻呼吸之气没有了,元炁似乎也不动了。所以,《入药镜》说:"初结胎,看本命。"《伍柳》注解这句话时说:"本命者,二气也。元炁为生身命之本,呼吸气为生身命之具。而结胎之初,必要本命二炁,随神之号令,同凝于中,而为真胎也。"初结胎时,感觉肚脐周围有些炁,似转似不转;就如《伍柳》所说的"似有微微呼吸,若在脐轮而若不在脐轮,在虚空"。"脐轮"就是肚脐的周围,"在虚空"就是在黄庭,因黄庭是一个虚无腔。

建立炁胎就是胎息。《伍柳》引述古《胎息经》的话说:"胎从伏气中结,炁从有胎中息。""伏"即降伏的意思。这就是说,炁胎要在胎息中结,而二炁要在炁胎中安息,即进入胎息。胎息时,周身温热,不感有炁波升降或旋转;没有口鼻之呼吸,鼻孔贴纸,纸不动。第二步中关于沐浴,引述了《太平经·合阴阳顺道法》所说"若居温蒸中……是其候也"一段经文,这既是沐浴之候、结丹之候,也是胎息之候。胎息不息,不息为真息;似无气息,但不憋闷,且非常愉快。胎息要自然而然,自己千万不要闭气;就如《伍柳》所说"内气不出,外气不入,非闭气也"。

胎息时,就能降龙伏虎,龙虎就是心炁和肾炁。那时你想炁往哪儿,它就往哪儿去,完全应用自如。胎息就是入定:呼吸俱无,八脉俱止。入定与入静不同:入静时无念,而炁还动,有神知,意还能操纵;入定时,浑身炁一点也不动,没有身子,没有感觉,就不用意守了。入定时,身体从上到下一点一点消失,光剩下一个神觉;忘我,忘物,不能意守,不能操纵。入定初期,见光又见物;后来,只见光不见物。入定时,五藏六府都停止活动,都得到休养生息,自然利于养生。入定之法就是心息相依:闭目内视祖窍后,经心肾直通道静观炁穴。这叫洞观或幽观,意、炁和目光都在炁穴安息不动。但要时机成熟时,才能入定。

胎息必然无为,无为无不为。

进入胎息,胎息还丹也就从此而开始……发展的结果是胎圆,从此可脱胎、立法身。胎圆就是胎神圆满,即佛教所谓的"见性"。佛学认为,"见性便是佛"。道家认为是得道成仙,成为"神仙"……

(《丹道养生功》)

第六十三、第六十四句:念中境象须除拔　梦里精神牢执持

陈撄宁注:这两句就是立根基的办法。吾人当静坐的时候,需要把心中杂念打扫干净。等到坐功纯熟之后,杂念可以完全消灭。然后在睡梦之中,也不忘记修道之事,也同平常静坐的时候一样,自己很有主宰。

群按:凡人欲望多,杂念多,心中浮想联翩,一刻也静不了,丝丝萦绕,刻刻牵缠,修行的任务是要把这些欲望和杂念予以清除,但是,这个也是一个自然而然的结果,尤其是玄关窍开,真一生发,片

刻之间,杂念妄心,灰飞烟灭,十二个时辰、二十四个小时,即便在睡觉眠也不妄想,所谓"至人本无梦"。神府始终清明,精神到底有主,这真我时时把握主宰动静,不落一丝邪见了。

第六十五、第六十六句:不动不静为大要　不方不圆为至道

陈撄宁注:功夫偏于动,嫌太浮躁;功夫偏于静,嫌太枯寂;性情偏于方,嫌太板滞;性情偏于圆,嫌太巧滑。能不落于两边,而得其中和,才是大道。

群按:见了玄关,就是丹道入门,那么"水火相济"就是玄关窍开的一个前提(及结果),用文学语言来描述这个二物融洽的结果,就是不动不静,不方不圆。

所以《大成》也说:"元气皈宿本宫,即当止住有为之风火。再用无为之神火,时刻温养,以真意轻轻主照,若存若亡,勿令间断。安神于气穴之内,知而不守,使自然之吹嘘,绵绵不绝,念兹在兹,先存后亡,而入于混沌杳冥者也。吹嘘之气,乃后天之呼吸,引动先天之气机。神不离于气穴,自然往来无穷。行住坐卧,不离方寸之地,盖文火温养,是处常也。武火锻炼,是达变也。又曰:武火烹炼,文火沐浴,炼精化气,俱是文武二火用事者也。"

又说:"炼虚功夫妙在忘形。无人无我混沌中有一点真气,身热如火,心冷如冰,气行如泉,神静如岳。虚其身心,去其作用,而听诸大道自然之运行。是我非我,是虚非虚,造化运旋,人能达到忘形地位,阳神与太虚同体,谓之炼心。阳神无像,故曰炼虚。而九年之功,炼虚之妙,变化无穷,可以踏霞驾云,粉碎虚空,浑身飞去,谓之大罗金仙矣。然此一着最不容易,千万人中,难得一二人也。"

即便《大成捷要》说得如此直白,曹文逸《大道歌》之"不动不静""不方不圆"者,听明白的,也是"千万人中,难得一二人也。"为什么呢?糊涂得还不彻底,请继续糊涂,然后,不是在糊涂中"死",就是在糊涂中"活"。重阳祖师曰"活死人"。

调合铅汞要成丹,大小无伤两国全。
若问真铅是何物,蟾光终日照西川。
——《悟真篇》七言绝句第四十五

紫阳真人这段话令很多学者费解了。看《老子》六十一章:"大国者下流,天下之交。天下之牝。牝常以静胜牡。以静为下。故大国以下小国,则取小国。小国以下大国,则取大国。故或下以取,或下而取。大国不过欲兼畜人。小国不过欲入事人。夫两者各得所欲,大者宜为下。"

《老子》一书中大量的治国方略,足以可以说明的他讲课对象是谁。道教虽云"杂而多端",但其丹道也尊老为宗。自古道家就有"天人合一""身国同理"的观点,而后的《黄帝内经》《庄子》《淮南子》到《太平经》,莫不如此。《老子》第六十章注云:"治国烦则下乱,治身烦则精散。"第四十三章云:"法道无为,治身则有益精神,治国则有益万民。"甚至在道家眼中,圣人以修身为本,至于治国,乃修身之余事。《庄子·让王》:"道之真以治身,其绪余以为国家,其土苴(土和草)以治天下。"《庄子·逍遥游》:"之人也,物莫之伤,大浸稽天而不溺,大旱金石流,土山焦而不热。是其尘垢秕糠,将犹陶铸尧舜者也。孰肯以物为事。"《内经·灵兰秘典论》:"心者,君主之官,神明出焉。肺者,相傅之官,治节出焉。肝者,将军之官,谋虑出焉。"《吕氏春秋》:"夫治身与治国,一理术也。"《潜夫论·思贤》:"上医医国,其次,下医医疾。夫人治国,固治身之象。疾者,身之病;乱者,国之病也。身之病待医而愈;国之乱待贤而治。"

同样的"身国治同"的思想,更多地体现在与王符、魏伯阳同时代的道教《太平经》中。所以内丹一派引用《老子》来解说炼养,也是一种习惯。真人契歌中"大小"何指?我们换一首更加晦涩难读的读一读,那个读通了这个也就"触类旁通"了。

二八谁家姹女,九三何处郎君?
自称木液与金精,遇土却成三姓。
更假丁公煅炼,夫妻始结欢情。
河车不敢暂留停,运入昆仑峰顶。

——《悟真篇》西江月第七

清·元真子《悟真篇正义》:"二八者,阴数也,故谓之姹女,而姹女即汞也。九三者,阳数也,故谓之郎君,而郎君即铅也。白真人曰:'九三、二八,算来只在姹女金翁。'又曰:'二八、九三,皆阴阳之异义'是此义也。然姹女之汞,是谓木液,郎君之铅,是谓金精。而木液者乃神水,金精者乃神火也。但此二物,若遇真土,却合成三性。《参同契》曰:'三性既合会,本性共宗祖'此之谓也。丁公者,喻火符。假者,借也。言三性既遇,更应借火符煅炼之,则铅汞如夫妻之义,而始结姻亲以欢洽也。河车者,北方正气,号曰河车,《参同契》所谓'北方河车'是也。凡车皆转于陆,而河车乃转于水,丹道中用之以运载水火,故有此喻名也。又有小河车、大河车、紫河车之名目,然总无非一气而已矣。昆仑峰者,乃泥丸顶也。言铅汞交会之后,当用河车装载药物,不可暂为停留,径运入昆仑之头顶,而后降下重楼,归于土釜之中,以凝结其丹胎也。"

"白真人"即白玉蟾,紫阳真人的四传弟子。所以啊,此大小者,亦阴阳也、动静也、开合也、水火也、坎离也、方圆也。一言蔽之,仍是二物也。

日月有数,小大有定,圣功生焉,神明出焉。其盗机也,天下莫能见,莫能知。君子得之固穷,小人得之轻命。

——《阴符经》中篇

子野曰:求铅伏汞之法,要在调和,使无太过不及之患,大过则恐伤彼,不及恐不结丹。大小者,言阴阳也,《易》曰:大往小来。蟾光照西川,水中有金也。

——《紫阳真人悟真篇三注》

大者,阳也;小者,阴也。《易》泰卦所谓"小往大来",而否卦谓"大往小来"是也。夫调和铅汞,要其成丹,阴阳务须均平,二物无使偏胜,犹如两国之完全,方凝结其丹头也。蟾光者,月彩也,乃金精之华。终日照者,谓日日如此也。西者,金气之方。川者,水流之地。谓金华日日照临于金土之乡,夫然后真气自生,而真铅即是此物,不必远索他求也。然总之谓神驭其气,以烹炼于坤申之方耳。

——《悟真篇正义》

此章直指真铅之为丹基也。金丹大药只是真铅一味,然必须两弦合体烹炼而成。离中真阴为汞,恍惚中真象也;坎中真阳为铅,杳冥中至精也。阳大而阴小,似乎不均,惟以真意调和之,庶几两弦之炁各得其平,金丹乃成。故曰:"调和铅汞要成丹,大小无伤两国全。"两弦合体方称真铅,与后天之凡铅凡汞迥别。盖晦朔之交,日月合璧,会于黄道,太阴水魄吸取太阳金精,有金蟾之象,到初三日一钩现出金方,是为金蟾吐光而金丹大药产矣。故曰:"若问真铅何处是?蟾光终日照西川。"川者水乡,西者金体,水中之金是为金丹,终日照者即"赫龄金丹一日成"也。此与上数章同在一时,盖温养沐浴即到,又得慧剑之用,金丹之功始圆。金丹圆而一阳复,便可采取烹炼以结大还丹矣。

——《悟真篇阐幽》

金丹,乃道心真知之真铅、人心灵知之真汞而成。欲修金丹,先调铅汞。道心刚,属阳,为大;人心柔,属阴,为小。人心无道心,借灵生妄,能以败道;若以道心制之,灵明不昧,能以助道。道心固不可少,人心亦不可灭,但不使人心妄用其灵耳。古人教人死人心者,死其人心之假灵,非死人心之真灵。若不分真假,一概死尽,则入于顽空寂灭之学,伤其小,即害其大,阴阳偏孤,生机气息,将何而成金丹大道乎。故曰:"大小无伤两国全。"两国全者,人心灵知、道心真知两而合一,以真知而统灵知,以灵知而顺真知,真灵不散,依然良知良能,浑然天理,圆明本性,金丹成矣!盖真知灵知乃良知良能之继体,在先天则谓良知良能,在后天则谓真知灵知,后天中返出先天,则真知即是良知,灵知即是良能。真知灵知,本来原是一家,无有两样。因交后天,一点良知之天真迷失于外,为他家所有,我家所存良能之灵亦杂而不纯,迁移不定。若要返本还元,仍要在假知中讨出个真字下落,引回我家,方能灵知不昧。这个真知,为至刚至健之物,故取象为真铅。真知具有先天真一之气,又取象为水中金,又取象为月中光。水中金,月中光,皆阴中有阳之义。但这真知未经复还,犹在他家,不为我有,故曰:"蟾光终日照西川。"月中有金蟾,蟾光即月中之光,喻真知外暗而内明也。终日照西而不照东,分明光辉在彼矣。仙翁后诗云:"金公本是东家子,送在西邻寄体生。"正是蟾光终日照西川之旨。学人果能知的蟾光终日照西川是实实知的真知下落,即可以照东,与灵知相会矣。噫,顺去死,逆来活,往往教君寻不着。真知岂易知哉。

——《悟真直指》

以上诸文中,"大小"与"小大"皆同义,落实到吾人身心,就是神与炁也。曹真人曰"不动不静""不方不圆"。

第六十七、第六十八句:元和内运即成真　呼吸外求终未了

陈撄宁注:吾人果能在身内运用元始中和之气,流行不息,就可以成道。倘若在外面呼吸上永久执着,不肯放松,到底未有了脱之日。

群按:真一之气畅流不止、周行不殆,这就是古人说的成道的前奏了。在外部呼吸上下工夫,诸如呼吸吐纳,是永远找不到根本的。《悟真篇》所谓:"玄牝之门世罕知,休将口鼻妄施为。饶他吐纳经千载,怎得金乌搦兔儿。"

第六十九、第七十句:元气不住神不安　蠹木无根枝叶干

陈撄宁注:元气,即是上文所说元始中和之气。不住,即是不能

长住于身内而向外面发泄。发泄太多,身体里面的元气,渐渐亏损。元神因为没有元气来培养,遂不能在身中安居而要逃亡。譬如树木被蠹虫所蚀,根本受伤,枝叶自然就干枯。人身中元气,被七情六欲、饥饱寒暑、劳心苦力所伤,身体自然也不能长久。

群按:凡人不能执守太和元气,向外漏泄,最后枯竭,精神无以涵养滋养,等元气枯竭时,也就逃遁他乡去了。好像长了蠹虫的大树一样,体内千疮百孔了,根本都被伤害了,营养供给中断,枝叶自然就会枯萎,最后掉落。人也一样,总被七情六欲所惑,沉迷于名利得失之中,天天伤心费神、耗精耗气,如此长久,怎么能不衰亡呢?

第七十一、第七十二句:休论涕唾与精血　达本穷源总一般

陈撄宁注:鼻中生出的流质叫作涕,口中生出的流质叫作唾,心中生出的流质叫作血,外肾生出的流质叫作精。虽有四种名称不同,但是这些东西本源却是一样。达本,是看透它们的根本。穷源,是追究它们的来源。

群按:"涕唾与精血",名目不同,形质不一样,但以道的角度观察,产生这些东西的本源只有一个,即它们都是先天"精华"转化成的后天"渣子",而修道,就是把它们逆转运化回本来之初,后面几句也都是差不多就这个意思啦,不再过度地诠释,在没有微言大义的地方挖掘微言大义是谓"穿凿",这对实修其实没有什么意思的。

曹文逸之后的北宋末著名道士,天师道第三十代天师张继先,这位深远地影响了心学大师陆九渊的"翛然子",在《明真破妄章颂》专为《不辩真阳》留有一首诗歌:

第二篇 灵源大道研修笔按

涕唾精津气血液，七件皆阴总无益。
身中只有一阴阳，江湖多少无人识。

又有云峰散人夏元鼎者，自言曾读曹文逸的《灵源大道歌》，仍不得其解，直到获遇真人，说破口诀，才恍然大悟："不识真阳祖宗，何以返本还原得成大药耶。虽然于入道之初，密察人之一身，不过涕、唾、精、津、气、血、液、心、肝、脾、肺、肾，内外滋养成此幻躯，岂可皆谓属阴。舍此之外，宁复有真阳为何物乎？私心甚不惬云房之论，凡二十年间，亲阅《道藏》，请问九流，所谓道人拜了千千个，尽说吞津并咽唾。举世无能释此疑者，及观《灵源大道歌》又只说此物原来无定位，随时变化因心意。在体感热则为汗，在鼻感风则为涕，在肾感合则为精，在眼感悲则为泪，亦不说真阳是何物色。又看《太上七宝无漏经》，亦曰凡欲养神先养气，养气先养泪，养泪先养涕，养涕先养唾，养唾先养血，养血先养精，养精先养液，养液先养水。水是华池津液，元炁之精，在口中舌窍者，亦不说阳精之实。愈使人心意迷惑，虽质诸鬼神而无所次。但见独修此物，果致尪羸。或心躁而烦，或随便而浊，或腰重而拘，或无梦而漏。导引吐纳，夜以继日，容或少康。苟因冗而废，则百病交攻，药饵并进。非徒无益，反大害焉。旁观者窃笑，同道者亦退志而已。惟予下愚不移，信道愈坚，铃谓上圣前贤垂世立教，岂可有误后人。只是吾身践履不实，师授不真，毅然脱去樊笼，遍历名山洞府，默祷幽冥，求竟玄指。忽于龙虎山先感异梦，次于祝融峰遭遇圣师，其详已具遇仙本末，果得真阳秘诀。可以摄伏四大一身之阴，非精非气，非肾非心，非涕非唾，非血非液。生身处此物先天地生，没身处此物先天地没。金、木、水、火、土之五行攒簇与此，心、肝、脾、肺、肾之五脏锺灵与此，涕、唾、精、津、气、血、液之七物结秀与此。其大也，天地可容。其小也，纤尘不纳。其用也，无内无外。其得也，无圣无凡。百姓日用而不知，圣人能究其本原。苟得七返九还之妙，可以为药之王，为道之本，则群阴之物，周流四体，如子恋母，自然不去。心亦不躁，便亦不烛，腰亦不重，梦亦不漏。神气混融，精光映物，何有於尫羸之患。目如电闪，髭如漆黑，心灵能先知，酬酢万事不倦。金汞自然伏，龙虎自然降。不在抽筋拔骨，吐故纳新，自然与天地合德，与日月合明，与四时合序，与鬼神合其吉凶。信乎！我有些子神仙术，不在三千六百门也。玄哉妙哉，非盟天告地，父子不传。"（《紫阳真人悟真篇讲义》）

还有北宋五陵玄学进士胡混成，"幼习儒书，长慕道法，有志金丹大道久矣！寐饮食之问，未始一息忘焉！虽参访行住坐卧，梦当世修真之士，往往皆指前人已陈之说，纸上腐朽之言，以相扇惑，何异借听于聋，问道于瞽。子遂乃质于心，自谓归而求之有余师矣！愈求愈不足，愈修愈不验，方知无师不传，无师不度，虚费岁月，卒无成功。后因渡淮浙，寓迹广陵，乘暇登废城，彷徨四顾，历览山川，缅想松乔之不遇，慨恨锺吕之未逢，恍然若有所失。夜梦神人，语以亟返，心神为之不宁者累日。遂假道白砂，而中途忽遇一道人，冰清玉润，碧目童颜，丰神秀异，超然不群，似非尘中人物。余遂礼而前问其姓名，倪而不答，再三叩首，乃出扇相视，上书无言子，乃知先生得无言之妙。抑疑某为异人，自是日与从游，执弟子之礼，盖冀其一言以点化也。出则偕行，入则同息，若是者百日，虽累启请，而终无言于答。日命予同出束关，过白砂旧市，至无人之境，乃命同坐曲江之滨，平沙之上，指水为盟，以杖画沙，授金丹大道之旨，首尾不过百余字，备述鼎炉药物火候之功夫次序之妙，纤而无余蕴，曰道具足矣。……辄出已见，总括师言，附以短句，著此篇目，曰《金丹正宗》，以示同志。"从这位高道的自述中,学人可知求道之不易,但是倘遇高人,一语诀破,则"舍一点纯阳先天祖炁之外,所谓精神魂魄意,心肝脾肺肾,精津涕溏液,耳口鼻舌声,以至百骸九窍,爪发皮肤,一身四体,自顶至踵,皆从后天纯阴造化,四大假合而成者也。"(《金丹正宗》)

一段感言,不足百字,其也短小精练。写得敞亮,读也痛快。

第七十三、第七十四句:此物何曾有定位　随时变化因心意

陈撄宁注:人身上各种流质,不是分疆划界固定在一处而不许移动的,都是临时因外界的感触和内心的刺激而后生的。

群按:泛泛而谈。概言先天的无形无象。

第七十五、第七十六句:在体感热即为汗　在眼感悲即为泪

陈撄宁注:皮肤里面的流质,外感于天气温度太高,就变化为汗,从毛孔中出来。眼睛里面的流质,内感于情意过分悲哀,就变化为泪,从泪腺中流出来。

群按:比喻性动成情,先天精华化为后天渣滓。

第七十七、第七十八句:在肾感念即为精　在鼻感风即为涕

陈撄宁注:外肾里面的流质,内感于心中淫欲之念,就变化为精,从精管流出来。鼻黏膜里面的流质,外感于空气中寒冷之风,就变化为涕,从鼻孔中出来。

群按：背书之句，没有别的深意，同上。

第七十九、第八十句：纵横流转润一身　到头不出于神水

陈撄宁注：纵，指人身上下。横，指人身前后左右。流转，是说在身体里面周流循环。润一身，是说身中无一处不走到，无一处不滋润。所以能有这种变化和这种功效，总不离乎神水的作用。

群按：神水，先天一气、大药；华池，黄庭、中丹田。古人为什么要把神水华池连起来讲？因为真一之气缘督以为经升至泥丸宫后会化为甘露降入口中，然后"液化气"会直达华池。所以说"华池神水"，绝不同于上面的"体液"，千古之秘，《大成》尽泄矣，"铅汞投而水火交，顷刻之间，浑身骨节关窍如炒豆子一般，一齐暴开，周身炁血，都会说话，就在身上闹成一堆。舌根下有两穴，左为丹井，右为石泉，此正是廉泉穴随骨脉一齐暴开，心火下降、肾水上涌。功夫到此，舌下灵液如外水泉一般，昼夜咽纳不完，滋味甚异，比糖蜜更强十分。又有至妙者，临炉下手之初，地将产其金莲，天先垂乎宝露，忽然一点真汞下降，透心如冰之凉"。

如果用白话讲解，那就是在所谓的"小周天"——任督气通之后，大自然的能量经过蓄积之后，慢慢江河也涨了很多，又冲开两边堤坝，先天一气（大药）灌入奇经八脉十二经络，这个就是俗话说的"大周天"。当某一座，在黄庭之物不听使唤之际，这就是六根震动的前兆，这时你什么都做不成，唯一能做的是专心致志地守住它。六根震动不是意念所能控制的，在先天一炁涌至大脑时，大脑一片"空白"，这时你就处于"识神退位"的状态了。

六根震动之际，身心除不由自主外，还有格外的苦痛感。震后，

世界观就变化了,看东西与过去不一样了。"看山不是山看水不是水",然后再经过一番磨砺,把功境和生活锤炼成一体,就重新回到了"看山是山看水是水",就是老僧说的"四十年方打成一片"。

我曾经的炼丹笔记上有一段经历,摘录于此共参考:

12号下午三点,正干活儿的时候,感觉真气自然沐浴,调整一下呼吸很快进入状态,身体慢慢感知和周围的界限消失……忽然额顶上方处裂开一个大洞,洞中闪烁一个光团,瞬间下行与泥丸合一,沿中黄之道下走,落在腹中。其时也,丹田逐渐闪烁光芒,犹如海上日出。且潮水涌动不由自主……瞬间全身弥漫在氤氲之气中……

中脉的左右开合进行有二十分钟之后,停止了一下,转换成腹部有一股气流从外向内的变动,当时没有想太多,只牢记师父教的"道法自然"这句话——大自然有气象万千,我们的身心是自然的产物,应该也是气象万千的。

再次调整呼吸心平气和坐下来,不知不觉就一个小时悄然而过,但是身体的功感并没有离开自己,直到晚上11点睡觉时才结束这种舒适的运动。13号上午起床,功态再现,继续静坐,十分钟之后感知能量把自己包住,此刻自己像一棵很粗壮的大树,元气从下至上运行,慢慢手臂内外被能量包围得严严实实,腹部和人中能量越来越密,强大的能量再聚集一起,感觉手臂都要被崩开了,十分钟之后这种感受消退了。

静坐结束一身轻松,眼睛明亮身内如被雨水洗涤,对着镜子看了看,皮肤红润白皙,有如玉石一样的半透明感。

心情格外愉悦——这应该是"脉解心开"之虚像显示的真实写照。丹道的每一个程序,都是以"先虚后实"而落实的。

第八十一、第八十二句:神水难言识者稀 资生一切由真气

陈撄宁注:神水这件宝物,它本身的道理太玄妙,颇难以言语形容。而且世间有学问的人虽多,识得神水的人却很少。须知汗、泪、涕、唾、精、血等等,都是神水所生,神水又是真气所生。人身若没有真气,神水就不免要干枯。神水既然干枯,于是乎有眼不能视,有耳不能听,有鼻不能嗅,有舌不能尝,有生殖器不能生育,有四肢百节不能活动。到了这个地步,离死也不远了。按:学者读丹经最感困难的,就是同样的一个名词,无论在什么方法上都可以混用。即如神水二字,在此处是如此解释。若在别种丹经上,虽有同样的名词,却不能做同样的解释。

请看张紫阳《悟真后序》云:"金丹之要,在乎神水华池。"又张紫阳《金丹四百字·序》云:"以铅见汞,名曰华池;以汞入铅,名曰神水。"这是人元丹法的神水。

又张紫阳《金药秘诀·序》云:"金水者乃得金气之玄水,又号神水。炼丹之诀,但能引神水入华池,万事毕矣。"许真君《石函记》中《圣石指玄》篇云:"铅砂抟成如土块,六一固济相护爱。用火锻炼一昼夜,火灭烟消土化灰。腾铅倒装入灰池,火发铅熔化神水。"这是天元丹法的神水。

又《明镜匣》云:"若人识真汞,黄金内神火;若人识真铅,白金内神水。"白紫清《地元真诀》云:"华池神水,神水真金。闪灼先天,发泄乾金。"这是地元丹法的神水。

又灵阳子《洞天秘典》云:"阴阳铅汞为神水,神水施为不离铅。谁识丹炉神水,乃为月魄金浆。"伍冲虚《修仙歌》中自注云:"暗进者,暗进神水,暗进神火,属烹炼之工。明进者,明进神水,明进神火,属超脱之功。"朱痴伯《金火灯》云:"生铅但有壬水癸水。既成白金,其中方有神水。"这是黄白术的神水。

以上所列各种丹经中神水名词,比较《灵源大道歌》中神水,确有霄壤之别。

又朗然子诗云:"夹脊河车透顶门,真修捷径此为尊;华池神水频吞咽,紫府元君直上奔;常使气冲关节透,自然精满谷神存;一朝得到长生路,须感当初指教人。"此诗所用神水名词,专指口中津液而言,乃狭义的神水。《灵源大道歌》中神水,包括人身一切粗细流质而言,乃广义的神水。意义虽同,而不完全相同。倘若学者只知其一,不知其二,依先入为主,看见名词相同,就说方法是一样,那真是误人而又自误。

天元丹法,重在服食,不重点化。地元丹法,既能点化,又可以进一步炼成服食,而上接天元。黄白术,仅能到点化程度而止,不能再往前进。人元丹法,要用同类阴阳,虽有铅银砂汞等名词,其实与五金八石毫无关系。这是三种丹法不同之处。

至于《灵源大道歌》的宗旨,乃是修道,不是炼丹,也不是参禅止观。其中作用,学者应当辨别清楚,不可稍涉含糊。世上流传的各种丹经道书,都病在笼统,理路不清,阅之往往令人厌倦。我深悉其中弊病,所以专重分析,想把科学精神用在仙学上面,以接引后来的同志。因为这个缘故,凡是拙作论调,每不肯附和前人之说,亦自有其苦衷,读者能谅解为幸。

再按:《扬善半月刊》第四十一期第六页所载《玉华宫侍书仙子

降坛诗》末二句云:"为惜前缘开后觉,早留真液度衰残。"真液二字,正合《灵源大道歌》神水二字的本意。留得住真液,才可以济度衰残。即是留得住神水,才可以维持生命。这种理论,已成铁案如山,不能摇动。既然当年曹文逸真人不惜苦口婆心,把第一等修炼的方法宣布流传,诸君总算有缘,虽然在八百年以后出世(从宋徽宗宣和时代算到今日),但是能读她的这篇歌诀,也就如闻其声,如见其人了。因此奉劝诸君,务必努力奉行,不可虚度岁月。否则,转世投胎,未必再有今日的机会。

群按:我简略谈谈玄关窍乍现之前,师父讲的一段话:

走在华山的羊肠小道上,腹部翻滚,好像不可控制,热度也比较大……一直持续到回到仙姑观。

师父说:你不要害怕,勿助勿忘、顺其自然,切不要导引它,假如这一次是要气通"大周天"了,内气自然会循督脉上冲头顶流灌全身……切记,通过任何有为法得来的玄关都不是真玄关,而且也得不着!无意而得的玄关才是真玄关。玄关开时,胎息自现。如果此时经络通得好,随之的一息至踵,也是自然而然会出现的。那些通过专门的训练可以达到十几分钟甚至更长时间的不呼吸皆非正道,只是技术,或者说是一些人的魔术更准确,和修道没有任何关系。

那么,先天一气为什么又被称为"神水",隐者师给我讲得最好:

……说了这么多,其实这个"呼吸骤断"的现象只是瞬间的事情,替代它的就是"逆腹呼吸"——其丹田"不由自主"地自行开阖,老子谓之"众妙之门"谓之"玄牝"谓之"橐籥",也就是千载之后一样令柳华阳颇感"难言"的:"玄关窍本无形,自无生有,谓之玄关、中宫、天心,其名固不一也,其实则一也。""静则集氤氲而栖真养息,宰生生化化之原,动则引精华而向外发散。每活子时二候之许,其窍旋发旋无,故曰:玄关难言。"

> 如何形容,
> 我的所见?
> 无人相信,
> 我说的话。
> 至尊就是至尊,
> 我在欢喜的漩涡中,
> 唱祂的赞歌。
>
> ——Kabir(1398—1518 年)

有没有看过电影《星际穿越》的? 先得有一定的物理学常识的储备才能"看懂":重力异常、奇点、黑洞、虫洞、时间畸变、第四迭代、时空弯曲、四维空间、五维空间……还有虫洞被是被谁(They)放在宇宙中的某个位置……为什么虫洞还可以把空间折叠起来……在那几个带着"五百人种"、肩负"拯救人类"使命的人们在经过虫洞时有一句话,"由于穿越虫洞是在更高的维度空间,我们能做的只有观察"! 是的,深入玄关与它一样,除此之外无可作为,唯有"忘我"才能做到"无为",就像老布兰德博士交代他们的:"踏入宇宙就必须面对星际的旅行,必须超越个体的生命范畴,不能局限于自我意识。"影片结束时,刚从黑洞里钻出来的库珀还在苦苦追问那个"终极之问":"我想知道我在哪里,要去哪里。"这一束思维波如果能传到南赡部洲中土嵩岳的那个"黑洞"里,里面那个老头估计连眼皮都不带抬一下地回他一个意思:在法理上,虫洞是连接白洞和黑洞的多维空间隧道,就像是大海里面的漩涡,能够让水面直达海底,能够让日月瞬间合璧。它既"遍及一切处"又是刹那即逝的,这些时空漩涡是星体旋转和引力作用的共同造业,其中的宇宙辐射将蓝移到不可思议的频率。回来吧孩子,当你玩穿越时,且不说时空在扭曲的地方压力和引力非常之大,你和你们乘坐的"装甲"也将被这些α射线和γ射线烤得灰飞烟灭……

铅与汞、坎与离、日与月、潮与星、炁与神、电与光——当此"二物"上下一合,像宇宙飞船的对接一样在"杳冥"的空间碰撞在了一起的瞬间,那么,儒家的"中庸之道"就有了内丹学派挖掘微言大义的"根据"了,理学家肯定是欢迎这样解释的,因为纯粹的社会伦理意义上的儒学,已经不能满足程朱的胃口。

用五行论来说,这就是"水火相济"了,呵呵。那么,用周易系统的名词来解说,也就是"抽坎填离"了。从性命学说的角度来注解,这就是性命兼修,用比较有哲学意味的术语来说就是"天(炁也)人(神也)合一"了。用《参同契》的话来说就是"坎离匡郭,运毂正轴"(坎离即水火,匡郭谓城墙。运毂者首尾不断生生不息,其轴者,乃虚中一窍,产药之所),这个就是魏伯阳借用《易经》的语言在演绎取坎添离、水火相济。所以这一句话就是《周易参同契》的主题词,其他都是在阐述和"详解"它,即抽填过程中关乎呼吸、升降、往来的种种火候。知道了药生的方法,鼎炉的位置,火候的规律,还要说内丹是怎么炼成的吗?

> 先把乾坤为鼎器,次将乌兔药来烹。
> 既驱二物归黄道,争得金丹不解生?
>
> ——《悟真篇》七言绝句第二十七

《汉书·天文志》:"日有中道,月有九行。中道者,黄道,一曰光道。""月有九行者:黑道二,出黄道北;赤道二,出黄道南;白道二,出黄道西;青道二,出黄道东。"

古人观乎天象考察宇宙,发现了"日循黄道",落实于吾人,就是"中黄之道",即中脉。盖《老子》之"道",或也由此,亦未可知。而"月有九行",即九条运行的轨道,而日月相合只在黄道,故曰"归黄道"。以《内经》医学的"人道"观看,心(君)是主身(臣)是客;以丹派的"天道"观看去,则是"日"做主也,"月"为客。丹道为去人道而返天道,故崔公曰"识浮沉,明主客。要聚会,莫间隔",紫阳真人云"饶他为主我为宾",亦即庄子的"虚己待物",这是用天文现象即"大宇宙"的"垂象"来喻说"小宇宙"的返还之道。

曹文逸的"神水难言识者稀"、王重阳的"山头水降黄芽长"、丘处机(或汉钟离)的"换尽形骸玉液流",其中的神水、山头水、玉液流,以及丹经中的水中金、水银一味等等,都是指这个"炁",即"道自虚无生一气"。一个是"如雾也如电",一个是"百姓日用"之水,似乎是风马牛不相及的两样儿,又何以以"水"喻"炁"呢?盖内丹之道,不外乎寻觅水源、逆流而上、鱼跃龙门、雌雄交合、洄游产卵,皆因"附会"老君名言"上善若水"之故尔。

原来,水只是个比喻,它比喻"炁"。就像经典中说的"夫学长生久视""长生久视"是个"借代",指"道";就像柳河东、韩昌黎、孟襄阳都指某人,不是某地。我们知道,老子最崇尚的东西就是"水",谓之"上善",最高的善,最美的德。所以惜墨如金的老子一连用了七个"善"字。

水善利万物而不争,处众人之所恶,故几于道。居,善地;

心,善渊;与,善仁;言,善信;政,善治;事,善能;动,善时。夫惟不争,故无尤。

水是最柔弱的。老子说:"天下莫柔弱于水,而攻坚强者莫之能胜。"老子以他与众不同的视角,看到了柔弱的生命力,看到了柔能制刚。水是往低处流的。人喜欢向高处攀,不喜欢向低处去,而水偏偏流向人们不喜欢的地方,这就叫作低姿态高境界。老子的这种反向思维,值得修行人学习,越把身段放得低,其实你的人格就越高。

就丹派而言,所谓的先天元精,那个精就是水,但又不是常人理解的水、肾等,但是也包括这些。可以想一想,"神水"若是液体的话,在体内通过什么系统流转?经脉本就没有实体,或是和神经中枢相关联的一个"系统",那么,这个液体在哪里流动呢?通过血管?遍及细胞?

所以,神水、玉液虽谓水谓液,但绝非液体物质,金液也是如此。在一个完整的修行程序中,还丹计有数次。那位修"第四道"的俄国学者用他的语言诉说了他的体验:

It is impossible to awaken completely all at once. One must first begin to awaken for short moments. But one must die all at once and forever after having made a certain effort, having surmounted a certain obstacle, having taken a certain decision from which there is no going back. This would be difficult, even impossible, for a man, were it not for the slow and gradual awakening which precedes it.

第二篇　灵源大道研修笔按

要立即彻底醒来("顿悟")是不可能的,首先必须从瞬间的觉醒开始,而且它是在下了很多的功夫、克服了极大的障碍、在义无反顾地赴死时发生的。这("彻底醒来")对一个人来说是相当困难的,甚至是不可能的,如果不是因为那些缓慢而渐进的觉醒的积累。

但是与常人想象的不一样,"金液还丹"要平静得多,其结果是移炉换鼎与升迁泥丸,而玉液还丹比较激烈,其结果是"元神主事"。这就如同我们观察人生,出生和青春期都是变化激烈的瞬间或时期,随后就是一个相对平静的过渡,直到最后一个"应激状态"——呼吸停止——四大解体。

"玉液还丹"在实修中就是"眼前咫尺"的"小药"如天垂银练、如"醍醐灌顶"的另外一种描述,"玉液"并非医家中所谓的口中"唾液",而是"心液",但也不是心中的液体,是真气过"心"是引起的吾人之感觉,这种感觉与在"肾"位的热感相反,而是三伏天的一阵馨凉感,所以古人谓之"真阴"。那么,为什么古人总是把"先天一炁"("生物能""神经电流")比喻为"液"呢,这是在"引经据典",是在比附《老子》的"上善若水"！如果换成五行的语言,就是"水中金",对应着佛教的"火里栽莲"。这些"金"啊"莲"啊,如果望文生义,怎么也和"炁"联系不到一起的,所以紫阳真人说"未见如何想得成"？同样,"心液"也不是心中的"液体",而是心中的精华。那心中的精华又是什么呢？就是"恍然"之物(已经说得不能再说了,呵呵,去悟那个"恍"字吧,它里面有"天机")。

习者如果专注于药物的升降、返还和炼化,那么往往是在还丹之后,才发现满嘴的哈喇子,医家谓之"甘露",又说是琼浆玉液、味美无比。其实看看小孩子满嘴淌着口水的时候,他们是没有这种"甜如蜜"之感而无比珍惜的,是我们成年人失而复得,才有了这种倍加感叹的描述。这个唾液里面很有丰富的消化酶,是来促进消化吸收的,小孩子正是长身体的时候,这恰是他内分泌旺盛的表现,小孩子嘴角总是滴不完的,人到中年开始走向衰老和死亡了,这个内分泌的"流程"按"天意"就自然地截流了,到最后就终止了。

"还丹"是外丹术的术语。古代方士烧炼外丹要用朱砂、水银,他们把经过化学反应后的朱砂加入水银,时间久了,水银氧化以后,还会有像铁锈那样颜色的氧化物,看起来跟朱砂一样。古人没意识到水银是氧化了,以为是水银把化学反应后的朱砂生成其他物质的东西又还原回了朱砂,所以认为水银有"还丹"之效。内丹学者援引过来,喻指"元神"归位,即后天返先天。

现在,忽然这个孩提时代的生理现象又返还回来了,内丹学派能不高调宣布他们的实验结果"人老原来有药医"吗?唾液腺被激活了的同时,各种内分泌腺也都有这样的返老还童的现象,比如绝经的女子修道,她一定会经历一个例假重现的现象,然后随着功力提升而再"斩赤",就说明了这个道理。

既然"神水"不是"液体",也非指"唾液",则"华池"者亦非"口腔"喽,其谓中丹田,又曰"黄庭"——还丹之后,在吾人心下肾上之"中",一旦"悟"(我心中)出了一个光芒璀璨、"心花怒放"之真实相,这才是悟到了阴阳和合、神炁相抱的妙处,可谓虚实相间,显隐同行,此谓"悟道"。

所谓神味与神乐("法喜""道乐"),在开始时就不像世人的乐趣,在心里也感觉不到。到后来,它们却涌溢淹没了身心——这道天上之水,环绕于各个楼台与灵室,最后并达到全身。这就是我所以说这种神味起于上帝,落实在我们的身心,一切过来人都知道我在说什么,这神慰带来的甘馨,使整个的外我("意识")都能感觉得到。

——St.Teresa of Avila(1515—1582 年)

丹道周天、任督二脉运行的,虽有"二物"之说,实际上只是一种东西,周天不过喻象。

所以,内丹一派虽言"水火共用""抽坎填离",但又都一脉相承、异口同声说"水乡铅只一味"(《入药镜》)、"气住则神住,神住则形住,长生之道也"(《三住铭》)、"不迷性自住,性住气自回,气回丹自结,壶中配坎离"(《百字碑》)、"神是性兮气是命,神不外驰气自定"(《灵源大道歌》)、"本是水银一味,周流遍历诸辰"(《悟真篇》)、"只取一味水中金,收拾虚无造化窟"(《翠虚吟》),这又说明了,在实修中,两者还是有主次轻重之分的,故紫阳真人云:"用将须分左右军,饶他为主我为宾。"即水为"首相"火为"次相",即气为主神为宾的,故印度古鲁云:"弦断了,人走了。剩下乐器能做什么?"还是王沐先生的挚友匡常修道长解得直白:神炁鼓荡,热流翻腾,时涨时聚,上冲下蹿,似在寻找出路。它不动,我不动;它将动,我先动,用微意轻轻一引,即过关穿窍,一道白光,亮如水银,一箭三关九窍,周天自转……

内丹学派把"理论"又称为"药",但是怎么抽怎么填,那就是"火"(看看,名词的含义又变了)。

丹派的药物火候,在老庄里面比比皆是,你以为他只是在说"庖丁解牛"吗:

虽然,每至于族,吾见其难为,怵然为戒,视为止,行为迟。动刀甚微,謋然已解,如土委地。提刀而立,为之四顾,为之踌躇满志,善刀而藏之。

如果不能行知合一、融会贯通,那么研习丹经就会像外国学子的热情一样令人手足无措:"您到我国的时候,在您方便之时我也方便之时,我请您品茶。"

圣贤把什么都说了,又说了"只是愚人识不全",我们能怪圣贤么?

第八十三、第八十四句:但知恬淡无思虑　斋戒宁心节言语

陈撄宁注:"但知"二字的意思,就是只晓得照以下所说的方法去做,其他一切都不去管。恬,是心中安静。淡,是把世间虚荣看得很淡。思,是思想。虑,是忧虑。斋戒,是古人在将要祭祀天地鬼神之前一种预备的行为,如沐浴、更衣、不饮酒、不茹荤、不作乐之类。宁心,是心不妄想。节言语,是口不乱说。

群按:按自然之法行持,看淡荣辱得失,看破虚妄伪法,心灵自然就恬静了,神思没有了挂碍,心灵没有了忧虑,洒脱脱得做人,这是修行人要明白的不求于外物的道理,这也就是真人一直强调的"闲闲"心态。如果要做到前面所说的这些,还要从平常事做起:礼拜、祷告、忏悔、诵读,加强这些行为上的修养,心中会生起大恭敬、大虔诚、大毅力、大恒心,这样持久下来就可以和自然交感,智慧也就增长了。

第八十五、第八十六句：一味醍醐甘露浆　饥渴消除见真素

陈撄宁注：牛奶第一转叫作酪，第二转叫作酥，第三转叫作熟酥，第四转叫作醍醐。醍醐可以算得牛奶中精华所结成的。芭蕉有一种，名叫甘露蕉。花苞中有露水，味甚甘，就是甘露浆，可以算得芭蕉中精华所结成的。一味，是说没有第二样。因为上面所做的功夫，纯洁而安静，所以身中发生的效验，也是甜美而清凉。饥则思食，渴则思饮，都是表示吾人身体里面有所欠缺，需要补足，方好维持。假使身体内部无所欠缺，自然就不饥不渴，能入大定，自然就能看见本来面目。凡丝类没有染颜色的叫作素。吾人真面目，本是白净无疵，一尘不染，所以叫作真素。

群按："一味醍醐"，即真一之气、先天一气。真素，此处指"大道"。素，原指本色，延伸谓质朴、不加装饰。"谈笑有鸿儒，往来无白丁。可以调素琴，阅金经。"（唐·刘禹锡《陋室铭》）"众人皆以奢靡为贵，吾心独以俭素为美。"（宋·司马光《训俭示康》）

得丹后，就有了胎息。胎息牵动四肢百骸、五脏六腑。此际，一炁发于气穴，过会阴穴，沿"缘督以为经"。这时，脊柱摇动，身体摇摆。一炁到达两眉之间印堂穴，停留片刻，落入性宫，全身刹那发热，剧烈扭摆，甚或弹起。眼吐金光，颅内"雷鸣"，顷刻间满口金浆玉液。

第八十七、第八十八句：他时功满自逍遥　初日炼烹实勤苦

陈撄宁注：到了将来功夫圆满之后，自然逍遥快乐。但在当初

下功的时候,实未免勤劳而辛苦。用武火时叫作炼,用文火时叫作烹。如何是武火?打起精神,扫除杂念,端身正坐,心息相依。如何是文火?全体放松,含光内守,绵绵似有,默默如无。

群按:如果概括言之,《贤文》有道:"宝剑锋从磨砺出,梅花香自苦寒来。"如果细细说来,的确感慨良多:

只管耕耘,莫问收获,这是在我们修行懈怠之际师父常说的一句话。直到有一天,也不知道是哪一天,下座之后,走出丹房,向山间小路走去,心中非常宁静,宁静得仿佛世界都是陌生的。就这样,在一棵树下的草地上坐下来,感觉宁静渐渐地在沉淀,由意识形成了物质,似在腹部,又不在腹部,瞬间,一种喜悦由潮水般涌出,源源不断地升起散发,远达四肢,深入百骸,乃至每个细胞,然后升到空中,形成一个快乐的气球,身体则被包裹在喜悦之中,感觉与天地跳动着一个音符,那种感觉无法用语言来描述,但是可以用"一得永得"来记录。

从这时起,内心开始变得安静,充满了快乐,这种快乐和以前的完全不一样,如同电磁波,源源不断地袭来,不停地往外流淌,没有穷尽。原来心中蕴含有这么大的能量,这才有点明白了佛菩萨为什么快乐,因为这种快乐是持续不断的,并且从心里自然地升起想要别人也快乐的愿望,没有丝毫勉强,想要给予别人爱、让别人幸福,有点明白了"道乐"是什么,也明白了为什么要救度众生。

再看周围的一切,人事物也都不一样了,一切都很美妙,一切都是自自然然的。

修行真的是一种享受,修行是快乐的!也明白了所有的痛苦与各种状况都是一个必经的过程。只要我们坚持功课,当功力足够强大,心灵就会颤动,我们就会享受到修行的乐趣!炼精化气、炼气化神、炼神还虚,一步就可以做到了,就是这一条路走到的。

第八十九、第九十句:勤苦之中又不勤　闲闲只要养元神

陈撄宁注:虽说下手做功夫要耐得勤苦,然又不是劳心劳力动手动脚的事。所以老子《道德经》上有一句口诀,教人"用之不勤"。既说要勤,又说要不勤,岂非自相矛盾吗?须知所说"不勤"的意思,就是不劳动,不执着,不揠苗助长。所说"勤"的意思,就是不虚度,不懈怠,不一曝十寒。闲闲,就是表示不勤。能闲闲,方能保得住元炁,能保元炁,方能养得住元神。

群按:讲的是文火的运用。先看《大成》的讲解:"此调外药中间用武火锻炼,元气皈宿本宫,即当止住有为之风火,再用无为之神火,时刻温养,以真意轻轻主照,若存若亡,勿令间断。安神于气穴之内,知而不守,使自然之吹嘘,绵绵不绝,念兹在兹,先存后亡,而入于混沌杳冥者也。吹嘘之气,乃后天之呼吸,引动先天之气机。神不离于气穴,自然往来无穷。行住坐卧,不离方寸之地,盖文火温养,是处常也。武火锻炼,是达变也。又曰:武火烹炼,文火沐浴,炼精化气,俱是文武二火用事者也。"

再看先师明一子的"养元神"之道,理论和实践就结合在了一起:

无为寂照时,元神居于中丹田,必合下丹田化成一虚空境界,形成一个大圆镜子,只觉圆明不昧,光灼灼,圆陀陀,只存一寂照的元神,这是涵养元神的要诀(《悟真篇》:"我有一轮明月,从来只为蒙昏。今朝磨莹照乾坤,万象昭然")。若仅滞于

中丹田，不连合下丹田，则二田之气不能生发。如失于寂照，则二气不畅不旺，二气不畅不旺，则不能资养元神。是以寂照为炼气化神的根本。炼气化神功夫全凭寂照，将昭昭之神与中下二丹田，成一虚空境界，浑浑融融，无人我之相；熙熙嗥嗥，无散乱之机。愈寂愈妙，益定益微。万脉归源形成了寂照大定，由有为过渡到无为，化气为神，久而久之，本身内气由微动到不动，身如虚穴，昏睡全无，元神炼成纯阳功夫。

个人有一点体验是，所谓胎息是元神的"呼吸"，而口鼻呼吸和平时一样，并不受其影响。古人一直有个口鼻呼吸断绝的说法，这其实是一种个人感觉，在实修中，口鼻呼吸由于受到胎息的影响会变得若有若无，但不会断绝。究其实质是，由于新陈代谢体征的下降，导致心跳变慢、血压下降、体温降低和呼吸轻微，但是没有脉搏，呼吸停止这种古人说的息听脉住是怎么回事？想来因为当时没有现代的科学检测，修士在感觉上是"呼吸停止和没有脉搏"，试想，在那个元神主事的状态下，修士可能去数摸自己的脉搏吗？丹经所谓："久久行之，口鼻俱无喘息，如婴儿在胎，以脐通气，故谓之胎息矣。绵绵不间。经三十年，以绳勒项，不令通气，亦不喘息。喘息常在脐中，水底坐经得十日、五日亦可矣。以独行此事，功效如前。若觅得真，更须修道。此事乃是一门，不可不作也。"说得玄虚了，"尽信书不如无书"！所以两个"体系"是同时存在的，"闲闲"既有"无为"之意，也有"互不干涉"的意思。

第九十一、第九十二句：奈何心使闲不得　到此纵擒全在人

陈撄宁注：奈何世上的人，总是要休息而不可得。虽说因为环境所困，不能完全放下，然而有一半也是历劫以来的习惯，难以改变。做功夫的人，常常被这个念头所累。到了此种地步，或任他放纵，或设法擒拿，全在各人自己做主。

群按：明白了禅宗名言"达摩西来一字无，全凭心意下功夫"，也就明白了曹真人这句话。"纵擒"两个字，实在是迷倒无数修道人，"先天一炁者"实不是能"擒"来的，只需把心息相依功夫做到极致，心息相依做到神炁"合一"，当你是"一"之时，外之"一"与你之"一"，不擒而自擒。丹经所谓"内真而外应，隔碍潜通""天人本一炁，彼此感而通，阳自空中来，抱我主人翁"。

同时，修行人应该提前知道的是，在实修中，每个现象出现之际，所谓"纵擒"，就是说其反应是"激烈"的，但在稳定之后，要融入生活之中，使之成为，在应物待人而人无觉的常态。

第九十三、第九十四句：我昔苦中苦更苦　木食草衣孤又静

陈撄宁注：曹真人言她自己做功夫时期，受过许多困苦。吃的穿的，都是别人家不要的东西。所处的境遇，既孤寂而又冷清。

群按：《伪装的金子》是我曾经看过的一篇文章，记忆犹新，取来与诸道友分享，论说寓言，我说的不会有人家说得好：

> 我有一位癌症病人，即便是看病的时候，心情也非常愉快。他曾给我讲了这样一则故事：湿婆和妻子萨蒂是印度教的一对

神。一天,他们看到一个可怜的穷人正在路上行走,那人衣衫褴褛,破烂的凉鞋用麻绳扎着。萨蒂怜悯他,求丈夫送给这个穷人一些金子。湿婆观察了这人好一会儿,然后答道:"亲爱的,我不能那样做。"萨蒂非常震惊:"为什么?你是宇宙之主,为什么连这样简单的事都做不到?"

"我不能给他,因为他还没做好接受的准备。"湿婆回答。萨蒂生气了,"难道你不能把一袋金子丢在他走的路上?"

在萨蒂的坚持下,湿婆在那穷人必经的路上扔下一袋金子。

穷人一边走着,一边心里想道:"不知道今晚能不能找到晚餐,说不定还要再饿一顿?"拐过一个弯,他看见路上有什么东西。"哈哈,"他说,"看,一块大石头,幸亏让我看见了,否则会把我的破凉鞋碰得更破。"他小心地迈过那袋金子,继续走路。

生活也许在我们的路上丢下很多袋金子,只是大多经过伪装,令我们难以发现它们的真面目。

我问那名患者,生活是否也曾丢给他一袋金子,被他发现,然后用来丰富他的生活。他对我微微一笑:"癌症。"

第九十五、第九十六句:心知大道不能行 名迹与身为大病

陈撄宁注:心中分明认得大道是好,无奈不能实行。所以不能实行的缘故,因为受三种之累:一种虚名,二种事迹,三种身体。虚名之累,就是能者多劳;事迹之累,就是权力义务;身体之累,就是衣食住行。

群按:告诫修行人,要练好功夫,必须逆而行之,有大智慧、大毅

力,行常人不能行之事,忍常人不能忍之苦,方能成功。修道者心灵难以入静,大多是在心灵深处的潜意识里埋藏着一股不平之气,认为自己平生多处逆境,才华未得伸展,灾病苦苦相逼,所求皆不如意,无奈于修道中寻求心灵慰藉,然尘缘未断而不甘心。其实天下事不如意者十常八九,这就要求修道者要筑起心灵的堤防,就要学会惩忿窒欲,懂得警戒自己,劝勉自己,世传《永明智觉禅师警世说》《憨山大师劝世文》就是此类著述。龙眉子云:"且人身难得,中土难逢,正法难闻,盛年难再。不于此生省悟,下手速修,直至此生尽后,沦落鬼趣,更欲修行,作么理会?""此身不向今生度,更于何处度此身?"《悟真篇》亦云:"大药不求争得遇,遇而不炼是愚痴!"《碧苑坛经》云:"生前何处是家乡,死后还归那一方。现在法身宜早悟,莫将空手过韶光。死生生死两相参,大事因缘不等闲,未死之前先象死,生机即在死中探。"此皆警世之言。又有古德云:"毋以妄心戕真心,毋以客气伤元气。""随缘消旧业,无复造新殃。""不患念起,惟患觉迟,念起是病,不续是药。""但自无心于万物,哪怕万物常围绕。""多静坐以收心,寡酒色以清心,去嗜欲以养心,玩古训以警心,悟至理以明心。""拂意处要遣得过,清苦日要守得过,非理来要受得过,愤怒时要耐得过,嗜欲生要忍得过。"此皆劝世之言。丹道入手,情绪最重要,丹家要学会调整自己的情绪,在良性心态下修道,才能内不出、外不入而进入虚静状态。

第九十七、第九十八句:比如闲处用功夫　争似泰然修大定

陈撄宁注:修道的人,就怕不得闲。幸而得闲,又被许多有作为的旁门小法所累。比如我们身心,已经得到了清闲境界,与其再要

用各种旁门小法功夫,倒不如一切放下,专修大定的功夫为妙。

群按:曹文逸这里用了"定"这个佛教术语,那"定"是什么,又由何来呢?

从丹道的角度说,"心"是在"炁"的一击之下定住的。开关展窍之后,即真一之气的这一击,就是丹派的"抽坎填离",就是佛教的"火里栽莲",就是密宗里的"宝瓶气",就是瑜伽里的"蛇力",因为你没有这个"震动"的体验,所以不同教派的描述,或者古人换个说法那就会迷糊。比如,跟一些学佛人的交流有一件苦恼,一些同修认定了"大定"就是像榆木头疙瘩一样,吃喝拉撒都停止了,半死不活地在石缝里、山洞里冬眠。这就是把佛经中的本生故事当真了,那些本生故事不仅是对天竺国那"劳苦大众"(首陀罗)的当下的震撼和"收摄",而且传播得既远且久。玄奘在《大唐西域记》中也说迦叶尊者将入定灭,乃往鸡足山山间的盆地里入定。阿阇世王还曾来此瞻仰尊者遗容,鸡足三峰自然开裂,迦叶端然入定其中,待其退出后,山峰又自然合拢。近代宣化上人也是力主此说,他确定迦叶尊者现在还在中国云南鸡足山中打坐入定,等弥勒菩萨出世。在叶曼先生的文字里,一位洪姓药师在1993年去云南礼鸡足山时,路上就碰到一个和尚,相谈甚欢。后来和尚说,我该回家了,扒开石头就钻进去了,据说就是迦叶尊者。回台湾后,洪药师讲述了这段经历,又有很多人去鸡足山,就没有那么运气了。

雨果说巴黎圣母院的一处墙壁上,刻有"命运"一词,多少游客专门去找都找不着,"命运"要是找得着、看得到,哪还叫命运的无常?

《弥勒下生经》中说弥勒在兜率天的寿命是四千岁,换算成人间的时间则是五十六亿七千万年,看来迦叶还要在这个五浊恶世上再定上五十七亿年。而据科学研究人员的说法，不出意外的话，地球还能再撑五十亿年。五十亿年后太阳会变成一个红巨星，大得不可思议，直接就把地球吞食了。当然，人类也不是吃素的，不会坐而等死，再搞几次世界大战，自己就把自己先给灭种了，不会等到宇宙的杀手。

"争"字，始见于唐代，后来成为宋元词、曲惯用语，随着"怎"的出现而逐渐弃用。"争似"，就是"不如""比不过"的意思。

经历了人生的烦恼，大多人都会醒悟，什么都比不过"这条命"珍贵，这就开始研究健康保健之术了，这就是陈夫子注说的那个意思，"幸而得闲，又被许多有作为的旁门小法所累"。

我的理解是，先要理解那个"大定"的真实义，那么，在"一㤭"之后，即得"定"之后，剩下的功夫基本上就是"除习气"：闹中炼心，静中养气，工作修行两不误。所谓的清净，是要你去一味地坐在那里吗？是要你坐着的时候去守个什么吗？越是简单的道理，越是不能让人信服！越是人们搞不懂的，认为高深莫测的，越是能够吸引眼球，是不是呢？你宁愿去捧着别人的这书那经，也不愿在生活中去感受和把握住自己，你修的能算是大道？这样就是坐破了蒲团也就是那样了，磕破了头也就是那样了，掏够了银子也就是那样了，所谓修道不过就是把"定"融于日常生活。不然的话，你那个"初定"之堤，一触即溃！不信，观察一下不少"修行人"的古怪脾气……

第九十九、第一百句：形神虽曰两难全　了命未能先了性

陈撄宁注：大道之要，在全神而又全形。全神，普通叫作性功。全形，普通叫作命功。修道的人，能得形神两全最上。如其不能，先

做性功以全神。等到有机会时,再做命功以全形,亦无不可。下文所说,就是了性全神的办法。

群按:王沐先生的丹道是陈撄宁的一脉相承,对于"性命双修",其高足也有诠释,颇有可观:人一落生即称之为一条性命,可见性命对于一个人,是一对密不可分的对立统一的整体。人生之初,孕育在母体中,性命一体,混沌不分。一落后天,即一分为二,性归于心而上,命归于肾而下,并转接后天顺规律发展,日益破坏其相依相助之本性。因此我们说"性命双修"是人体生命科学的本质决定的,反映了人体生命的客观规律性。违背"性命双修"的规律,就难以达到贵生养命之目的,丹功亦难有所成就。讲性命双修,从其先后顺序上看,必须先性后命。后天顺欲而行,耗气乱神,乃致病致死之道;反之,制欲无为,则是积气养神之法。"顺为凡,逆为仙"即是此意。因此修炼道家丹功,必须首先注意性功,即思想性格的修养,为丹功修炼创造一个良好的主观条件。

胡孚琛老师又是王沐先生的高足,再看胡老关乎"性命"的妙论:

何谓性命?张松谷《丹经指南》云:"灵光一点,浩气常存,本来面目,性也。玄关一窍,先天至精,真一之气,命也。性即神也,命即气也。神凝则气固,气聚则神灵。性无命不立,命无性不存。真人云:'神是性兮气是命,神不外驰气自定。本来二物更谁亲,失却将何为本柄?'"丹家讲"参透性命二字,胜读丹经千卷",我为此遍阅丹经,私以为三阳道人张松谷这几句话,实是说到点子上,其中"凝神"之法,则是由性功转入命功的关键。丹家以"玉液还丹"了性之后,须以"金液还丹"了命,以完成"穷理尽性以至于命"的工程。在这项工程中,命功受条件限制做起来不容易,往往先从性功入手成就玉液还丹,故曹文逸《灵源大道歌》云:"形神虽曰两难全,了命未能先了性。"性功纯熟,于静定之中,生出真炁,真炁如原始星云般旋转,中心一穴,称作炁穴。丹家讲"昔日遇师真口诀,只是凝神入炁穴",如此神入炁中,神炁相抱,如入穴中,即是炁穴,也是玄窍。张三丰《道言浅近说》云:"穷理尽性以至于命,即是道家层次,一步赶步功夫。何谓穷理?读真函,访真诀,观造化,参河洛。趁清闲以保气,守精神以筑基。一面穷理,一面尽性,乃有不坏之形躯,以图不死之妙药。性者内也,命者外也,以内接外,合而为一,则大道成矣。'以至于'三字,明明有将性立命、后天返先天口诀在内。特无诚心人,再求诀中诀以了之也"。(《丹道十二讲》)

第一百零一、第一百零二句:不去奔名与逐利 绝了人情总无事

陈撄宁注:不去同人家争名夺利,谢绝人情上的往来应酬,就能够达到清闲无事的境界。

群按:修行人要知道多一事不如少一事的道理,怎么做到这一点呢?圣贤的办法我们可以参考一下。

曹祥贞师父曾给了我一个玉链。

上面四只猴子各具神态,师父让我悟。

多年以后我明白了这就是孔子说的:"非礼勿视,非礼勿听,非礼勿言,非礼勿动。"

修行人在定力不足的情况下,首先就是从眼睛、耳朵、嘴巴、身

体严格地管束自己——由外在的规范,来熏陶内在的自己!

所以说,有的道友说,她一天严格按照子午卯酉四个时辰打四坐,都三年了身体内毫无先天的消息发生。

我问,那你在下座之后都做些什么呢?

如果只在座上求静,不知"慎独"之道,在座下"随缘"和"随便"——逛街、夜宴、卡拉OK,那这样的修行就是一句:取沙做饭,永不成饭!

李锡堃先师讲过,男子修道,是和情欲斗争,最后达到炼精化气、"聚精会神"——得马阴藏相的"漏尽通",这才是入门。

孝全师父告诉我,女子修道,是和心结做斗争,凡事要自知自解!

对于我们有志于修行的人,已经存在的心结要逐一解开,再不要去整些新的纠结缠身!

对我们初修的人,在定力不够的时候,"非礼勿视,非礼勿听,非礼勿言,非礼勿动"——就是最好的办法。

第一百零三、第一百零四句:决烈在人何住滞 在我更教谁制御

陈撄宁注:不贪名利与谢绝应酬,这两件事,看起来很不容易做到。但是事在人为,倘若真肯下决烈的心,未必一定就有什么障碍。在我自己本身,更是要做就做,教谁来干涉我呢?住滞,即障碍之意。制御,即干涉之意。

第一百零五、第一百零六句：掀天声价又何如　倚马文章非足贵

陈撄宁注：掀天，形容其人声价之高。倚马，形容文章下笔之快。但是对于修道都无用处。

群按：此以下几句，皆告诫修行人不要为外物所累。《红楼梦》里面，甄士隐家破人亡，暮年贫病交迫，光景难熬。一日上街散心，遇一跛足疯道人口念此歌，士隐听了问道："你满口说些什么？只听见些好了好了。"那道人笑道："你若果听见好了二字，还算你明白。可知世上万般，好便是了，了便是好。若不了，便不好；若要好，须是了。我这歌儿便名《好了歌》。"学道之士，不妨品味一下《好了歌》：

> 世人都晓神仙好，唯有功名忘不了！
> 古今将相在何方？荒冢一堆草没了。
> 世人都晓神仙好，只有金银忘不了！
> 终朝只恨聚无多，待到多时眼闭了。
> 世人都晓神仙好，只有姣妻忘不了！
> 君在日日说君恩，君死又随人去了。
> 世人都晓神仙好，只有儿孙忘不了！
> 痴心父母古来多，孝顺儿孙谁见了？

第一百零七、第一百零八句：荣华衣食总无心　积玉堆金复何济

陈撄宁注：上句说一心向道，不注意于荣华衣食。下句说有钱的人，若不肯修道，等到老病死的时候，虽有钱又何济于事呢？

群按：甄士隐听了跛道人那番"好便是了，了便是好"的话后，顿时"悟彻"，便对道人说了这首歌，自称替《好了歌》作注解，接着就

随疯道人飘然而去,只留下了一首悲歌,在空中飘荡:

> 陋室空堂,当年笏满床。
> 衰草枯杨,曾为歌舞场。
> 蛛丝儿结满雕梁,绿纱今又糊在蓬窗上。
> 说甚么脂正浓、粉正香,如何两鬓又成霜?
> 昨日黄土陇头埋白骨,今宵红绡帐底卧鸳鸯。
> 金满箱,银满箱,转眼乞丐人皆谤。
> 正叹他人命不长,那知自己归来丧?
> 训有方,保不定日后作强梁。
> 择膏粱,谁承望流落在烟花巷!
> 因嫌纱帽小,致使锁枷扛。
> 昨怜破袄寒,今嫌紫蟒长。
> 乱烘烘你方唱罢我登场,反认他乡是故乡。
> 甚荒唐,到头来都是为他人作嫁衣裳。

第一百零九、第一百一十句:工巧文章与词赋　多能碍却修行路

陈撄宁注:此言成为一个文学家,也无大用,反而成为修行的障碍。

群按:参阅一本精彩的道家书籍《唱道真言》,上面有一段精彩的大白话:"天下事皆是凡夫做得,人唯不肯做凡夫,吟诗作赋,自谓多才,不知天地间,哪少你这几句文字?描山画水,自号专家,不知天地间,哪少你这几笔墨水?枉将有限之光阴,徒为无益之闲戏。伤也乎哉!"上面又说:"要做事,须做天地间少不得的事。凡无之不

为轻,有之不足重者,让那一班闲汉做去。"

第一百十一、第一百十二句:恰如薄雾与轻烟　闲傍落花随柳絮

陈撄宁注:此言文人不能成大事业,就像那些薄雾轻烟和落花飞絮为伴,总觉得飘荡无根,虚而不实。

群按:人人本来都是灵根,没有什么高下;人人本来都是赤子,都有一片初心;人人本来都合乎大道,懂得多了就离道远了!本来就该如此的,反倒是因为自己想要彰显自己的"与众不同"而受累于"才华",也就与淳朴之道渐行渐远了。

不过这个还要辩证地看,要看文采用在什么地方,用在"文以载道"上,和用在自我彰显上,那真是两个不可同日而语的境界。

第一百十三、第一百十四句:缥缈浮游天地间　到了不能成雨露

陈撄宁注:上句说薄雾轻烟的形状,下句说薄雾轻烟与雨露不同。雨露有益于人世,烟雾无益于人世,而烟雾终究是烟雾,不能变成雨露。缥缈,形容其飘荡无根。浮游,形容其虚而不实。

第一百十五、第一百十六句:名与身兮竟孰亲　半生岁月大因循

陈撄宁注:世上没有一个人不喜欢名誉,更没有一个人不爱惜身体。名誉和身体比较起来,哪一样同我最亲切呢?自然是身体最亲切了。可惜世上人半生岁月,就此因循过去。因循二字的意思,就是遵守旧章。我们抱定人类始祖所遗传的饮食男女习惯,永远不

肯改变;服从造化所支配的生老病死定律,绝对不敢违抗,这些都叫作因循。

第一百十七、第一百十八句:比来修炼赖神气　神气不安空苦辛

陈撄宁注:比来,就是近来,大概指中年以后而言。因为凡人到了这个时候,身体已渐渐衰朽,全靠在神气上面用功夫,才能有少许补救。神气若不能安居在身内,所做的功夫都是白吃辛苦。

第一百十九、第一百二十句:可怜一个好基址　金殿玉堂无主人

陈撄宁注:好基址、金殿玉堂,皆指人的身体而言。主人,指人的元神而言。身体譬如一所房屋,元神譬如这房屋的主人,倘若时时刻刻让他在外面游荡,不肯回到腔子里,就像一所好房子,无人居住,无人打扫,无人修理,渐渐地这个房子要变坏了。

群按:从人道的角度看,人啊,有这个身子是不容易的,父精母血应天地造化而孕育,一个人只有这一个,丧失了,就再也找不回来了。我们的精神全凭这个身子而驻扎,精神要是不得稳固,四处游荡,就好像一栋琼楼玉宇没有主人居住一般。一所好房子没有人打理,自然就容易荒废掉。坏损了没有人修补,这琼楼玉宇没多久就会成残垣断壁了。所以,我们应该去除自身各种不良习惯和嗜欲,使得灵台清明,那精神长驻也就不难了。

从丹道角度讲,"好基址""金殿玉堂"指玄关一窍、造化之机。《悟真篇》云:"要得谷神长不死,须凭玄牝立根基。"黄元吉谓:"夫修丹之要在玄牝,玄牝乃真阴真阳混合而为太极者也。""玄牝

之门,是阴阳交媾之后,一元之炁氤氲,始有征兆。"又言,"神守玄宫,炁腾牝府,神炁交感,自然成真,与道为一,不死不生——是谓玄牝。"《脉望》:"玄牝无可名状,但阖辟始有动处。故即为门,为天地根,化化生生,其出无穷。"《悟真直指》:"谷神之动静,即玄牝之门也。这个门在人身四大不着之处,天地之正中,虚悬一穴,开阖有时,动静自然,号之曰玄关一窍,又号之众妙之门、玄牝之门,是为天地之根,盗机妙用,须依此处立基。"

第一百廿一、第一百廿二句:劝得主人长久住　置在虚闲无用处

陈撄宁注:我们应该用种种方法,把房屋的主人劝回来,长久住在家中,不要野心勃勃,常想跑到外面去。并且要把他放在空虚闲静的地方,使他心无所用,然后他的旧习惯始能慢慢改变。

群按:参看先师无为居士的教诲:

"丹成后,怎样保养呢?一要着意均匀;二要'须臾不离'。也就是说,要经常温养,要防止'识神吃丹',即思虑过多,导致火寒伤丹。"(《丹道养生功》)

第一百廿三、第一百廿四句:无中妙有执持难　解养婴儿须借母

陈撄宁注:我们的元神,当其寂然不动的时候,不可以说他是有。当其感而遂通的时候,又不可以说他是无,只好说是无中妙有。凡世间道理,不可拿言语形容,不可用心思推测的,都叫作妙。妙有也是这种道理,既不偏于无,亦不偏于有,因此就难于执持。所谓难

于执持,就是说把握不牢,捉摸不定。照这样看来,功夫究竟如何下手呢?但诸君要懂得,世人养育婴儿,全靠母亲力量。我们元神譬喻婴儿,试问元神之母是什么?老子《道德经》第一章云:"无名天地之始,有名万物之母。"第二十章云:"我独异于人,而贵食母。"第二十五章云:"有物混成,先天地生。寂兮寥兮,独立而不改,周行而不殆,可以为天下母。吾不知其名,字之曰道。"因此我们可以断定母就是道。若要养育元神,必须凭借道力。道是什么?道就是阴阳,阴阳就是性命,性命就是神气。初下手功夫,就是以神驭气,以气养神。神气合一,就是修道。

群按:《道德经》四十二章:"道生一,一生二,二生三,三生万物。"二是阴阳,是神气,那么,神气之母就是"道"了。神气相合,就近于道了。

就丹道而言,元神与元炁,真铅与真汞,系"神仙伴侣",有"两相知之微意",此感则彼应,彼感则此应。虽然说"铅自能引汞,汞自能引铅,两般皆灵物,不用他人牵",但在静寂中的元神真意(黄婆),仍然行了不牵之牵、无为无不为之功,此即"解养婴儿须藉母"。

隐者师这样给我讲过道家之"赤子""婴儿":

虎跃龙腾风浪粗,中央正位产玄珠。
果生枝上终期熟,子在胞中岂有殊?
南北宗源翻卦象,晨昏火候合天枢。
须知大隐居廛市,何必深山守静孤?

——《悟真篇》七言四韵第五

"气"这个字在甲骨文中就是指云、雾之气,是古人"直觉"到的、很实在的自然现象。在《国语》中,也就是说到了西周末年,这个气字就已经开始提升为一个哲学概念。这个概念到后来,到春秋战国时期已经广为应用了。在《黄帝内经》当中,它出现了有近三千次,是一个非常重要的概念。《内经》中的这个气,一方面是作为一个哲学概念,另一方面已经具有了医学概念的意思,就是开始落实于"人"了。所以,在《内经》里面既有天气,又有地气,还有人之气。而在内丹学派构建内丹理论时,先天一气(炁)就更加具体化了,成了一个核心概念。甚至,内丹学派又把其逆取一气的修证经验、内炼中发生的这"一切",又拿来推演生命和宇宙的生老病死、生成住坏,认为"生身"和"天演"也是由一气而开始、一气之顺化。于是,把人视为一个微型宇宙的道家思想者,在这里就产生出了一个惊人的论断,竟然与现代科学、天文学的"大爆炸"理论合辙了(虽然道医说在男女媾精之际由于一气的投入而有了生命这个还要商榷),你说这是偶然的呢,还是必然的?我不知道。我们应该知道的是"直觉"这种思维模式,存在一个缺陷就是喜欢"不假思索""直接联系"。

今专以人生言之:

父母未生以前,一片太虚,托诸于穆,此无极时也。

无极为阴静,阴静阳亦静也。

父母施生之始,一片灵气,投入胎中,此太极时也。

太极为阳动,阳动阴亦动也。

自是而阴阳相推,刚柔相摩,八卦相荡,则乾道成男、坤道成女矣。

——《大道论》

而在内炼中,"婴儿是一含真气",紫阳真人已经解说得很明白了,丹道中借用《老子》的吉祥物"婴儿",其实就是先天一气啊,有些实修未到这一步,理法也不明确者,那么丹经佛典只要一换个说法,他就不知道是说什么了,于是开始妄加揣测。希望学者就不要胡乱联系和想入非非了,那样容易练成神道的,什么是我屡屡说及的"神道"呢,就"婴儿"而言,一些好道之士的描述可谓观止:有描述他孩儿已经会走路了,有描述他家的已经会"打酱油"了……

学者不妨参考一下的一位没有明师指点而深入三昧的,赤足加尔默罗会的大德兰嬷嬷的难能可贵的"育婴经验":

我要给确信已经达到这个境界的人一个极其重要的建议:提高警觉,加强忏悔。因为此刻的她像一位未断奶的婴儿,提前离开母怀意味着夭折。

——St.Teresa of Avila(1515—1582 年)

得着了"气穴"后,坐卧之间都有一种"人生如梦"的感觉,虽云"梦",实无梦,或者"梦中"看到有另外一个"自己"与"我"相伴,招之即来,挥之即去。若有若无,勿要着相。看高卧云中的陈抟老祖对这个境界的神来之笔:

至人本无梦,其梦本游仙。
真人本无睡,睡则浮云烟。
炉里近为药,壶中别有天。
欲知睡梦里,人间第一玄。
……
不卧毡,不盖被;片石枕头,蓑衣覆地。
轰雷掣电泰山摧,万丈海水空里坠;
骊龙叫喊鬼神惊,臣当恁时正鼾睡。
……

所以说"博学之,审问之,慎思之,明辨之,笃行之。"

所以说"为学之道,莫先于穷理;穷理之要,必在于读书。"

而读书呢,要研读"真经"！还要知道人类对自身和世界的探索与认识,是在不断地延伸着的,"真经"也是相对而言的。而"笃行"呢,就是在博物洽闻,探颐穷理之后,使所学最终有所落实,做到"知行合一"了,就是"尽性"。值得一提的是,中国(修行)文化中的这些"大道""天机"是修证出来的,不是论证出来的。道曰"得道"佛曰"明心"。

三五一都三个字,古今明者实然稀。
东三南二同成五,北一西方四共之。
戊己自居生数五,三家相见结婴儿。
婴儿是一含真炁,十月胎圆入圣基。

——《悟真篇》七言四韵第十五

对应着在佛教中，有大颠和尚注解《心经》之"海底金乌天上日，眼中童子面前人。"

尤其是佛教中那个"龙女献珠"其情其状，试以说之，顺便我们也一窥佛经的寓言风格。

谢群老师是"南粉"，曾推荐一篇文章让我看，是南怀瑾讲《法华经》的一个重点"见宝塔品"：

佛在说法时，地上涌出一个宝塔，坐了一个佛，是过去很早以前，尘点劫前成佛的。这个佛叫多宝如来。多宝如来向释迦牟尼佛招招手，门忽然开了，叫释迦牟尼佛进来，分半座给他坐。这也是很大的一个问题啊！两个都是佛，所以分半座。然后，他方菩萨从各处都来了。这个故事如果光讲学理，可当成一个比方，但真讲修证，则确有其事……

南老说地涌宝塔、龙女献珠确有其事，但是，他没有明示在具体修证中，这件事的真实相是如何表现的。

我的感悟和南老师讲的在学理上也很有不同，说来与学妹、同修和道友切磋：

多宝如来是谁？

在佛经里面多老就是我们汉地佛法翻译的阎王爷。

阎王招招手，叫一群修行人进来。

这时，佛陀从座中起来，他先安住在虚空中，这句话落实在实修上，就是意守虚空啊，这个（身外）虚空，在座的有学内丹西派的和茅山上清派丹法的同学是知道具体所指的。因为心入虚空专心致志无所犹惧，所以他就进了这个无门的塔。

"无门"者，许久前我读《普庵歌》时看到一句，当时即心中一动，"无门为户到人稀，万里神光圆顶盖。"采撷过来"借花献佛"，您看般配不？

从丹派角度说，无门者无缝者就是先天意趣。

大地山河眼里尘，自古至今强立名。
只个绝边无缝塔，不曾来往逐有情。

——普庵禅师《颂四宾主》

简注一下"无缝塔"：

司马光《涑水记闻》："（王旦）性好释氏，临终遗命髡发着僧衣，棺中勿藏金玉，用荼毗火鬃法，作卵塔而不为坟。"无缝塔本指"卵塔"。

《传灯录·南阳忠国师章》："师以化缘将毕，涅槃时至，乃辞代宗。代宗曰：师灭度后，弟子将何所记？师曰：告檀越，造取一所无缝塔。曰：就师请取塔样。师良久曰：会吗？曰：不会。师曰：贫道去后，有侍者耽源，却知此事，请诏问之。国师迁化后，帝召耽源，问此意如何。耽源呈颂云：湘之南，潭之北，中有黄金充一国，无影树下合同船，琉璃殿上无知识。"

空里蟾光撮得么？待风列子已蹉跎。
须弥无缝徒伸手，任是先天不奈何。

——普庵禅师《颂十玄谈·一色》

别人为何进不去？是他们还有好奇心、主观心、知识心、未能泯灭。

这个分别心就是先天与后天之间的那一层纸，或万重山。

无门为法门，无入是真入。

君礼信佛心，有为皆不及。

舍财离相契无生，天耳廓通尘不立。

——普庵禅师《题三门》

佛陀进去以后，阎王爷很客气地请他并肩而坐。

"无缝塔中非相貌，劈头坐却老卢能。"会吗？

和死神擦肩而过把手言欢，而且坐在一条板凳上，这不是作死的节奏么？有诗曰：

没有一个嗜欲者，

禁得起上主的试金石。

凡通过了天上的考试者，

死去，依然活着。

谛听这观念，关于

由一位完美上师所传心印的价值：

你将不会被拖到那门，

死神使者的门，

除非你没有上师。

在死神使者的门前，

他唯命是从的仆人将撕碎你。

在他们手下，

的确，你毫无机会挣脱；

> 并且将你投进转轮中。
> 而且在你无法找到出口。
> 但经由全能上师的引导,
> 你已从可怕的轮回中脱身。
> 跟着他,穿越三界,
> 将你的脚掌,
> 置于统治三界的阎王头上,
> 而上帝亲自伸出他的双手,
> 安全地放你在他高高在上的王座。
>
> ——Kabir(1398—1518 年)

功行于此时,呼吸骤断,六识具无,这就是丹派的"识神退位"。释子曰:

> 慧命闻深义,五体如山礼。
> 学海一时干,心空方及第。
>
> ——普庵禅师《金刚随机无尽颂·离相寂灭分第十四》

这就是《庄子》的"吾丧我",就是吕祖的"未死先学死",在修行文化上的意义,就是死掉一个(假)我,才能活出另一个(真)我的真实境界。证得了"心空"之果,在应试"天上"的考试时,"方及第"啊。琢磨出来"元神主事"的意味深长了没有?如果说有区别,也是"纸上"的区别。绝知此事要躬行。丹派的识神退位,靠的是元神主事;佛教(净土宗)说要借助他力,持咒啊,念佛啊,这是手段,是法门,最终的基础还是"佛菩萨加持"。"佛菩萨"在具体修持上怎么做解,不是这里要说的。道曰"饶他为主我为宾"。释道经典上的

"活死人"之说,就是如此的直白,何须画蛇添足,又做甚"圣解"?

> 心藏智宝少知音,全机付与水龙吟。
> 忽然撞着无相似,谁解光和活死人。
> ——普庵禅师《颂古九十八首》

> 明月尚孤吟,松风似海音。
> 海枯终见底,人死不知心。
> ——普庵禅师《金刚随机无尽颂·一体同观分第十八》

这个真我、真身,或曰真人,就是一团灵光,显现眼前。这团灵光虽显在头顶三尺,但是根源实来自以下:

> 就像一道由两个窗子进入屋中的光芒,投射时虽是分开的,但它们在室内则只是一团,就像是溪流流向了大海中,再也不能与之分开。
> ——St.Teresa of Avila(1515—1582年)

从上到下,由内至外,出出入入,那么,你说动静大不大呢?它由玄关一窍如泉喷涌,也就是《法华经》讲的"地上涌出一个宝塔"……

所以大乐说菩萨代大众问佛陀:

以什么样的因缘,这座宝塔会从大地涌出,还发出声音呢?

紧接着,就是龙女来献珠了:

智积菩萨言:"我见释迦如来,于无量劫难行苦行,积功累德,求菩提道未曾止息。观三千大千世界,乃至无有如芥子许,非是菩萨舍身命处,为众生故,然后乃得成菩提道。不信此女,于须臾顷便成正觉。"

言论未讫,时龙女忽现于前,头面礼敬。却住一面,以偈赞曰……

尔时龙女有一宝珠,价值三千大千世界,持以上佛。佛即受之。

龙女谓智积菩萨尊者舍利弗言:"我献宝珠,世尊纳受,是事疾不?"

答言:"甚疾。"

女言:"以汝神力观我成佛,复速于此。"

当时众会皆见龙女,忽然之间变成男子,具菩萨行,即往南方无垢世界,坐宝莲华,成等正觉,三十二相,八十种好,普为十方一切众生,演说妙法。

注意这几位老修行的对话,白话一下,和内丹学派的契歌对比一下,很有意思:

智积菩萨更生疑惑了,就问:"我见释迦牟尼佛成佛并不是这么容易的。他在无量劫以前,行难行的苦行,一点一滴的积聚功德,为求菩提的觉悟,未曾躲懒偷安。我现在遍观这三千大千世界,没有地方不是菩萨舍弃身命的处所,为要救度一切众生的缘故。然后,众生度尽,方成佛道。我不信龙女能在一刹那之间就立地成佛了。"

舍利弗尊者对龙女说:"你所说立地成佛的事,真是令人难以相信!为什么?因为你是女人。女身是不清净的,含有污垢尘秽,不是成佛的法器。既然如此,为什么你可以快速成就菩提呢?成佛的道路非常的遥远,所以释迦牟尼佛三世修福慧,百劫种相好,不知道经过了多少无量大劫,而今才得成就佛道。何况女身有五种障碍:一不能作大梵天王,二不能作帝释,三不能作魔王,四不能作转轮圣王,五不能成佛。女身既有这五种障碍,又怎么能成佛呢?"

然后,龙女亮出了她的宝!

一颗宝珠,价值无比。

她手持这一宝珠献给佛陀,佛陀接受了。

龙女就问智积菩萨与大智舍利弗尊者说:"我献宝珠,世尊接了,你们说这个过程快不快?"他们说:"非常快!"龙女说:"以你们两位的神通力来观察我成佛吧,我的成佛比这更快!"一说完,法会中的众多菩萨,都看见龙女在忽然之间变成男子,立刻往南方无垢世界,坐在宝莲华上,得三十二相、八十种好,普为十方一切众生演说无上妙法。

宝珠者,丹相也。

道谓"金丹大药",佛曰"真种"。邵子道:

> 忽然夜半一声雷,万户千门次第开。
> 若识无中含有象,许君亲见伏羲来。

"采得归来炉里锻",内丹一派的长生之道得矣。

> 女子着青衣,郎君披素练。
> 见之不可用,用之不可见。
> 恍惚里相逢,杳冥中有变。
> 一霎火焰飞,真人自出现。
>
> ——《悟真篇》五言四韵一首

赫赫金丹一日成,古仙垂语实堪听。
若言九载三年者,总是推延款日程。
　　　　　　——《悟真篇》七言绝句第三十八

　　塔本无缝,真如不动。
　　说此经处,涌出虚空。
　　释迦多宝,听说如梦。
　　东西无二,见见不同。
　　无刹不收,无色不融。
　　层层落落,光影重重。
　　恒河沙劫,尽入其中。
　　三世诸佛,一法身通。
　　针扎不入,寿量无穷。
　　目连舍利,常隐于中。
　　　　　　——普庵禅师《题宝塔》

　　在清醒和模糊之间,
　　思想挂了一副秋千:
　　所有娑婆众生,
　　即使灿烂的流星,
　　都在这两棵树间摆荡,
　　永无休止。

　　天使、人类、动物,和无数昆虫,
　　日与月,昼与夜,

在世纪中一晃而过,
迄今依然。
万物都在轮回,
天、地、水、火。
而那位密行者,
却修炼出了一种身体。
卡比尔亲眼看见,
只有十五秒钟,
便脱身为永恒的上帝之子。

祂!既无形象,亦无范畴;
没有色身,也无尘缘。
这无形者!站在天堂正中的曼达拉之位。
一秒钟都不要迟疑,祂就是你的主宰。
祂!是不二的,也是仅有。
任何说他不是唯一者,都不是我的道友。
我觐见这至尊的唯一。
并将注意力专注在——
这超越有相与无相之上。

——Kabir(1398—1518年)

——隐者《坐进此道》

第一百廿五、第一百廿六句:缄藏俊辩黜聪明　收卷精神作愚鲁

陈撄宁注:精神发于耳目,叫作聪明;发于言论文章,叫作俊辩。

缄,是封闭。藏,收藏。黜,是废弃。收卷,等于收捲。这两句大意,是劝人把自己精神收藏在身体里面,不要发泄在身体外面,要学老子《道德经》上所说"大辩若讷,大巧若拙"的样子,是为修道初步下手的办法。

群按:修行人十二时中,要颐养精神,把守神气,不要让它们从六根泄露。神气内固了,精神才不会耗散。看似愚钝,实际内里藏了大智慧,就是太上所谓的"大智若愚"啊。

第一百廿七、第一百廿八句:坚心一志任前程　大道于人终不负

陈撄宁注:心要坚定,志要专一,任我们向前途走去,终可以达到目的,那时才晓得大道不负于人。所怕的就是人们自己不肯走这条大道,偏喜欢走邪路旁门,非但今生落一场空,并且来生尚要招得种种恶报,何苦乃尔!

群按:今生既有此道缘,当坚定信仰,一心一意,专心致志。三千功满,人们会发现,苍天不负苦心人矣!

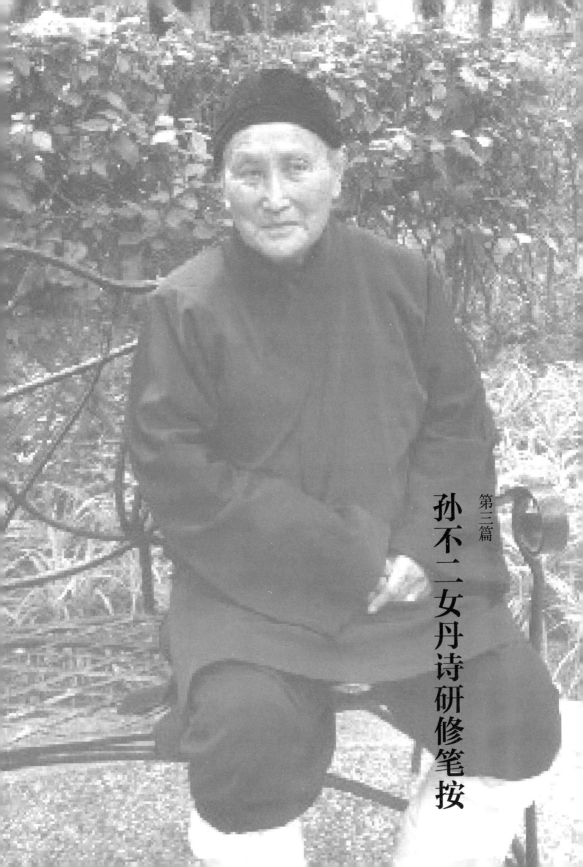

第三篇 孙不二女丹诗研修笔按

第一节　孙不二生平

最初听到孙不二这个名字,是看《射雕英雄传》时。

因为孙不二是全真七子中唯一的女性,王重阳又把全真教镇派宝剑交给了她,这让人很感兴趣。但在影视剧中孙不二只是在跑龙套,一共出场才两次,第一次是在第二十五回荒村野店中全真七子第一次全体出场,她也在其中。第二次是在三十四回和三十五回中全真六子在嘉兴会战黄药师,两次出场还都没有台词,所以越发好奇。

设想马钰算是全真教里面最宽厚的长者了,出家前是当地大户人家,家财万贯,号称"马半州",他看上的老婆,修养能差吗?虽然出场时就已经"徐娘半老",但是谁没有年轻过呢?想必她年轻时搁在今天一定是女神级的人物,这一点我们今天还是可以从历史中看出来的。

孙不二(1119—1182年),又称孙仙姑,号清静散人,世居宁海。心性聪慧,礼法严谨,素善翰墨,尤工吟咏。嫁与马钰为妻,生有三子,皆教育有方。而且两口子还是当地的大善人,轻财重义,乐善好施,遇有借贷无资可还的,就把借条烧掉。

一日,马钰找术士算卦,结果竟然是"寿不过四十九",这让马钰很抑郁(成功人士的英年早卒现象,看来是自古皆有)。

这时,他命里的贵人出现了。

王重阳时从陕西来山东传道,马钰为王重阳筑一庵以供其修行。房子建好后,王重阳将庵名取为"全真"。

孙不二起初还并不完全明白自己丈夫为什么对这位老陕这么痴迷,于是将王重阳锁在庵中,一百多天不给饭食,开关之后再看,但见王重阳气色比原来还好,便有点信了。

机缘好像就在这里出现了。一日,王重阳给马钰一个梨,并画一骷髅且题诗:

> 堪笑人生忧里愁,我今须画一骷髅。
> 生前只会贪冤业,不到如斯不肯休。

在王重阳的良苦用心和反复点化后,马钰下定决心修道了,留下一首《辞家》诗后,义无反顾地去了:

> 正做迷迷火院人,苦中受苦更兼辛。
> 偶因得遇通玄妙,岂肯耽家恋富春。

诗中"富春"即是孙不二出家前的俗名,而丈夫出家了,那孙不二还能有什么选择呢?毕竟,女人本来就是以家为宗教的动物。

但是孙不二尚且尘缘未尽,犹豫不决,还有孩子哦,孩子也是女人的宗教。

又过了一年,她着竹冠布袍,去金莲堂参见王重阳,要求学道。王重阳说话了:

> 分梨十化是前年,天与佳期本自然。
> 为甚当时不出离,原来只待结金莲。

第三篇　孙不二女丹诗研修笔按

遂赐以道名道号，授以天符秘诀。

孙不二开始用功了。

据说她为了免去外界干扰，曾用滚油毁了自己的面容。

大定十二年（1172年）春天，孙不二来到京兆赵蓬莱家与马丹阳相见，一起参见玄旨，论谈法要。马丹阳为她写了《炼丹砂》诗词，词云：

奉报富春姑，休要随予。

而今非妇亦非夫，各自修完真面目。

蜕免三涂，炼气莫教粗，上下宽舒，绵绵似有却如无。

个里灵童调引动，得赴仙都。

孙不二感慨万千，而后相别东西，各处一方炼心，这大概就是传说中的神仙夫妻的现实版吧。

闭关六年之后，孙不二大功告成，三田反复，百窍周流。

正如陈夫子在《孙不二女功内丹次第诗注凡例》第九条中讲的：

常谓女子修炼，其成就比男子更快，男子须三年做完者，女子一年即可赶到，因其身上生理之特殊，故能享此优先之利益。至其成功以后之地位，则视本人努力与否为断，并无男女高下之差，此乃神仙家特具之卓识，与别教大不同者。可知神仙一派，极端自由，已超出宗教范围，纯为学术方面之事。读者幸勿以宗教眼光，强为评判，女子有大志者，宜入此门。

仙姑开始出关传道,度人无数,1182年羽化于洛阳。

据《道藏》中描述的情形是:

> 沐浴更衣冠,问弟子天气早晚。遂援笔书《卜算子》云:
> 　　握固披衣候,水火频交媾。
> 　　万道霞光海底生,一撞三关透。
> 　　仙乐频频奏,常饮醍醐酒。
> 　　妙药都来,顷刻间,九转丹砂就。
> 书毕,谓弟子云:"吾今归矣,各善护持。"
> 乃趺坐而化,香风瑞气竟日不散。

从这些诗词里面,可以看出孙不二的文化素养和内丹功夫,非同寻常。后来,以修炼、传承她的教理、思想为主的门人派别称为全真道清净派,简称清净派,孙不二也成为后世坤丹道法之祖。

第二节 《孙不二元君法语》

全真七子中,名气最大的是丘处机,但是其下大丹作品,似有托名之嫌(这个不多说,见仁见智)。祖师的徒弟中,属马丹阳的功修最快,但他名气不大,孙不二呢,又是女子,反倒是马丹阳与孙不二的传世作品,比较靠谱,比较真实(有兴趣的博士们留心注意哦,这个可以做一个课题去研究,提醒一句,很伤脑筋费精神的哦。据一些博士姐妹们说,她们仅仅在读书的阶段就斩赤了……)

跟师父修行的日子里,曹师教诲,女子丹法道书不多,尽量要全读,《灵源大道歌》《孙不二元君功夫次第》《坤元经》《女工正法》等,皆所必读。

孙不二继承王重阳的内丹思想,并注意到坤道与乾道的区别,著有《孙不二元君传述丹道秘书》《孙不二元君法语》。

《孙不二元君法语》,又称《孙不二女功内丹次第诗》或《孙不二女丹诗》。道教称女仙为元君,此书既为孙不二所撰,又专讲女工丹法,故名《元君法语》。该书收入《道藏辑要》,内含《坤道功夫次第》十四首五言诗和《女功内丹》七首七言诗,依次按照收心、养气、行功、斩龙、养丹、胎息、符火、接药、炼神、服食、辟谷、面壁、出神和冲举等步骤,以诗歌的形式描述女子内丹的功法与内景。

《坤道功夫次第》十四首

第一收心
（男女同）

吾身未有日,一气已先存;似玉磨愈润,如金炼岂昏?
扫空生灭海,固守总持门;半黍虚灵处,融融火候温。

第二养气
（男女同）

本是无为始,何期落后天;一声才出口,三寸已司权。
况被尘劳耗,那堪疾病缠;子肥能益母,休道不回旋。

第三行功
（末二句女子独用）

敛息凝神处,东方生气来;万缘都不着,一气复归台。
阴象宜前降,阳光许后栽;山头并海底,雨过一声雷。

第四斩龙
（女子独用）

静极能生动,阴阳相与模;风中擒玉虎,月里捉金乌。
着眼氤氲候,留心顺逆途;鹊桥重过处,丹气复归炉。

第五养丹
（首二句女子独用）

缚虎归真穴,牵龙渐益丹;性须澄似水,心欲静如山。
调息收金鼎,安神守玉关;日能增黍米,鹤发复朱颜。

第六胎息
（男女同）

要得丹成速,先将幻境除;心心守灵药,息息返乾初。
气复通三岛,神忘合太虚;若来与若去,无处不真如。

第七符火
（五六两句,女子独用）

胎息绵绵处,须分动静机;阳光当益进,阴魄要防飞。
潭里珠含景,山头月吐辉;六时休少纵,灌溉药苗肥。

第八接药
（男女同）

一半玄机悟,丹头如露凝;虽云能固命,安得炼成形。
鼻观纯阳接,神铅透体灵;哺含须慎重,完满即飞腾。

第九炼神
（男女同）

生前舍利子,一旦入吾怀;慎似持盈器,柔如抚幼孩。
地门须固闭,天阙要先开;洗濯黄芽净,山头震地雷。

第十服食
（男女同）

大冶成山泽,中含造化情;朝迎日乌气,夜吸月蟾精。
时候丹能采,年华体自清;元神来往处,万窍发光明。

第十一辟谷
（男女同）

既得餐灵气,清泠肺府奇;忘神无相着,合极有空离。
朝食寻山芋,昏饥采泽芝;若将烟火混,休不履瑶池。

第十二面壁
（男女同）

万事皆云毕,凝然坐小龛;轻身乘紫气,静性濯清潭。
气混阴阳一,神同天地三;功完朝玉阙,长啸出烟岚。

第十三出神
（男女同）

身外复有身,非关幻术成;圆通此灵气,活泼一元神。
皓月凝金液,青莲炼玉真;烹来玉兔髓,珠皎不愁贫。

第十四冲举
（男女同）

佳期方出谷,咫尺上神霄;玉女骖青凤,金童献绛桃。
花前弹锦瑟,月下弄琼箫;一旦仙凡隔,泠然度海潮。

第三节 《孙不二女功内丹次第诗注》

陈撄宁先生注解的孙不二元君的女丹诗,师父曹祥贞尝教我认真学习学习再学习,用心参悟参悟再参悟。

读《孙不二女丹诀诗黄序》上有说:

> 今陈君复出其所作《孙不二女丹诗注》一卷相示,并索序文。余素习南宗,故于北派丹诀,颇有疑义,及观此注,豁然贯通。方知南北二家丹法,男女两性功夫,所不同者,在其下手之玄机,所必同者,在其一贯之妙道。

黄是谁我不知道,也不去查人家的档案了,但应该是男子吧,因为传统上都是男子在注释丹经,他说"所不同者,在其下手玄机"。

以我自己的实践来看,女子丹法和男子丹法,在下手上都没有区别。至于说女子意守或观照膻中,道理是什么什么什么,那只是个说法而已,古人还说天圆地方呢,现在我读小学的女儿都知道,明明地球是圆的嘛。

怎么样把孙不二元君的诗词,深入浅出地解释给道友呢?我是这样试着来做这项工作的,曹祥贞师父平素教我的,就是用的陈夫子的注本。

自《孙不二元君法语》问世以来,在古代社会,并没有像她的六位同门的著作那样引人注目,直到近代陈撄宁先生给予高度评价:"原诗十四首,辞句雅训,意义浑涵,乃丹诀中之上乘。""古今来仅此一门,堪称大道。"可见《孙不二元君法语》在女子丹经之中,占有主导的地位。

所以,拟在陈夫子的逐句注释的下面,再随其后以按语的形式,把自己的修道经验、体会,以及诸位良师益友们的精彩文字,也随机示出。

这样做的好处是,可以在"天机不可泄露"的道规上,照顾不同层面的读者,使他们在各自的接纳和理解的能力上,在阅读本书的过程中,各有所取,各有所得。

《孙不二女丹内功次第诗》

陈撄宁逐句注释
谢群附加按语

陈撄宁按:女丹诀传世者,现止数种,较之男丹经,未及百分之一。已憾其少,且大半是男子手笔。虽谈言微中,终非亲历之境,欲求女真自作者,除曹文逸之《灵源大道歌》而外,其唯此诗乎。原诗行世既久无人作注,余往岁与某女士谈道之余,随时解释。邮寄赠之。距今已越廿年。旧稿零乱,杂于故纸堆中,难以卒读。爰为检出,重校一过,幸无大谬,逐录存之,固不敢自信尽得孙仙姑之玄义。但为后之读此诗者,辟一门径而已。注中容有未臻圆满处,因欲启诱初机,故卑之毋高论耳。

收心（第一）

吾身未有日，一气已先存。

吾人未有此身，先有此气。谭子化书云：虚化神，神化气，气化血，血化形，形化婴，婴化童，童化少，少化壮，壮化老，老化死，此言顺则成人；若达道之士，能逆而行之，使血化气，气化神，神化虚，则成仙矣。一气者，即先天阴阳未判之气。至于分阴分阳，两仪既立，则不得名为一气。儒家云"其为物不二，则其生物不测"，亦指先天一气而言。老子之得一，即得此一气也。此中有实在功夫，非空谈可以了事。

似玉磨愈润，如金炼岂昏。

丹家常有玉池金鼎，玉兔金乌，玉液金液种种名目。大凡言阴，言神，言文火者，则以玉拟之；言阳，言气，言武火者，则以金拟之，意谓玉有温和之德，金有坚刚之象也，然也偶有例外。

扫空生灭海，固守总持门。

生灭海，即吾人之念头，刹那之间杂念无端而生，忽起忽灭，莫能定止。念起是生，念灭为死，一日之内万死万生，轮回即在目前，何须待证于身后。然欲扫空此念，谈何容易，唯有用法使念头归一耳。其法如何，即固守总持门也。总持门者，老子名为玄牝之门，即后世道家所谓玄关一窍。张紫阳云：此窍非凡窍，乾坤共合成，名为神气穴，内有坎离精。质而言之，不过一阴一阳一神一气而已。能使阴阳相合，神气相抟，则玄关之体已立。虽说初下手要除妄念，然决不是专在念头上做工夫。若一切不依，一切不想，其弊必至，毫无效果，令人失望灰心，是宜熟思而明辨也。

半黍虚灵处，融融火候温。

半黍者，言凝神入气穴时，神在气中，气包神外，退藏于密，其用至微至细，故以半黍喻之。虚者不滞于迹象，灵者不堕于昏沉。杂念不可起，念起则火燥，真意不可散，意散则火寒。必如老子所云"绵绵若存，用之不勤"，方合乎中道。融融者，调和适宜。温者，不寒不燥也。此诗二句言守玄关时之真实下手工夫，惟妙惟肖，然决不是执着人身某一处部位而死守之，切勿误会。若初学者死守一处，不知变通，将来必得怪病。

群按：开篇这一首，探索先天一气的来由，并劝人持守太和之道，唯有虚灵独存，方能保持火候融洽。更为具体的讲解，请参阅曹师早期的弟子胡孚琛教授的讲座，因为我的拙笔怎么写也写不出如此的句子，还有其科学原理：

吕祖云"大道教人先止念，念头不止亦徒然"，足见止念为炼神的入手功夫。止念先要"端直其体"，袁焕仙所谓"脊梁自竖""五藏得位"实为丹法要诀，即先调整身体的姿势。宋披云真人《迎仙客》词云："柳荫边，松影下，竖起脊梁诸缘罢。锁心猿，擒意马，明月清风只说长生话。"指明先要在姿势上"竖起脊梁"，拴住心猿意马以止念。止念要身直体正，松、静、自然，特别要放松咽喉声带肌肉，以抑制语言信号的神经冲动，因为人是靠语言来思维的。丹家要使心不动，先要形不动，因之秘传一个"塑"字诀,使身体如泥塑木雕,像电影演员演死尸的功夫,又名僵尸功,乃丹道"未学生,先学死"之要诀,自能神气俱炼。止念要以虚、寂、恒、诚为法诀,先使精神进入恍惚杳冥状态,不昏沉不杂乱,渐入念中无念之境。入定止念以意守鼻孔外方寸之地的虚无窍为优,口鼻之间为人中穴,外接天地之气,是色身和法身的交界,在此处神气相互光合作用,在适当火候下会产生"汞",即先天元神,这也是一条神气光合作用的定律。我在《道学通论·仙学》篇中讲内丹学是"凝炼常意识,净化潜意识,开发元意识"的心灵修炼工程,揭示了丹道的要旨。得铅得汞,以铅伏汞,为丹道由定生动,由动返定的关键步骤,唯靠"心息相依"为法门。摒除识神,元神显露,丹家谓之心死神活。

(《丹道十二讲》)

补充一点实修经验。常言道,闹中炼心,静中养气。那么,初学者,一坐多长时间为好呢?真正呼吸调顺,是在半小时以后。半个小时之内,不见效验,真正的效验一般在半小时之后。因之内丹筑基功入手,起码要一小时,即丹经中讲半个时辰。第一年每天从半小时渐增至一小时,随后逐日增加半分钟,一步紧似一步,第二年则增至二小时(即一个时辰)。所以,每次练功的时间以两小时为限。因为,"一阳初动之时谓活子时。一时分为六候,二候得药,四候别有妙用"。(《五篇灵文注》)

再具体一些就是,二候在彼,四候在我,四候采牟尼,六候完神功。一候等于二十分钟,六候就是两小时。"彼"指肾;"我"指心;"牟尼"指药。功夫到一定程度时,四候就该采药了;意采心得,从肾采至心。但这不是死的,功夫进一步提高时,就可以更早采药,更早收功。所以,达摩说:"二候采牟尼,四候完神功。"到"完神功"之时,还想延长功时,就得进入温养,即意守全形,不守局部。另外,打坐时,身上有"不得劲"的地方,就应把意放松,甚至完全无为,并让形体放松;这样,自能延长功时。另外,还要防止"煮空铛"。无药、无快意,而守时长,就是"煮空铛"。(《丹道养生功》)

阅读丹经的时候,推荐一本上清派茅山宗第十二代宗师司马承祯的著作——《坐忘论》,将修道分为七个阶次,即信敬、断缘、收心、简事、真观、泰定、得道。其中既有外堤防,又有内堤防,还有修持方法,乃丹道中入门必读的要籍。

养 气(第二)

本是无为始,何期落后天。

后天之功。吾人当未生之初,本是浑元一气,无名无形,不觉而陷入于胎中,于是有身。既已有身,而大患随之矣。

一声才出口,三寸已司权。

婴儿在胎,仅有胎息,鼻不呼吸,及至初出胎时,大哭一声,而外界之空气乘隙自鼻而入,于是后天呼吸遂操吾人生命之权。其始也,吸入之气长,呼出之气短,而身体日壮。其继也,呼吸长短平均,身体之发育,及此而止。到中年以后,呼出之气渐长,吸入之气渐短,而身体日衰。临终时,仅有呼出之机,而无吸入之机,鼻息一停,命根遂断。三寸者,指呼吸而言。

况被尘劳耗,那堪疾病缠。

上言人身生死之常理,此言人之自贼其身也。色声香味触法,是名六尘。劳心劳力,皆谓之劳。吾人自然之寿命,本为甚短,纵不加以戕贼,在今世亦甚少能过百岁者。况尘劳与疾病,皆足以伤竭人之元气,使不得尽其天年,故多有寿命未终而中途夭折者。

(或问:六尘之说,乃释氏语,何故引以注丹经?答曰:非我之咎,原诗已喜用佛家名词,如"生灭",如"真如",如"舍利子"等,皆非道家所本有者,不引佛典,何能作注。)

子肥能益母,休道不回旋。

子者后天气,母者先天气。后天气,丹道喻之为水;先天气,丹道喻之为金。按五行之说,金能生水,是先天变为后天也。丹道重在逆转造化,使水反生金,是由后天返还先天也。昔人谓为九转还丹,九乃阳数之极,又为金之成数,故曰九还,非限定转九次也。先天难于捉摸,必从后天功夫下手,方可返到先天。后天气培养充足,则先天气自然发生,故曰子肥能益母。回旋者,即返还逆转之谓。

群按:这一首中"子肥能益母"一句,应该是初学最难理解的,陈夫子已经讲得不能再明白了,那么在全诗返归无为、神气相抱的宗旨下,从另外一个方面来看,还可以从性功上发挥发挥的,怎么得到这个"先天一气"(炁)呢?丹道修炼,虽然分诸多门派,但根本要诀,都要从《道德经》中"致虚极,守静笃"六个字做起,都要在人体精、气、神三大要素上下功夫。这个功夫,少则三年五载,多则几十年,要万缘放下,将"虚寂恒诚"四字变成自己的人生体验,这岂是那些满脑子功名利禄,沉溺于官场、情场、市场的人所能办到的?看李锡堃先师论实修，他说的"气功"就是丹道，此气功非彼气功：

　　功德修养和气功锻炼是什么关系？这是广大气功爱好者所关心的问题。而道生一炁的内丹修炼之法，强调重视功德，通过清净无为以及意守体内部位，存思守神，无中生有而生一炁，从而使体内的真气充盈，以达到治病疗疾，健康长寿的目的，乃唯一之妙法。然而，要想达到这个目的，其中的一个重要环节，就是必须做到清心寡欲，淡薄无为。而加强功德修养，则正是通往清心寡欲的必经之路。所以，人们在练功之时，必须做到松静自然，使身心都松弛下来、静下来，才有利于真炁的产生和运行。

　　但是，要想真正做到放松入静，并非易事，其中还要经过一番艰苦的修炼，这就是进行功德修养。练功时，人们之所以静不下来，原因是多方面的，其中既有功力问题，也有功德问题。关于功力问题，将会随着功夫的加深而逐步得到解决，此不多谈。这里着重讨论的是功德问题。关于"德"的内容如上节所述，人们如果在思想和言行上背离了"德"的要求，就必然会产生出无穷的思虑来，这就是私心或杂念。这种私心杂念的产生，其根源就是后天识神在作怪；而这种私心杂念的活动，则直接干扰了先天元神的作用，所以才静不下来。由此看，屏除私心杂念，是练功中的必修课。

　　那么，进行功德修养的具体要求是什么呢？这里引用纯阳子的一段话，可以加深我们对功德修养的理解。他说："济世功德，不在大小，不计多寡，但须也一片至诚。"还说："作善一念，作恶亦由一念。"且"世上善事是行不尽的，世上功行是立不尽的;圣贤安身,德愈高心愈下,见善如不及,望道如未见"。他又说:"予每见世俗之所谓好道者,无非求神仙接引,或学其烧丹炼汞,或学其采阴补阳,以希长生;至于清虚寂灭,真常大道,鲜有好之、慕之"者(见《吕祖全书》)。这里所说的"道",就是真一之气,后文有详细论述。

纯阳子的这些话,强调练气功和进行功德修养,必须出自一片至诚,要真正做到诚心诚意,不能有半点虚假和做作。这里所强调的一片诚意,是针对道和德而言的。诚心诚意按照德的要求去做,即"无为,而无以为"的思想去做了,这个功德修养才算是有了成效,才能够起到净化思想,一尘不染,屏除一切私心杂念的作用,达到放松入静的目的。而那种只慕虚名不慕真常大道的练功者,练功的目的只是为了求得"神仙接引"的人,因其练功的目的不纯,不是诚心诚意地去练功,是很难练出真一之气来的。(《丹道养生功》)

换重阳祖师的话,就是"内真外应,先天一气自虚无中而来,点化身内之金丹"。一个坐者不能把诚信、宽容、忏悔、感恩解行到极致,是难以有身心感应的。从这一层面来看俗语——人在做,天在看,就很有意思啦。

行 功(第三)

敛息凝神处,东方生气来。

敛息者,呼吸之气蛰藏而不动也。凝神者,虚灵之神凝定而不散也。东方者,日出之位。生气者,对于死气而言。古之修炼家行吐纳之功者,大概于寅卯二时,面对东方,招摄空中生气入于吾身，借其势力而驱出身内停蓄之死气。上乘丹法，虽不限定时间与方所，然总宜在山林清静之区，日暖风和之候，则身中效验随做随来，如立竿见影。果能常常凝神敛息，酝酿熏蒸，不久即可由造化窟中采取先天一气。孔子云：先天而天勿违，天且勿违而况人乎，况于鬼神乎。此段作用，乃真实功夫，非空谈，亦非理想，唯证方知。若问息如何敛，神如何凝，处在何处，来从何来？既非片语能明，且笔墨亦难宣达，须经多次辩论，多次实验，又要学者夙具慧根，苦心孤诣，方可入门。若一一写在纸上，反令活法变成死法，世人性情不同，体质各异，学此死法，适足致疾，非徒无益，而又害之，将何取耶。

万缘都不着，一气复归台。

昔人云，修道者，须谢绝万缘，坚持一念，使此心寂寂如死，而后可以不死，使此气绵绵不停，而后可以长停。台者何？

灵台也，灵台者性也。一气者命也。命采归性，即是还丹。张紫阳真人云：修炼至此，泥丸风生，绛宫月明，丹田火炽，谷海波澄，夹脊如车轮，四肢如山石，毛窍如浴之方起，骨脉如睡之正酣，精神如夫妇之欢合，魂魄如子母之留恋，此乃真境界，非譬喻也。以上所云，可谓形容极致。

阴象宜前降，阳光许后栽。

阳火阴符之运用，虽出于自然，但人工亦有默化潜移之力，不可不知。自尾闾升上泥丸，乃在背脊一路，名为进阳火。自泥丸降下气海，乃在胸前一路，名为退阴符。以升为进，以降为退。又凡后升之时，身中自觉热气蒸腾，及至前降之时，则热气已渐渐冷静,此以热气盛为进阳火,热气平为退阴符,二解虽义有不同,理则一贯。此中有许多奥妙,应当研究。

山头并海底,雨过一声雷。

吕纯阳真人《步蟾宫》词云:地雷震动山头雨。《百字碑》云:阴阳生反复,普化一声雷。邵康节先生诗云,忽然夜半一声雷,万户千门次第开。钟离真人云:达人采得先天气,一夜雷声不暂停。彭鹤林先生云:九华天上人知得,一夜风雷撼万山。丹经言雷者甚多,不可殚述,其源皆出于《周易》地雷复一卦。其实,则喻先天一炁积蓄既久,势力雄厚,应机发动之现象耳。真气之来也,周身关窍齐开,耳闻风声,脑后震动,眼中闪光,鼻中抽掣,种种景象,宜予知之,方免临时惊慌失措。然女功修炼,欲求到此地步,必在月经断绝之后,而孙诗所云,乃在斩龙之前,恐难得此效,大约此处所谓雷者,不过言行过之时,血海中有气上冲于两乳耳。此气发生,丹家名为活子时。山头,喻两乳及膻中部位,海底,喻子宫血海部位。雨,喻阴气。雷,喻阳气。

群按:在练功之前,先要给自己准备一处适合练功的安静"丹房",选择一个吉祥的日子,焚起炉香,虔诚地向神灵拜祝,以表明自己坚心向道的志愿,并发誓永不退返。如此,才有可能保证今后一心一意地修道练功。

西派的法诀是发过誓不传非人的,但是全真道的女丹功法,师父讲是可以说与有缘人的:端身正坐,头正身正。头正,下颌内收,脖颈竖直;身正,命门穴后靠,脊背竖直;双腿交叉盘坐;两手交叉抚捧双乳；闭口合眼，凝涵心神。实际上，此时的心没有任何欲念的活动，处在一种无内无外、空虚混沌的境界，真意默默静守涵养在下腹间的"血海"之地。用这种心静、神静、气静的真阴之象，去等候真阳之气发生时机的到来。真阳之气的动，是没有任何后天干扰的真动。所以，如果功中产生后天意识想让它动，固然也可以使身体某部位动起来，但这却不是先天的真动，不过是后天欲念导致的假动。既然不能动起后天之意，呼吸当然就是顺其自然的呼吸，千万不能用意用力去指导呼吸。总之，女子真阳之气发生的地方在血海，练功就犹如在这个部位炼矿产金，要烹要炼，真阳之气的金子才会从矿中化出来，然后通过经络通道，运布到炁穴。但要炼出先天的金子，就必须用无后天欲念的先天真火，在完全无意识的情况下，真阳之气才会发生。

由上可知，静功之前还需有动功治病的前奏做铺垫，而静功又更需有心静、神静、气静的真阴做保证，使得体质强壮，气血殷实后，才能诱发先天真阳之气的产生。

"心息相依"四字说来容易，真正做到甚难。如果要求习者将注意力全集中到呼吸上，心无一丝杂念地记住自己的每一次呼吸，多数人连三分钟都难以坚持。因之丹家又以数息法、听息法等权法导人入静，从而排除掉人的常意识（识神）而使元意识（元神）呈现。这样，从心理学的角度说，内丹学是一项凝炼常意识、净化潜意识、开发元意识的系统工程。元意识即丹经中常说的元神，丹家称为"主人公"，是人真正的"自我"。凝神敛息要万缘不着之处，方得一气复归。"心息相依"四字真正做到了，不到半个小时即可见到"玄关一窍"，炼精化的内丹仙术便可拾级而登。具体的调息之道，可参阅胡孚琛老师的论述，所说甚是详细：

在炼气这个层次上，内丹学的要诀是"调息"。调息这功夫人人皆知，无非要求呼吸深、细、长、匀，逐步达到胎息的境界。读者且莫以为"调息"功夫早被气功师炒得烂熟，笑我把这样简单易懂的功夫当宝贝。其实真正的丹诀却恰恰在人所共知的简单功夫上，况且浅显的功夫并非真正容易做得好。内丹家马丹阳为其师王重阳守墓十年，其妻孙不二于1175年夏由山东来长安，和马丹阳相遇，马丹阳以《炼丹砂》词相授，劝其共修丹道。其词云："奉报富春姑，休要随予，而今非妇亦非夫，各自修完真面目，脱免三途。炼气莫教粗，上下宽舒，绵绵似有却如无，个里灵童调行动，得赴仙都。"丹家之秘诀不轻易传人，然孙不二为马丹阳之妻，相别十年，千里寻夫，情重自会言真，所授调息的丹诀决不会假。由此可知，调息确为丹家炼气之要诀。有志修丹道者，要将呼吸降到肚脐（下丹田），只在"绵绵似有却如无"之调息上用功夫就是了。头部两目间的祖窍穴、鼻孔外方寸之地的虚无窍、胸部两乳间的膻中穴、肛前阴后的会阴穴（阴蹻）和肚脐部位的丹田穴，皆是炼丹的秘窍，人的双眼就是阳火的火种，将双目之光内视这些丹窍就可起火炼丹，从而分别产生热、力、光的效应。人之初生时以肚脐和母体相连，下丹田位置恰在脐内，这个穴窍危险较小，初学者可在肚脐起火。这里有一个身心相互光合作用的定律，即人的意识和肉体相互作用，用目光内照丹田（肚脐），在适当火候下会发生放热反应，久之形成以肚脐为中心的原始星云般的旋转之物，沉甸甸的像"铅"，称作"炁"，便是真气。《黄庭经》云："仙人道士非有神，积精累气以成真。"如此"凝神入气穴"，不断"积精累气"，后天

变先天,气功变丹功,便走上内丹学的正途了。(《丹道十二讲》)

就本人的实践来说,我是在做完家务,在仰卧姿势下,在闭目养神时得窍的。我用师传的西派法门,意守着"外玄关",这个是不能死守的,确切地说是观照。"不怕念起,只怕觉迟。念起是病,不续是药。"行功之际,不要介意杂念纷纭,有念头了要能发觉:这是"杂念"哈! 杂念也就消失了。慢慢地,感觉到身体虚空,好像漂浮了起来。忽然有一条微亮的带状的白云在黑暗中出现,飘来飘去,慢慢地越来越亮,越来越感觉不到自己的存在……直到头上一阵亮光,接着光像一条光柱一样直驱向下,灌入泥丸。呼吸骤停,"濒临死亡"——这个瞬间是感觉以恐惧和难受为主的,很多人不能成就,就是在将要质变时,因为种种原因而中断了这个程序。

斩 龙(第四)

静极能生动,阴阳相与模。

龙者,女子之月经也。斩龙者,用法炼断月经,使永远不复再行也。若问月经何以名龙? 则自唐朝以后,至于今存于其间,哲可不必详解。若问女子修道,何故要先断月经? 此则神仙家独得之传授,无上之玄机,非世界各种宗教、各种哲学,各种生理卫生学所能比拟。女子修炼与男子不同者,即在于此,女子成功较男子更速者,亦在于此。若离开此道,别寻门路,决无成仙之希望。倘今生不能修成仙体,束手待毙,强谓死后如何证果,如何解脱,此乃自欺欺人之谈,切不可信。或者谓既是月经为修道之累,必须炼断,则老年妇人月经天然断绝者,岂不省却许多工夫,其成就当比少年者更易。不知若彼童女月经未行者,果生有夙慧,悟彻玄功,成就自然更易。一到老年,月经干枯,生机缺乏,与童女有霄壤之殊,何能一概而论。法要无中生有,使老年天癸已绝者,复有通行之象,然后再以有还无。按照少年女子修炼成规,渐渐依次而斩之,斯为更准,岂云更易。所以古德劝人添油宜及早,接命莫教迟。

　　静极则动,动极则静,阳极则阴,阴极则阳,乃理气自然之循环,无足怪者。《道德经》第十五章云,孰能浊以静之徐清,孰能安以动之徐生。上句言,人能静,则身中浊气渐化为清气。下句言,静之既久,则身中又渐生动机矣。《道德经》第十六章云:"致虚极,守静笃,万物并作,吾以观复。"

　　上二句言静极,下二句言生动。复,即复卦之复。阴象静,阳象动,五阴之下,一阳来复,即言静极生动也。模者,模范,所以成物。相与模者,盖言阴阳互根,彼此互相成就而不可离之意。

　　风中擒玉虎,月里捉金乌。

　　风者人之木。凡言铅,言金,言虎,都是一物,不过比喻人身中极静而动之先天阳气而言。月有二义,若言性功者,则当一念不生时谓之月,谓其清净无瑕,孤明独照也;若言命功,则当先天阳气发动时亦谓之月,譬如晦朔弦望,轮转不忒也。金乌,即日之代名词。日即离,离即火,火即汞,汞即神也。当采取先天气之时,须借后天气以为枢纽,故曰风中擒玉虎。

　　玉字表其温和之状。石杏林真人曰"万籁风韧起,千山月乍圆",正是此景。丹道有风必有火,气动神必应,故吕纯阳真人云:"铅亦生,汞也生,生汞生铅一处烹。"铅与月,喻阳气,汞与金乌,喻阴神。阳气发生,阴神必同时而应,故曰月里捉金乌。

着眼氤氲候,留心顺逆途。

《易》曰:"天地氤氲,万物化醇。"盖氤氲者,天气下交于地,地气上交于天,温扣酝酿,欲雨未雨,将雷未雷,所谓万里阴沉春气合者是也。若雷雨既施,则非氤氲矣。人身氤氲之候,亦同此理。但究竟如何现象,则固有难言之隐,不便写在纸上。聪明女子,若得真传,则可及时下功,否则恐当面错过。虽说有自造机会之可能,总不若天然机会之巧妙。此时如颐其机而行人道,则可受胎生子,逆其机而行仙道,则可采药还丹。然顺逆之意,尚不止此,生机外发为顺,生机内敛为逆。生气下行变为月经为顺,生气上行不使化经为逆。故道书云:"男子修成不漏精,女子修成不漏经。"

鹊桥重过处,丹气复归炉。

《入药镜》云:"上鹊桥,下鹊桥,天应星,地应潮。"后世丹经言鹊桥者,皆本于此。凡炼丹之运用,必先由下鹊桥转上背脊,撞通玉枕,直达泥丸,再由上鹊桥转下胸前十呼吸也,如丹经云,后天呼吸起微风,又云二重楼,还归元海。上鹊桥在印堂山根之里,下鹊桥在尾闾会阴之间。丹气转到上鹊桥时,自觉两眉之间有圆光闪灼,故曰天应星。丹气由下鹊桥上升时,自觉血海之中有热气蒸腾,故曰地应潮。此言鹊桥重过者,兼上下言之也。归炉者,归到黄庭而止。黄庭,一名坤炉(上下鹊桥另有别解,此处不具论)。

群按：在炼精化气阶段，神与气的结合，在生理和心理上，会产生一种莫名的快感，这种感受古人有很多的比喻。在这产药之际，需要把持住自我，容不得起心动念。采药以机息为用，就是"风中擒玉虎"。在实修中就是，要以我之真意，配合自然的呼吸，意守在药物发生之动处。当血海升起一缕清气，上冲心房，又飘移至两乳间炁穴时，此时要任其自然、勿忘勿助。久而久之，因为先天真阳逐渐壮旺，后天的经血便得到很好的调理，由不正常变为正常，由周期紊乱变为周期精准有规律。

当药物发生之时，约略地培养片刻再采，因为采之过早，则药嫩；采之过迟，则药老矣。不嫩不老之时，就是"机""时机"也。采取之法，是药物采得后，在心意的应用上，似守非守，勿忘勿助就是了。采取药物的方法再说具体一些，就是两手掌放置臀后的床榻上，起到稳定身体的效果，略微仰头，眼观鼻、鼻观心、心听息。血海中炁盈满了，任其自然"机"动，升至泥丸，降至黄庭，复归血海，此为一周天之功。

"拳不离手曲不离口"，丹功是需要天天如是修持的。月经调节到正常状态，只是一个后天返先天的过渡阶段，最终要斩除赤龙。那么，行施斩赤龙的功夫，应是在月事正常以后，每逢月事要来，或是月事已过经水将净这个时段，真阴自动会由真阴中萌发先天元炁。这就需要行功人能借用意的后天先天之用，并配合后天先天不同息的用法进行烹炼，不使之化为后天有形之物，而使此先天元炁不断壮大。在有足够的能量后，会像云雾一样散布周身，又会随着天然的呼吸，于不知不觉中再归入血海，药物也在这个过程之中慢慢孕育着。

修功人需知道，功夫不仅要恒持不断，也要采取用火行符的方法。若不然,即便产生了先天真一元炁,仍然还会化为有形的经血,枉费了功夫。所以,当有先天真一元炁产生,必当用真火炼之,真符应之,火足气聚,气聚力壮,才能化血为炁。但用火行符,都要恰到好处,既不能欠火,又不能过火。如果用火过当,符不验应,肯定会发生血崩之症,大伤身体,重则危及生命。故功中火候最要谨慎把握,避免出现差错与危险。

斩赤龙的证验是,当气归血海化血成气之后,正常的经血由红色转变为黄色,又由黄色转变为白色,而且量越来越少,气味也渐渐趋无,最后到一点迹象也没有了,这才算赤龙被彻底斩除。

在女丹修炼中,"赤龙"是女性经血的一种比喻。道医认为,"女子精由血生",这里的"精"谓"精华",即先天一炁。所以,女丹修炼者的第一关就必须练断经血,这就叫作"斩赤龙",因为经血是红色的,故以赤龙譬之。

根据我的师传,结合个人练功经验,这个斩赤从开始"下手",即初行丹功就开始了,初期在潜移默化地进行着,但这时是以易筋活络、疗疾祛病为主。然后在"入手",即得一气后,才有一个质变的出现,才能彻底斩断,所以说斩赤龙不是初修就可做的。我的师传是,斩赤的周期在两三年,得一气之后,这个速度加快了,百天以内应当斩断,这是对年轻的清修坤道而言。当然,还有个体差异等种种因素。体弱多病身体欠佳的中年女性修炼金丹大道,相对而言,最初步易筋活络疗疾祛病的动功要容易一些,而深入到"斩赤龙"的功夫层次就艰难多了。因为几十年造成的体弱血虚,身体的病有浅层次的更有深层次的,这些都需要由浅入深逐步加以解决。所以,这个修炼过程是实在不容易的。正是鉴于这种现实情况,我不能不传出相关的法诀,以使这类女性知道修道、懂得修道,从而最终逃脱身心双重疾病给人生带来的无边痛苦和磨难。一般来讲,中老年女性坚持修炼,约略二年可以斩除赤龙,大概五年可以结小丹,当然,身体健壮的三年也有可能结小丹。但话又说回来,一天十二时辰,不能清心寡欲地去养真化气,做实在功夫,心总被外物牵缠,要想在这个认定的时间内斩除赤龙、结小丹,那是不可能的。

这里介绍的斩赤要领,是契合于前辈女仙真们的理法的。如果按照我所介绍的方法,再参考前辈女仙的法诀,相辅相成地去修证,自然会有更好的收效。小丹结成之后,再修后续的功夫,就跟男子丹法一样了,而且速度比男子还要快。

这里把妇女修行的法诀都说透了,旨在弥补前人书籍之不足,也关系到下手功夫的切要,不致出偏失误。如果不照此行功,恐怕终无所成。须知,女人斩断赤龙是修炼的必然现象,是练到大周天畅通,全身经脉畅通,特别是中脉一通百脉皆通时,下腹会暖热气血会向上蒸腾,就自然斩赤龙了,所以说斩赤是随着功力上升自然而然形成的。

李锡堃先师在《丹道养生功》中,在实修层面上,已经把斩赤这一段功夫吐露得很清楚了,当初我还纳闷,他老人家又没有练过这一段功夫,"弗虑胡获,弗为胡成"?后来才知道,这一段文字是其女儿李孝全师傅实修亲证来的。那么,有志于修行而且现在已经摆脱了人生的种种羁绊而清闲下来的女子,一定要认真阅读:

……必须注意,来月经时不能练功,因为行经时阳炁已变为阴经,练功不但无益,反而有害。

练功要抢在行经之前。在月经到来之前两三天,会感到腰酸,小腹痛,腿软,不思饮食,这叫"月信",即月经将要到来的信号。这时要抓紧练功,化血为炁,经血自然会减少,这叫作"索龙头",月经来时就要停止练功。月经过后两三天,待血变成粉红色,月经似有似无时,就抓紧练功,这样月经就干净得快,这叫作"擒龙尾"。这索龙头和擒龙尾之功,在坤道丹功中极为重要。所以,《西池集》中说:

腾腾烈焰青龙舞,渺渺清波白虎蹲。
虎尾龙头绦索系,擒归神室合真源。

在女丹功方面,这首道诗强调了月信来时索龙头的重要性。

女功筑基斩赤龙,并不是一斩就成功,而是要连斩几次。即月经每来一次,就如法临期斩之;每斩一次,功也就提高一步。练功的效果如何,验证于月经的变化。一般的是,月经由少而多,由多而少,由少而无,不但红得干净,也没有白带,尽化为炁,其阳自旺,月经自绝,乳缩如男子。功效到了这个地步,则正是体现了有中还无之妙。而已经绝的妇女,久炼再来,一斩即化。则正是无中生有之妙。《女真丹诀》中说:

功夺乾坤造化机,人人有个上天梯。
阳生阴退无他诀,只在神思不着迷。
不着迷兮有主见,暗中提把无情剑。
赤龙斩断两三番,方显佳人好手段。

所以,功炼到这个程度,筑基的任务就基本上完成了。

筑基完成之后,就是不在坐上练功时,如果出现下身发热发胀的感觉,这就是生药,应当马上练功采取,不要当面错过。正如吕祖所说:"七星宝剑西南挂,双林树下运转轮。"炁击尾闾时,就要请老师传授坤道"抽坎添离"秘诀、饮刀圭秘诀。总之,女功筑基异于男功,筑基成功之后,就和男功相同了。(《丹道养生功》)

凡于练功之时,还要避免以下三方面不利的情况:一是狂风暴雨、严寒酷暑等恶劣气候,二是过喜过忧过愁过怒的偏激心情,三是生冷霉变的不良食物。特别后二者有人为因素,必须时刻检点,不让它们妨碍保持中和淡泊的心情,也不让它们伤害了正在向完美调节的身体,使之能保持一个始终如一的正常练功状态。在这种练功状态下,一天真机能动几次,即进行周天运转几次。如此练功,大致百天左右,血自然皆化为气,赤龙自然斩除,乳房缩如男体,这时坤体转化乾体,阴化为阳,丹根就算扎稳了。但这个真阴转化为真阳的过程,需要道伴互相扶持照顾方能完成。再候真景出现,采药过关,那才算筑基完成。然而,药产丹田,有火珠腾跃在血海之中,血海之中如锅炒爆豆,烈热无比,且伴有鼻搐身震种种征象。到了这个时候,千万不要惊恐害怕,一是提前要听老师指点,二是届时有道伴护持,以避免危险,顺利过关。

筑基之前的得药,既名小药,也称小丹。每于室中打坐,遍体如同一个燃烧的火球,也如同在蒸笼中被蒸熟之物,热气浑然。有此感受时,仍默守中丹田,一意不动,任其变化。如此久久,霎时见一颗如豆大小的火珠,从明堂穴射出丈余之外,如同闪电一般,这就是得药的景象。功景就不再多说了,标志性的知道就可以了,说多了于初学者易着相。

养丹(第五)

缚虎归真穴,牵龙渐益丹。

虎即气,龙即神,真穴大约在两乳之间。缚虎归真穴者,即上阳子陈致虚所云,女子修仙必先积气于乳房也。气,有先天后天之分。炼后天气,即用调息凝神之法。采先天气,则俟身中有气发动时下手。牵龙者,不过凝神合气而已。神气合一,魂魄相拘,则结丹矣。张虚靖天师云:"元神一出便收来,神返身中气自回,如此朝朝并暮暮,自然赤子结灵胎。"此即牵龙渐益丹之意。此处所谓龙,与斩龙之龙字不同。

性须澄似水,心欲静如山。

张三丰真人云:"凝神调息,调息凝神,八个字须一片做去,分层次而不断乃可。"凝神者,收已清之心而入其内也。心未清时,眼勿乱闭,先要自劝自勉,勤得回来,清凉恬淡,始行收入气穴,乃曰凝神。然后如坐高山而视众山众水,如燃天灯而照九幽九昧,所谓凝神于虚者此也。调息不难,心神一静,随息自然,我只守其自然而已。

调息收金鼎,安神守玉关。

张三丰真人云:大凡打坐,须要将神抱住气,意系住息,在丹田中宛转悠扬气交结于丹田,日充月盛,达乎四肢,流乎百脉,撞开夹脊双关,而上游于泥丸,旋复降下绛宫,而下入于丹田,神气相守,息息相依,河车之路通矣。功夫至此,筑基之效已得一半。又云，调息须以后天呼吸寻真人呼吸处，然调后天呼吸须任他自调，方能调得起先天呼吸。我唯致虚守静而已，真息一动，玄关即不远矣。照此进功，筑基可翘足而至。广成子云："抱神以静，形将自正，无劳汝形，无摇汝精，乃可以长生，目无所见，耳无所闻，心无所知，汝神将守形，形乃长生。慎汝内，闭汝外，多知为败。我守其一，此处其和，故我修身千二百岁而形未尝衰。"按调息之法，三丰最详；安神之论，广成最精，故引以为注。本诗上句言武火，故曰金鼎。下句言文火，故曰玉关。

日能增黍米，鹤发复朱颜。

金丹四百字云，混沌包虚空，虚空括三界，及寻其根源，一粒如黍大。又云，一粒复一粒，从微而至著。此即日能增黍米之意，质而言之，不过渐采渐炼，渐凝渐结而已，非有黍米之象可寻也。《参同契》云：金砂入五内。雾散若风雨，熏蒸达四肢，颜色悦泽好，发白皆变黑，齿落生旧所，老翁复丁壮，耆妪成姹女，改形免世危，号之曰真人，即此诗末句之意。或谓头有白发，面似婴儿，是为鹤发复朱颜，此言误矣。修炼家若行先天功夫。虽白发亦必变成黑发，苟发白不变，仅面容红润，此乃后天之功，或行采补之术耳，神仙不如是也。世俗所谓仙人鹤发童颜，乃门外语。

群按：降龙伏虎以后，身心就有了个突变，性平似水，心静如山，调息玉鼎，安神守关，自然氽机增长，返老还童。诗文中提到的黍米，就是玄珠、真种。是大药升顶而返时的成相，有宋高士衣白山人《沁园春》词一首为证：

> 一粒金丹,大如黍米,定中降胎。
> 运阴阳根本,东龙西虎,结凝金水,择地深栽。
> 九载无亏,三田功满,卦气周圆炉鼎开。
> 偷元化,用自然宗祖,全在灵台。
> 真才休恋尘埃,况颖悟明堂婴未孩。
> 幸淮滨相遇,灵丹付了,亲留玄旨,期进仙阶。
> 此去何时,水云高会,更上烟霞岐路哉。
> 人间世,任王侯贵显,同委蒿莱。

这时候道人应该怎样安排日常生活呢?摘录真人语录一则于此,看看马丹阳祖师是怎样做的。他是孙不二元君入道前的夫君,他的经验放在这里,真是最有意义的了:

马丹阳真人居住在一个小茅屋中,室内陈设简单,除去床榻笔砚之外,旷然无余物。早晨喝一碗粥,中午一碗面,午时之后便不再进食。有一天把服侍的小童叫进卧室,坐了许久,童子问:"师父修道是也曾刻意做过什么吗?"真人说:"没有,以前写的那些诗歌中的元婴姹女,龟蛇龙虎,都是寓言而已。大道之妙其实很简易,无过于养气。只因为俗人汩没于名利场中,往往消耗神气,学道其实没有其他所谓的口诀,说到底也就是养气而已。久而久之,心液下降,肾气上升,如此心肾相交,水火既济,元气氤氲不散,就是内丹。如果不能养气,纵然能够挟泰山以超北海,也不是道。"这则故事出自《丹阳真人语录》,是弟子门人记述丹阳祖师的言语,看似简单的寥寥数语,却包含着修炼长生的要诀在内。

首先,我们看《语录》中首先叙述了丹阳真人的居住环境,各位千万不要轻易读过这一节。《论语》里孔门的弟子认为孔子有所隐瞒,孔子说:"天何言哉,四时形焉,天何言哉!"道门讲究不言之教,善于读书的人能够"于无字句处读书",善于学习的人也能够通过观察师父的言行起居,而领悟许多道理。所以孔子说:"吾无隐乎而,吾无行而不与二三子者,是丘也。"如果我们能学习这个读书的方法,就能举一反三,悟得很多道理。

要知道,马钰出家之前,可是山东宁海首富,但是一旦领悟到老君"名与身孰亲?身与货孰多?得与亡孰病"的道理,便放下了身外多余之物,因为这些都是劳神耗气的。我们看真人的生活是何其简单,除去床榻这些生活必需品之外,就没有多余的东西了。修道之人贵在清净无为,生活得简单,也是自身欲望逐步减少的表现,欲望减少,神气自然就不会耗散,心身逐渐清净,慢慢地就入长生之门了。现在很多人学养生,吃补品,哪里知道如果没有一个清净恬淡的心态,整日奔波,如何能不生病呢?故《吕公传》云:"世人唯务名利,不知身之有神,逐物不返,丧尽天真,其谁之咎?"

过午不食,是佛教的做法,这是作为戒律出家人必须遵守的,其目的或许是为了防止僧人因饱暖而生淫欲。但是道教的不食跟佛教有本质区别,道经常说:"精满不思淫,气满不思食,神满不思睡。"人如果能够吐纳以保养元气,守一以存神,则能够进入胎息的境界,自然不会想到吃饭。因为胎息是先天境界,属清阳;而我们吃的这些食物都是后天的,为浊阴。人如果吃的很少,或者不吃,要么是病了,要么就是元气充足。但是元气充足还不足以辟谷,还必须寡欲,因为寡欲,则消耗的少;消耗的少,自然吃的少了。

元婴姹女,龟蛇龙虎,这些都是丹经中的隐语。内丹修炼说来说去,就是铅汞两样药物,丹阳祖师云:"夫修炼之要,不离神气。神气是性命,性命是龙虎,龙虎铅汞是水火,水火是婴姹,婴姹是真阴真阳,真阴真阳即是神气。种种名相皆不可著,止是神气二字而已。"

全真道北宗的清修丹法,就是以心肾为坎离两卦,坎卦阳爻,离卦阴爻为铅汞。丹家所谓取坎填离,也就是以肾中真阳与心中真阴交媾而成丹而已。心是元神之宅,肾为元气之府,神气就是性命,所以祖师说:"要道之妙,不过养气。"然而《心印经》说:"上药三品,神与气精。"为什么这里单单只说养气而不及于神和精呢?抱真子注《心印经》说:"神浮而精沉,气居浮沉之间。"养气,其实能兼及精神,所以为要道之妙也。

心为火,火性炎上;肾为水,水性润下。这样一来,水火各走一路,则不能相交,人也就病了。所以身体健康的人,心肾都是相交的。如果心火不能下降,则失眠多梦,心情烦躁;肾水如果不能上升,则口干舌燥,双目干疼。故心肾相交对于养生修道,显得尤其重要。然而要做到心肾相交,最好的办法就是惩忿窒欲,故孟子说:"养心莫过于寡欲。"寡欲,也是养生之本。人能做到这点,使心肾之气相交于黄庭神室,好比日月在天中运行而万物化生一样,内丹也就结成了。所谓丹,不过是日月相交而已。元气氤氲不散,元气即是生气,即是道,元气氤氲不散则人生,气绝则人死。但是人如果能做到心肾相交,好比磁石吸铁一般,又像是夫妻团聚,水火交媾,体内融融若春,神气抱作一团,"太和充溢,骨散寒琼"。

修道之人,如果不能养气的话,纵然能挟泰山超北海,也不算是有道。挟泰山以超北海,出自《孟子》,意思是能抱起泰山飞度北海,这是常人难以办到的事情,试想泰山何其重?北海何其宽阔?但是这些都不能算是道。为什么呢?因为"仙道贵生"而不贵异,道是看不见的,通过生发之机来体现,有道则生,无道则死,故养生即是修道。而养气乃是养生之本,也是养心之要,人能养气,自然形神俱妙,与道合真了。

丹家把人分为物质系统(精)、能量系统(气)、意识系统(神),精气神三者能相守而不相离,则构成一个完整的有生命和意识的人,三者耗散而不归,则人的生命力便下降了。《心印经》说:"神依形生,精依气盈;不凋不残,松柏青青。"宝精裕气爱神,少思寡欲,守一无为,则三者相守,人也如同松柏一般,郁郁长青而不老。其实丹家没有什么机密,人若能把"心息相依"四字参透,则于内丹之旨奥思过半矣。那时候再回首读丹阳真人的这段话,就会发现字字落在实处,平淡的语言中却蕴藏着甚深意味。

胎 息(第六)

要得丹成速,先将幻境除。

幻境即世间一切困人之环境,窘迫万状,牵缠不休,至死未由自拔,待到来生仍复如此,或尚不及今生。故修道者,必须设法断绝尘缘,然后方收速效。世有学道数十年毫无进步者,皆未脱俗累之故。

今按:前解虽是,然非幻境本义,因对初学说法,故浅言之耳。其实所谓幻境者,乃身中阴魔乘机窃发之种种景象,或动人爱恋,或使人恐怖,或起恨,或感悲伤,或令人误认为神通,或引人错走入邪路,甚至神识昏迷,自残肢体,偶有见闻,妄称遇圣,凡此等类,皆是幻境,必宜扫除。不经法眼,终难辨别,所以学者要从师也。世有学道数十年,毫无魔障者,皆未曾实行之故。

心心守灵药,息息返乾初。

灵药即是妙有,妙有即是真息。心心守灵药者,心依于息也。乾初即是真空,真空即是道心。息息返乾初者,息依于心也。

初学修炼,虽能心息相依,然为时不久,又复分离。至于胎息时,则心心息息长相依也。

乾初者,指乾卦未画之初,非谓乾之初爻。《明道》篇云:"观乾未画是何形,一昼成万象生。"然则乾初者,岂非太极阴阳未判之象乎?

气复通三岛,神忘合太虚。

三岛者,比喻人身上中下三丹田。老子曰:"归根曰静,静曰复命。"即气复之义。人身本自太虚中来,一落色相,则有障碍,而不能与太虚相合。惟有道者,能忘一切色相,色相既除,则与太虚相合矣。

天隐子者,道家之流也,其言曰:"人之修真,不能顿悟,必须渐而行之。一曰斋戒,澡身虚心。二曰安处,深居静室。三曰存想,收心复性。四曰坐忘,遗形忘我。五曰神解,万法通神。"全篇约千余言,未能毕录,此其纲领也。又司马子微《坐忘论》亦可读。此等夫工甚难,非朝夕可至,然有志者事竟成,唯视人之毅力如何耳。

若来与若去,无处不真如。

真如者,佛家之名词。佛典云:"如来藏含有二义,一为生灭门,一为真如门。心无生灭,即真如矣;若背真如,即生灭矣。"又云:"真谓真实非虚妄;如谓如常无变易。"

群按:宋代流行的内丹,在唐代称谓胎息。语见《抱朴子·释滞》:"得胎息者,能不以口鼻嘘吸,如在胞胎之中。"就是说不用口和鼻子呼吸,如在孕胎之中,即是胎息。所以这一段功夫,在丹道史上具有承上启下的意义。

我们知道,胎儿在母腹中是没有主动呼吸的,所需的养分以及氧气要靠母体的脐带来提供。古代的道士在修炼中发现一个现象,即在某一临界状态下,呼吸系统会处在一个类似婴儿无呼吸的状态,于是就把这种状态命名为"胎息",取其与胎儿在母体内的相似性。

关于胎息的一个误区,一般都以为在胎息中口鼻呼吸就没有了,所谓"息停脉住"。其实,这时候的口鼻呼吸只是很微弱,或者说是若有若无。胎息是在得窍后,法身内的一种往来之息。做不到这个,其他的功景不值一提,但是,也不能把某种功景就当成修行的成就。比如,精神病人的"功景"就很多,也很奇特,对修行有帮助吗?修道本来就是平常平淡之事,喜欢猎奇,小心"歧途亡羊"。

在胎息中,"识神"是退位的,这种"如痴如呆"的状态下,谁能准确地、定量地予以描述呢?

符 火(第七)

胎息绵绵处,须分动静机。

阴符阳火,气机动静,前数段功夫已有之,不必定在胎息后也。但未到结丹地步,其气之动,常有上冲乳头之时(男子则下冲于生殖器）。既结丹，则两乳已紧缩如童女，身内虽有动机，不能再向外发，只内动而已。动也有时，或数日一动，或一日数动，视其用功之勤惰以为衡。凡未动之先，及既动之后，皆静也。

阳光当益进，阴魄要防飞。

动者属阳，静者属阴。阳气发动时，则元神也随之而动。气到人身某处，神也同到某处。阳气发动曰进，而暗中以神助之，愈进愈旺，故曰益进。阳极则阴生，动极必归静。人之魂属阳，主上升，魄属阴，主下降。当升之时不可降，当降之时不可升。阴魄要防飞者，意谓气若有静定之态，则神必助之静定，以防其飞躁不宁。

潭里珠含景，山头月吐辉。

潭在下，喻血海子宫之部位。山在上，喻膻中两乳之部位。珠之光隐而敛，月之光耀而明。曰潭里，曰含景，言其静而深藏之象。曰山头玄奥之义。真空炼形法云，夫人未生之先，一呼一吸，气通于母，既生之后，一呼一吸，气通于天，天人一气，联属流通，相吞相吐，如扯锯焉。天与之，我能取之，得其气，气盛面生也。天与之，天复取之，失其气，气绝而死也。故圣人观天之道。执天之行，每于羲驭未升阳谷之时，凝神静坐，虚以待之，内舍意念，外舍万缘，顿忘天地，粉碎形骸（道家常有粉碎虚空，粉碎形骸等语，不过忘物忘形之意耳，不可拘泥粉碎二字）。自然太虚中有一点如露如电之阳，勃勃然入于玄门，透长谷而上泥丸，化为甘露而降于五内，我即鼓动巽风以应之，使其驱逐三关九窍之邪,扫荡五脏六腑之垢,焚身炼质,煅滓销霾,抽尽秽浊之躯,变换纯阳之体,累积长久,化形而仙。《破迷正道歌》曰:"果然百日防危险,血化为膏体似银,果然百日无亏失,玉膏流润生光明。"《翠虚》篇曰:"透体金光骨髓否,金筋玉骨尽纯阳,炼教赤血流为白,阴气消磨身自康。"丘长春曰:"但能息息长相顾,换尽形骸玉液流。"张紫阳曰:"天人一气本来同,为有形骸碍不通,炼到形神冥合处,方知色相是真空。"炼形之法,总有六门:其一曰玉液炼形,其二曰金液炼形,其三曰太阴炼形,其四曰太阳炼形,其五曰内观炼形。若此者总非虚无大道,终不能与太虚同体,惟此一诀,乃曰真空炼形,虽曰有作,其实无为,虽曰炼形,其实炼神,是修外而兼修内也。依法炼之百日,则七魄亡形,三尸绝迹,六贼潜藏,十魔远遁。炼之千日,则四大一身,俨如水晶塔子,表里玲珑,内外洞澈,心华灿然,灵光显现。故生神经曰,身神并一,则为真身,身与神合,形随道通,隐则形固于神,显则神合于气,所以蹈水火而无害,对日月可无影,存亡在己,出入无间,曰吐辉,言其动而显出之机。

群按:吾人小宇宙和天地大宇宙的开天辟地是一样的,张三丰说自己遇到的火龙真人就是这一道光。

先是气如潮涌,接着是一道光柱,然后光化为亮点和"散花",最后什么都不知道了,"识神退位"是也;好像进入了另外一个时空,时间过得很快,一瞬间,发现是四五个小时已经过去了,"洞中方一日,世上已千年"是也。

在得了丹道周天后,"二物"像一股热流循经而行,要经过"四交",即三阴三阳交、任督交、心肾交、乾坤交而归于中黄之道后,才聚而成形。"一点落黄庭"之后,就是内丹,一粒神、炁混合物,其形状、大小、颜色在形成过程中也还有显著差异,这个就不多说了,说多了学者容易着相。

六时休少纵,灌溉药苗肥。

六时者,非谓昼之六时,亦非夜之六时,乃人身虚拟默运之六时。古人又有名为六候者,切不可拘泥天时,免致活法变成死法。若问人身六时何似,仍不外乎神气动静阴阳升降之消息而已。休少纵者,即谓念不可起,意不可散,一线到底,勿使中间断续不贯。俟此一段功夫行毕,方可自由动作。

群按:陈夫子注:"六时者,非谓昼之六时,亦非夜之六时,乃人身虚拟默运之六时。古人又有名为六候者,切不可拘泥天时,免致活法变成死法。"不知道友看懂没有?

如果没有明白,摘《坐进此道》中的一段,予以说明:

丹经中很多让人纠结的"理论",或者说,由于历史原因和宗教原因,故布下的迷魂阵。经典上,有些理论本身就是"学理"而已。就是人们说的,不说吧,别人要听;说吧,火候难言。看一段经典上怎么说:

《大成捷要》的阳火阴符口诀天机:药既封固,即当速运周天法论,子时进阳火后升,至巳时止。午时退阴符前降,至亥时止。进阳火中间,有卯时沐浴。退阴符中间,有酉时沐浴。所谓有妙用者何也?盖自子至巳,用在神住下田,呼文而吸武。自午至亥,用在神住上田,呼武而吸文。卯时之沐浴之,用在神住夹脊,呼吸无心,默记三十六吸。酉时之沐浴,用在神住黄庭。呼吸无意,默记呼数二十四。是卯酉二时,息运无为之文火,而心定有觉有照,而无为也。此阳火阴符沐浴之位也,筑基之功,非此火符别无漏尽之本,而马阴不能藏相者也。

真气启动,不须施加人为,一切都是自动完成的,要是把这一套"理论"当方法去实践,不是死路一条,也是绝路一条。一位同学如法炮制,出了大偏差,很不容易才纠正过来,但是已经大伤了元气。内丹道这个事啊,就像股市一样,十个在练,九个在陪(赔)。

那我给出一个注脚,是从伍柳文集中翻出来的,不容易看懂的,需要大量的古代的天文历法和纳甲的知识,这个自己去参研究吧,说起来话就没有头了,暂且就只能是看懂的有福了:

伍冲虚《仙佛合宗》:"周天者,如日月行天,一昼一夜行天一周也。"柳华阳《金仙证论》:"天上有十二支之辰位,炼丹亦有十二时之火候,故六阳用进,六阴用退。冲虚子曰:'子至巳六时为阳,阳合乾,故用乾爻乾策。乾爻用九,而四揲之为三十六。故阳火亦用九,同予四揲。午至亥六时为阴,阴合坤,故用坤爻坤策。坤爻用六,而四揲之为二十四。故阴火亦用六,同予四揲。阳时乾策二百一十六,除卯阳沐浴不用,乾用实一百八十也;阴时坤策一百四十四,除酉阴沐浴不用,坤用实一百二十也。合之得三百息周天之数也,闰余之数在外。盖三百数者,实非三百息,皆比喻辞也。'"所言闰余者,即是如同年,并非三百六十日,而实为三百六十五有余;月,并非三十日,而实为三十日有余;日,并非十二时,而实为十二时有余一样,行周天亦并非正好一周,而是比一周略长,故谓闰余。此闰余即"归根还于下丹田之处,亦有温养沐浴之位也"。

《道乡集》:"丹经每谓周天必数三百六十息,方足一周之数。余谓但行一周,即足三百六十之数。至中间三十六、二十四等说,均是设辞,并非令学者遇阳生时,真数三十六;遇阴降时,真数二十四也。至换卦抽爻,亦是此义,不过虚比,安有爻象之可言哉？因一阳初动,气到尾闾即曰复卦,又曰子时。再升为二阳,在时为丑,在卦属临。再升而为三阳,在时为寅,在卦为泰。再升而为四阳,在时为卯,在卦属大壮。因其阳亦极盛,故此时有沐浴之说,不过停而不行之谓也。稍停即有动机,复上升而为之五阳,在时为辰,在卦为夬。再升而至玉枕,在时为巳,在卦属乾。六阳备足,故有变也。由乾而变为遘,在时属午也。由斯渐渐下降,而遁,而否,而观,而剥,而坤,又归根矣。其实十二时与十二卦,均是虚比,不过气到何处即为何时何卦,并非真有时有卦也。"《天仙正理》对阳爻一百八十阴爻一百二十的解释是:"名是事不是。"丹经谓小周天的度数,云子时起火,即子时即气到尾闾,后升六阳共二百一十六息,前降六阴一百四十四息。

《大成》言,当升之时万不可降,当降之时万不可升,中间卯时、酉时还有沐浴——学者当识。这里的卯时、酉时都不是指后天的固定时辰。周天要自然妙行,凡三百六十周天数息三百六十回者等等,皆是比喻之辞、理论之说,学者谨行。

同样还有张三丰的《五更道情》,只是言火候不断、功夫不息之义,勿谓一更就是行一更功夫,二更就是行二更功夫。又如丹经在"子时"概念之外,特意又有个"活子时"的概念,就是告诉学者需活学活用,不可拘泥于文字、名相。

若追溯《五更道情》的根源,可以到宋代,这不仅是中国传统文化的高峰,也正是内丹学体系丰富完善的时期。好道的博士们写出的修真词,可谓精美绝伦,读来赏心悦目则可,按图索骥则祸:

度清霄五首

其一
一更一点一更初,城门半掩行人疏。
茅庵潇洒一事无,孤灯相对光清虚。
蒲团安稳身不拘,跏趺大坐心如如。
月轮微出天东隅,空中露出无名珠。

其二
二更二点二更深,宫钟声绝夜沉沉。
明月满天如写金,同光共影无昏沉。
起来闲操无弦琴,声高调古惊人心。
琴罢独歌还独吟,松风涧水俱知音。

其三
三更三点三更中,烟开雾敛静无风。
月华迸入水晶宫,四方上下同一空。
光明遍转华胥同,千古万古无初终。
铁蛇飞舞如流虹,倒骑白凤游崆峒。

其四
四更四点四更长,迎午迸鼠心不忙。
丹炉伏火生新香,群阴剥尽回真肠。
金娥木父欢相当,醍醐次进无停觞。
主宾倒置情不伤,更阑别去还相忘。

其五

五更五点五更残,青冥风露逼人寒。
扶桑推出红银盘,城门依旧声尘喧。
明暗二景交相转,生来死去纷易换。
道人室中天宇宽,日出三竿方启关。

接 药(第八)

一半玄机悟,丹头如露凝。

神仙全部工夫,到此已得一半,因内丹已结也。露,乃地面之水因热化气腾散于空中,至夜遇冷遂附着于最易散热之物体,而凝结成露。丹道也同此理,可以神悟,难以言传。

虽云能固命,安得炼成形。

既已结丹,则一身精气神皆完全坚固,决定可以长生,但未能羽化耳,此时可称为人仙。仙有五等:有鬼仙,有人仙,有地仙,有神仙,有天仙。鬼仙者,不离乎鬼也,能通灵而久存,与常鬼不同。人仙者,不离乎人也,饮食衣服虽与人无殊,而能免老病死之危。地仙者,不离乎地也,寒暑不侵,饥渴无害,虽或未能出神,而能免衣食住之累。神仙者,能有神通变化,进退自如,脱弃躯壳,飘然独立,散则成气,聚则成形。天仙者,由神仙之资格,再求向上之功夫,超出世界之外,殆不可以凡情测也。

鼻观纯阳接,神铅透体灵。

此二句乃言超凡入圣之实功,不由此道不能出神。当今之世,除一二修炼专家而外,非但无人能行此功,即能悟此理者,亦罕遇之。余若自出心裁,勉为注释,恐人不能解,反嗤为妄,故引自古相传之真空炼形丹法,以释其玄奥之义。真空炼形法云,夫人未生之先,一呼一吸,气通于母,既生之后,一呼一吸,气通于天,天人一气,联属流通,相吞相吐,如扯锯焉。天与之,我能取之,得其气,气盛面生也。天与之,天复取之,失其气,气绝而死也。故圣人观天之道。执天之行,每于羲驭未升阳谷之时,凝神静坐.虚以待之,内舍意念,外舍万缘,顿忘天地,粉碎形骸(道家常有粉碎虚空,粉碎形骸等语,不过忘物忘形之意耳,不可拘泥粉碎二字)。自然太虚中有一点如露如电之阳,勃勃然入于玄门,透长谷而上泥丸,化为甘露而降于五内,我即鼓动巽风以应之,使其驱逐三关九窍之邪,扫荡五藏六府之垢,焚身炼质,煅滓销霾,抽尽秽浊之躯,变换纯阳之体,累积长久,化形而仙。《破迷正道歌》曰:"果然百日防危险,血化为膏体似银,果然百日无亏失,玉膏流润生光明。"《翠虚》篇曰:"透体金光骨髓否,金筋玉骨尽纯阳,炼教赤血流为白,阴气消磨身自康。"丘长春曰:"但能息息长相顾,换尽形骸玉液流。"张紫阳曰:"天人一气本来同,为有形骸碍不通,炼到形神冥合处,方知色相是真空。"炼形之法,总有六门:其一曰玉液炼形,其二曰金液炼形,其三曰太阴炼形,其四曰太阳炼形,其五曰内观炼形。若此者总非虚无大道,终不能与太虚同体,唯此一诀,乃曰真空炼形,虽曰有作,其实无为,虽曰炼形,其实炼神.是修外而兼修内咀。依法炼之百日,则七魄亡形,三尸绝迹,六贼潜藏,十魔远遁。炼之千日,则四大一身,俨如水晶塔子,表里玲珑,内外洞澈,心华灿然,灵光显现。故《生神经》曰,身神并一,则为真身,身与神合,形随道通,隐则形固于神,显则神合于气,所以蹈水火而无害,对日月可无影,存亡在己,出入无间,或留形住世,或脱质升仙。

按:真空炼形一段功夫,所包甚广,不仅为此首诗作注脚,虽以后炼炁、服食、辟谷、面壁出神等法,亦不出此运用之外,不过依功程之浅深而分阶级耳。

哺含须慎重,完满即飞腾。

哺含即温养之意。完满者,气已足,药已灵也,似指大药冲关之象。若言飞升腾空,则尚未到时。

群按:此段讲述丹头凝结,丹药透体通灵,哺含元炁,以待飞腾,非常言简意赅,我知道,道友们想要的是在实修中的具体表现,道出来是容易的,怎么样去落实在自己,那就要靠勤奋努力啦:

其中的"丹头"亦即小还丹,又谓玉液还丹,大还丹即金液还丹。我用个人的语言解释一下"还丹",就是"先天"的复归,也就是明清修士所说的"炼精化气"。炼精化气与玉液还丹,两者的内涵大约是相同的,都代表的是同一个内炼阶段。但狭义而言,炼精化气可以指这个过程,而玉液还丹更着眼的是"饮刀圭"那个瞬间。如果进一步总结,可以说玉液还丹是炼精化气这一过程行将结束时的那个"质变"。用白话说就是:我们损之又损、炼精化气,目的就是为了得到这个玉液还丹。而大周天是从得大药七日服食过关开始的,经过了"灵龟出洞""河车自转"后,在这个"天人合一"的境界之中,是"醍醐灌顶""漫天白雪""遍地黄芽",然后收获了"金液还丹"。这时候有为的火候功夫已经做完,修炼处于大定大静之中,"我"全由先天和无为主宰着,栖身于杳杳冥冥、恍恍惚惚的无极境界,一切全由三昧真火自燃而燃,使得色身转变为法身,去完成更大的使命。

再看一篇隐者师的讲稿《玉洞双吹》,也必有所得:

《大成捷要》章节:玄关透露,真种将产,贵乎知肘。无中生有,真种产出,即其时也。然又不可太早,急以采之。太早则药嫩气微而不灵。也不可太迟,太迟则药老气散而不聚。必须不老不嫩,方是采取真时。何谓老?玉洞双吹已过,阳物兴起已衰是也。何谓嫩? 一吼气住,呼吸倒回元海之际是也。

《汉语词典》的注释是:道教语,指鼻孔。

俞琰《席上腐谈》卷上:"鼻中气阳时在左,阴时在右,亥子之交,两鼻俱通。丹家谓玉洞双开是也。"

"玉洞"谓隐者的住所。

《见江边竹》:"金明无异状,玉洞良在斯。"《寻贾尊师》:"玉洞秦时客,焚香映绿萝。"《误入桃源》:"人间无路水茫茫,玉洞桃花空自香。"

"玉洞"和经典的"两孔穴""玉管""无孔笛""天根月窟"是一个含义。

《周易参同契·第二十二章》:上德无为,不以察求;下德为之,其用不休。上闭则称有,下闭则称无。无者以奉上,上有神德居。此两孔穴法,金气亦相须。

《道窍谈·第二十二章》:丹家有一穴,一穴有两孔。空其中,而窍其两端,故称为两孔穴。师所传"口对口,窍对窍"者,即此境界也。为任督交合之地,阴阳交会之所,乌兔往来之乡。一穴两孔,其中有作为之法,此法最玄玄也。

《观物吟》：耳目聪明男子身，鸿钧赋予不为贫，须探月窟方知物，未蹑天根岂识人？乾遇巽时观月窟，地逢雷处看天根。天根月窟闲来往，三十六宫都是春。

凡"无孔笛两头吹""玉管双吹""天根月窟闲来往"者，皆描绘开关展窍之际（或之后）的修真内景图：

神气真息来往于"天根""月窟"，泥丸与阴跷的上下互动和反应⋯⋯

虽说两边，实一"中庸"，所谓"乾坤共合成"，所谓"黄庭一路"⋯⋯

所以告诫学子的是，切切勿要在身体上找"玉洞"，那将如同缘木求鱼——内丹学派是"形而上学"，是立足于唯物主义阵营中办的唯心主义的差，贵乎先天大道，不论后天色身上的脏腑、功能。

开关展窍之际，还有一个句子也是容易引起歧解的，"生我之门死我户，几个惺惺几个悟？"

此"门户"就是玄窍气穴，世人常做阴户解，以为警示众生，非也。

前一个"生我"是元神、真人，即"道自虚无生一炁"，佛经中也能找到不少它的别名：意生身、中阴身、如来、法身，最简明易懂的就是"身外身"了；后一个"死我"是识神、色身，再具体落实下去，特指呼吸。

但当此际，丹田如"青冥浩荡不见底"⋯⋯氤氲升起，开合自动，呼吸则全然不由自主⋯⋯忽然紧促焉，骤然而止焉，丹经所谓："阖辟之机一停，呼吸之气立断，噫，生死机关，迅何如也？"

半夜寻幽上四明，手攀松桂触云行。

相呼已到无人境，何处玉箫吹一声？

后天息住，先天气接，玄关窍开而真种产，此皆刹那间的事儿，天上之宝已落吾身，是谓"盗天机"，亦谓"附体"，亦谓"投胎"。至此，"炼精化气"结束，"炼气化神"开始，身心就有了质变，由静而能定——"洞中方一日，世上已千年"矣。

洞者，玄窍。

《抱朴子》称"得胎息者，能不以鼻口嘘吸，如在胞胎之中，则道成矣"，葛仙翁言过其实了。其操作方法，也遭到了司马承祯的批驳："若抑塞鼻口，拟习胎息，殊无此理。"

丹经谓"这回大死今方活"，佛陀曾言"呼吸之间"即此，学者遂多以"玉洞"谓"鼻孔"矣。

古代高道大德，不是"进则儒退则道"，就是英雄回首学神仙的一流人物，所以遣词造句，颇有讲究，请看：

月窟与天根，中间来往频。

所居皆绰绰，何往不伸伸。

投足自有定，满怀都是春。

若无诗与酒，又似太亏人。

炼 神（第九）

生前舍利子，一旦入我怀。

舍利子，乃佛家之名词，此处比喻元神。生前者，即未有此身之前，吾人元神历劫不变，变者识神也。用真空炼形之功，将识神渐渐炼去，则元神渐渐显出，譬如磨镜，尘垢既销，光明斯现，乃知一切神通，皆吾人本性中所固有者，非从外来。此诗所云一旦入吾怀,似指气之一方面而言,然此时气与神已不可分离,言神而气在其中,言气而神在其中。吕祖敲爻歌云,铅池进出金光现,汞火流珠入帝京。曰铅池,曰金光,言气也。曰流珠,言神也。帝京,即中丹田,又名绛宫神室,乃心之部位。心为一身君主,故曰帝京。此诗所谓入吾怀者,亦同此意。

慎似持盈器,柔如抚幼孩。

老子云:持之盈之,不如其已。又云,保此道者不欲盈。又云,大盈若冲,其用不穷。即此,可知此联上句之义。老子云:专气致柔,能如婴儿乎;又云,我独泊兮其未兆,如婴儿之未孩。又云,人之生也柔弱,其死也坚强。即此,可知此联下句之义。

地门须固闭,天阙要先开。

凡言地者,皆人身之下部。凡言天者,皆在人身之上部。修炼家最忌精气下泄,故凡下窍皆要收敛紧密。一身精气渐聚渐满,既不能下泄,必上冲于脑部,斯时耳闻风声,目睹光掣,脑后震动,脐下潮涌。异景甚多。龙门派第十七代广西洪教燧君,传有金丹歌一首,尚未行世,曾记其中有句云:"万马奔腾攻两耳,流星闪电灼双眉,若已到此休惊惧,牢把心神莫动移。"此即言闭地门、开天阙时之现象。

洗濯黄芽净,山头震地雷。

吕祖度张仙姑有《步蟾宫》词云:"地雷震动山头雨,待洗濯黄芽出土。"黄芽者,大还丹之别名也。此处言山头,大约是指头上泥丸宫。前诗第三首也云,山头并海底,雨过一声雷。

据字面观之,似无差别。以实际论,则效验大异。洗濯之作用,不外乎静定。凡丹道小静之后,必有小动。大静之后,必有大动。其静定之力愈深,则震动之效愈大,充其震动之量,直可冲开顶门而出,然非大静之后不克至此。

今按静定之力,吾人能自做主,可以由暂而久,由浅而深。若夫震动之效,乃是顺其自然,非人力可以勉强造作,似乎不能由人做主。但小静必小动,大静必大动,其反应百不爽一。常人所以无此经验者,因其未能静定故。修炼家所以不能得大效验者,因其虽知静定,而静定之力犹嫌薄弱故。释门学禅者,亦能静定数日,而终久无此效验者,因其徒知打坐,不知炼气故。

附注:舍利子在此处为内丹之代名词,然非佛家所谓舍利之本意。究竟舍利子与金月是同是异,修佛与修仙,其结果有何分别,皆吾人所急欲知者,而各家经书咸未论及,虽《楞严经》有十种仙之说,是乃佛家一面之词。除佛经外,凡中国古今一切书籍记载,皆未见有十种仙之名目,似未据为定论。吾国人性习,素尚调和,非但儒道同源本无冲突,即对于外来之佛教,亦复不存歧视,彼此融通,较他种教义之惟我独尊者,其容量之广狭实大不同,而青华老人之论舍利,尤为公允:意谓佛家以见性为宗,精气非其所贵,万物有生有灭,而性无生灭,涅槃之后,本性圆明,超出三界,永免轮回。遗骸火化之后,所余精气结为舍利,譬如珠之出蚌,与灵性别矣。而能光华照跃者,由其精气聚于是也。

人身精气神,原不可分,佛家独要明心见性,洗发智慧,将神光单提出来,遗下精气交结成形,弃而不管。然因其诸漏已尽,禅定功深,故其身中之精气亦非凡物,所以舍利子能变化隐显,光色各别。由此推之,佛家所谓不生不灭者,神也,即性也。其舍利子者,精气也,即命也。彼灭度后,神已超于象外,而精气尚留滞于寰中也。若道家,则性命双修,将精气神混合为一,周天火候炼成身外之身,神在是,精在是,气在是,分之无可分也。故其羽化而后,不论是由身化气,或是尸解出神,皆无舍利之留存。倘偶有坐化而遗下舍利者,其平日功夫必是偏重于佛教方面详于性而略于命也。性命双修之士,将此身精气神团结得晶莹活泼,骨肉俱化,毛窍都融,血似银膏,体如流火,畅贯于四肢百节之间,照耀于清静虚无之域,故能升沉莫测,隐显无端。释道之不同如此。佛家重炼性,一灵独耀,回脱根尘,此之谓性长生。仙家重炼气,遍体纯阳,金光透露,此之谓气长生。

究竟到了无上根源,性就是气,气就是性,同者其实,异者其名耳。

群按:陈述炼养元神之法,谨慎如持盈满器物,呵护如育童带小。具体在实修中,就是"寂照",先师传道:

养胎之功,用元神悬于祖窍穴之内,轻轻寂照于中田,不知有呼吸绵绵往来,身在太虚,或存若忘,不有不无,以文火温养,则元炁日日生长。若能常寂常照,神蛰气藏,深入混沌,大蛰七天,方有金液玉液来复之机,则为七返九诬之丹了。

根据《易经》理论,心属于离卦,阳中有阴,肾属于坎卦,阴中有阳。练功人使心意与肾脏结合在一起。久久练功,就渐渐入于气神俱定,结成圣胎一团,在中田静养,因此中田是阴阳结合养胎神之处。养到能入定7天,达到混沌之极,内炁自动冲过三关,飞上泥丸,祖窍穴现出元光,化为玉液,降入口中,随觉随咽,送入中田,如此7天咽纳不尽,每次收功,皆运卯酉周天一遍以收之,即凝神入定,静养寂灭,守中抱一。这是金液玉液还丹之景,千万不可错过收之。(《明一子内丹功经验谈》)

服食(第十)

大冶成山泽,中含造化情。

大冶,本意是熔铸五金,今以之比喻造化之伟功。乾坤为鼎炉,阴阳为水火,万象从兹而铸成,是万物共有一太极也。山与泽为万物中之一物,而山泽中又有造化,足一物各得一太极也。山泽通气,震兑相交,而造化之情见矣。

修仙者贵在收积虚空中清灵之气于身中,然后将吾入之神与此气配合而炼养之,为时既久,则神气打成一片,而大丹始成。后半部功夫所以宜居山者,因山中清灵之气较城市为优耳。但入山亦须稍择地势,或结茅,或住洞,要在背阴面阳遮风聚气之所。山后有来脉,左右有屏障,中有结穴,前有明堂,此乃乾坤生气蕴蓄之乡。日月升沉,造化轮转,道人打坐于其间,得此无限清灵之气,以培养元神,有不脱胎换骨者乎。

朝迎日乌气,夜吸月蟾精。

蚌受月华而结珠胎,土得口精而卢金玉,人知采取日月精华,则可以结就仙丹,变化凡体。至其所以采取之法,到此地步,自能领悟,不必执着迹象,致碍圆通。若《易筋经》所言采日精月华法,乃武术炼养之上乘,非仙家之玄妙也。

时候丹能采,年华体自轻。

采天地之灵气以结丹,须识阴阳盛衰之候,夺造化之玄机而换体,必须经过三年九载之功。

元神来往处,万窍发光明。

此言周身毛窍皆有光明发现。丹经云"一朝功满人不知,四面皆成夜光阙",亦同此意。其所以有光者,或者因身中电力充足之故,世上电灯能自发光,经过长久时期,而本体不减毫厘彼无知之物质。且灵异若此,又何疑乎仙体。

群按:此一段可以泛泛而论云:陈述服清灵之气,吸日精月华,时至采药,身体自轻,元神来往,万窍光明。但在实修中,服食就是丹经常说的"饮刀圭",看老仙翁如何讲:

心肾交泰的后期可以进行"饮刀圭",饮刀圭是抽坎填离中一项能"盗取天机"的功法。许多丹经以种种方式说到饮刀圭,但都没说它的实质内容和具体功法;因为,它是属于不能书传的秘密法诀。《伍柳》说:白玉蟾"说刀圭于癸酉七月之夕,尽吐露于乙亥春雨之天",从开始说到"尽吐露"经历了一年又三季。这不是因为它内容多,要那么长时间才能讲清楚;而是因为它内容密,要分开来,拖长时间讲。所以,《伍柳》接着说:"又当知天机非邂逅可谈。"这就是说,饮刀圭是一项不能一见面就谈的天机。因为说早了对练功不利。所以,对于饮刀圭,如未得师传,请别强猜,更别强行。(《丹道养生功》)

辟 谷(第十一)

既得餐灵气,清冷肺府奇。

此实行断绝烟火食也。所以能如此者,因灵气充满于吾身,自然不思食,非空腹忍饥之谓也。

忘神无相着,合极有空离。

忘神者,此时虽有御慧而不用,若卖弄聪明,则易生魔障。无相着者,谓无色相之可着也。合极者,合乎太极也。

合乎太极者,即神气合一,阴阳相纽也,如是则不落顽空,故曰有空离,谓遇空即远离也。第三句言不着于色。第四句言不着于空。色空两忘,浑然大定。

朝食寻山芋,昏饥采泽芝。

芋为普通食品,人皆知之。芝形如菌,上有盖,下有柄,其质坚硬而光滑,本草载有青赤黄白黑紫六种,服之皆能轻身,延年。若仙轻所标灵芝名目,多到数十百种,不可毕陈,然非常人所能得也。

若将烟火混,体不履瑶池。

仙休贤乎清灵,若不绝烟火食,则凡浊之气混入体中,安有超脱之望。瑶池者,女仙所居之地。《集仙传》云:"四玉母宫阙,左带瑶池,右环翠水。"

群按:首先我们要明白的是,辟谷是丹道成就之后的一个结果,而不是入门,从这个门径进入,能通向大道吗?

暂时离开道家,让我们眺望一下佛陀走过的路,真正的修士自然会见仁见智。

2500多年前,一位叫乔达摩·悉达多的王子离开家乡来到一个坐落于森林旁边的小镇,不远处有一条清澈的河流。后来他说,一见到那片森林,就非常欣喜。他决定在那里开始他的"苦行",后来,比丘们把那儿叫"苦行林"。

释迦牟尼独自在树下结跏趺坐。他身无覆盖,不避风雨,目不瞬动,心无恐怖,摒除一切,全体放下。据说,由于他净心守戒,不卧不起,乃至一只大雕在他头顶结巢哺雏,粪污其身也听之由之。释迦牟尼独修苦行转眼已六年之久,他由最初每日食一麻一麦,渐渐至七日食一麻一麦,以至于不饮不食起来。终于,他身体变得极度消瘦,有若枯木,手摩胸腹,能触背脊。有一日,他忽然觉悟到:过度享受固然不易达到解脱大道,但是如此一味下去,也没有办法进趋大彻大悟的法门。于是他决定重新进食,再参玄道。这时,传记说他已经走到真理的边缘,但我以为是真理的门前!

通过佛经的记载,至少我们可以知道,佛在出家之初尝试过很多修行方法,并不是一下子就开悟的,其间他经历过六年的"断食"——为另创新教阿难迦叶必然要行不破不立之路——这些后来被佛教否定的苦行,在我看来,恰恰是成就佛陀开悟的一个重要因素,就像蒋维乔精湛的密宗功夫的基础正是在于早年的内丹修为——虽然被他在"理念"上否定了!毕竟,佛在修行之初,他奉行的就是婆罗门教(今印度教)的方法,他断食之后的冥想,依然是婆罗门的瑜伽,他开示众生的只是他的后天世界观的新的"觉悟"。那么在他的弟子创立佛教之际,虽以"平等观念"代替了"种姓制度"

而使佛教广开了方便法门,但是"坐禅"的实质能因此隔断了和"冥想"的联系吗?瑜伽来自"脐轮"的"蛇力"和内丹家的"真阳之气"又有什么区别呢?由此可见道家的辟谷术和佛教的断食大同小异,饮食的节制和某段时间内的断食,不仅是根除欲望的先决条件,而且它彻底地实现了修士的"新陈代谢""脱骨换胎",为内在的超越提供了基础和动力。请看:

他缓缓来到尼连禅河边,清洁自己,虚弱的双腿已难以支撑他的身体。

尼连禅河边有位牧羊女,常在苦行林边放青,素日里看见释迦牟尼如此虔修,心中甚是感动敬佩。这时见释迦牟尼已愿受愿,于是挤取乳汁,煮成乳糜,盛了满碗,捧到他面前,礼拜奉献。释迦牟尼接受了供养,发愿说:"今食饮食,得充气力,以保留智慧年寿,为度众生。"遂即服食。自此,释迦牟尼每日皆受牧女供献乳糜。一月之后,体力强健,已回复了昔日的壮实,他又去尼连禅河中沐浴洗衣,顿觉遍体清凉,光彩焕发。

断食结束后,来到了今名菩提伽耶的地方,在一株高大茂郁的菩提树下坐了下来,他发下誓愿:"我如果不圆成正等正觉的佛果,宁可碎此身,终不起此座!"遂端身正意在菩提树下结跏趺坐,静思默想。他的思维追忆着过去的经历,用大智慧观照宇宙人生的缘起本心,经过长时间的冥想,进入一种"明白"或"醒悟"状态,达到"既不知道满意又不知道失望"的境界,似乎错误消失,智慧涌现,黑暗过去,光明到来。

拂去历史的浮尘,透过虚夸之言看宗教,才会有实在的受益,佛经上面说,释迦牟尼在菩提树下升座之后不久,即"恍然大悟"——那发自心底的本性之光——即宝珠初现,道谓内丹。

面壁（第十二）

万事皆云毕，凝然坐小龛。

面壁之说，始于达摩。当梁武帝时，达磨止于嵩山少林寺，终日面壁而坐，九年如一日，故后世道家之修静功者，皆曰面壁。今之佛家反无此说，徒知念阿弥陀佛而已。

辟谷一关，既已经过，不但烟火食可以断绝，即芝芋之类亦可不食矣。古仙修炼到此程度时，大半择深山石洞而居之，令人用巨石将洞口封灭，以免野兽之侵害及人事之烦扰，且不须守护者。但此法在今日未必相宜，普通办法，即于山林清净之处，结茅屋数椽，以备问道栖止，然后用木做一小龛，其中仅容一人座位，垫子宜软厚；前开一门，余三面须透空气而不进风，最好用竹丝编帘遮蔽如轿上所用者，人坐其中，不计月日，直至阳神出壳，始庆功成。唯昼夜须有人守护，谨防意外之危险。间若不愿久坐，暂时出来也可。此时身内已气满不思食，神全不思睡，其外状则鼻无呼吸，脉不跳动。遍体温暖，眼有神光；其身体内部之作用，自与凡人不同，不可以常人之生理学强加判断。此等现象，今世尚不乏其人，余昔者固亲见之矣，然皆未知其有何等神通，是或丹经所谓慧而不用者乎。

按：自本首第三句以后，直至第十四首末句，概属不可思议之境界，故未作注。当日某女士尚疑余故守秘密，致书相诘，奈余自访道至今已三十年矣，实未曾目睹阳神是何形状、如何出法，即当日师传，也不及此，仅云时至自知。故对于出神以后种种作用，因无实验，不敢妄谈。且学者果能行面壁之功，何患不知出神之事，请稍安勿躁，以待他年亲证可乎。

第三篇 孙不二女丹诗研修笔按

群按：讲述硕果成就，万事皆休，轻乘紫气，静濯清潭，阴阳合为一炁，天地同归一神。一言蔽之，面壁就是在涵养圣胎的一段功夫，参看先师明一子的经验：

入座之后，用祖光照视中丹田虚空境界，把元神定在胎炁中，炁包住神，神炁相结，心意寂照不动，祖光照定胎中，要念念在胎中，非言语之念，而是息定之真念，胎中定力，在乎一念之诚，心无妄想，守中抱一，这样自然阳气日旺，溶化神之阴，阴神自然渐渐消灭，定功渐纯，功夫到此，神归小定，胎炁伏于中丹田，达到真养胎景象。吾在修炼养胎功时，达到整夜不下座，因静定之极，内气不动，外气不入，神气合一，混沌无知。老师说：小静一日不下座，中静三日不下座，大静七日不下座，不可疑为坐化，而是神气归根复命之时，结胎养阳神之象，若不能入定归于虚无之中，永无结胎之理。养胎的火候如何运用，神光悬于祖窍穴中，寂照中丹田虚无之后，若存若忘，以文火养之，全在有觉无念之间。有念则火爆，无觉则火寒，火寒则有鼻流浊涕之危。总以诚意不散，含光默默，神光照定胎中，是养胎真火候。若能凝神入定，静养胎炁，深入混沌，而胎炁方能凝成胞胎，口中生出津液，紧闭口唇，以防渗漏，意送中宫，急凝神入定，以引结胎之火。若不凝神入定，则胎息无主而不灵，后虽入定行火，终不得号为灵胎。或入定而定中神驰，时离时合，难得养胎果满，因此炼意还虚非常重要，把意炼成心死神活，到养胎之际，就无乍离乍合之患了。炼神还虚的具体方法是：把意守部位迁到上丹田（祖窍穴），与中下二丹田化成一虚空境界，存养全体。无人我之相,也无天地山川之形。纯观无相,与太虚浑为一体,太虚即我,我即太虚,寂无可寂,照无可照,只昭昭一灵,超绝万古。

出 神(第十三)

身外复有身,非关幻术成。

按此首若完全不注,未免令读者意有缺憾。若每句作注,又苦于不能落笔,只得将前贤语录摘抄数条,以见出神之时,是何景象。出神之后,尚有功夫欲知其详,请博览丹经,真参实悟,非此编所能限也。

《青华老人语录》曰:阳神脱胎之先兆,有光自脐轮外注,有香自鼻口中出。既脱之后,则金光四射,毛窍晶融,如日之初升于海,如珠之初出于渊,香气氤氲滴室,一声霹雳。

金火交流而阳神已出于泥丸矣。出神以后,全看平日功夫,若阳神纯,是先天灵气结成,则遇境不染,见物不迁,收纵在我,去来自如。一进泥丸,此身便如火热,金光复从毛窍间出,香气也复氤氲,顷刻反到黄庭,虽有如无,不知不觉,此真境也。若平日心地未能虚明,所结之胎决非圣胎,所出之神原带几分驳杂,一见可惧,则怖生,一见可饮,则爱生,殆将流连忘返,堕入魔道。此身既死,不知者以为得仙坐化,谁知阳神一出而不复者,殆不堪问矣。间曰:倘心地未纯而胎神已出,为之奈何?师曰:必不得已,尚有炼虚一着,胎神虽出,要紧紧收住,留他做完了炼虚一段工夫,再放出去,则真光法界,任意逍遥,大而化之矣。炼虚全要胸怀浩荡,无我无人,何天何地,觉清空一气,混混沌沌中,是我非我,是虚非虚,造化运旋。分之无可分,合之无可合,是曰炼虚。盖以阳神之虚,合太虚之虚,而融洽无间,所谓形神俱妙,与道合真,此乃出胎以后之功,分身以前之事也。

问:阳神阴神之别如何?

师曰:阴未尽而出神太早,谓之阴神。其出之时,或眼中见白光如河,则神从眼出,或耳中闻钟磬笳管之音,则神从耳出。由其阳气未壮,不能撞破天关,故旁趋别径,从其便也。既出之后,亦自逍遥快乐穿街度巷,临水登山,但能成形,不能分形,但能游走人间,不能飞腾变化,若盛夏太阳当空,则阴神畏而避之,是以虽带仙风,未离鬼趣。问:阴神可以炼为阳神乎?师曰,可。学仙之上,不甘以小乘自居,只得于阴神既出后,再行修炼,将那阴神原形粉碎,倾下金鼎五炉,重新起火,火候足时,自然阴尽阳纯,真人显象。问:阴神如何能使原形粉碎?师曰:忘其身,虚其心,空洞之中,一物不生,则可以换凡胎为灵胎,变俗子为真人,而事毕矣。问:身外有身之后,还做什么功夫?师曰:善哉问也,此其道有二:下士委身而去,其事速,上士浑身而去,其事迟。当阳神透顶之后,在太虚中逍遥自乐,顷刻飞腾,万里高踏云霞,俯观山海,千变万化,从心所欲,回视幻躯,如一块粪土,不如弃之,是以蜕骨于荒岩,遗形而远蹈,此委身而去若之所为也。若有志之士,不求速效,自愿做迟钝功夫,阳神可出而勿出,幻躯可弃而勿弃,保守元灵,千烧万炼,忘其神如太虚,而以纯火烹之,与之俱化,形骸骨肉尽变微尘,此浑身而去者之所为也。并列于此,听人自择,有志者不当取法乎上哉。冲虚子语录,或问阳神之出,非必执定要身外有身,已承明命,但若果无形相可见,何以谓之出神?答曰:本性灵光非有非无,亦有亦无，隐显形相安可拘一。昔刘海蟾真人以白气出，西山王祖师以花树出，马丹阳真人以雷震出，孙不二元君以香风瑞气出，此数者虽有可见，而非人身也。又南岳蓝养素先生以拍掌大笑而出。丘长春真人自言，出神时三次擅透天门，直下看森罗万象，见山河大地如同指掌。此二者皆无相可见，而也非身也，伺心拘拘于身外有身而后为出哉。问：何故有此不同？答曰：当可以出定之时，偶有此念动而属出机，未有不随念而显化者，故念不在化身，则不必见有身。念若在化身，则不必不见有身。予之此言，但只为我钟吕王丘李曹诸祖真人门下得道成仙者而说，是谓家里人说家常话，非为旁门凡夫恶少言也。彼虽闻之，亦无所用。后世凡出我长春丘祖门派下受道者，必须记知，庶免当机惊疑也。

群按：这一段身外有身，阳神脱离肉体的功夫，看看夫子的行文，饱下眼福就行了。我们学道的，不在于寻求好奇，贵在从基础学起，一步一个脚印，功到自然成。

冲举（第十四）

佳期方出谷，咫尺上神霄。

冲举者，即世俗所谓白日飞升是也。《参同契》曰：勤而行之，夙夜不休，伏食三载，轻举远游，跨火不焦；入水不浦，能存能亡，长乐无忧，功满上升，膺箓受图。从古即有是说，但在今时，既未尝见闻，理论上苦无证据。若以历代神仙传记为凭，自然如数家珍，听者或乐而忘倦，顾又疑其伪造事实提倡迷信，必须求得一平素不信仙道之人，在伊口中或笔下得一反证，而后方能无疑。试观唐韩退之先生所作《谢自然》诗云："果州南充县,寒女谢自然,童呆无所识,但闻有神仙。轻生学其术,乃在金泉山,繁华荣慕绝,父母慈爱捐。一朝坐空室,云雾生其间,如聆笙竽朗,来自冥冥天。檐楹暨明灭,五色光属联,观者徒倾骇,踯躅讵敢前,须臾自轻举,飘若风中烟,茫茫八纮大,影响无由缘;里胥上其事,郡守惊且欢,驱车领官吏,氓俗争相先,入门无所见,冠履同蜕蝉。皆云神仙事,灼灼信可传(后半从略,果州在今四川顺庆府)。此诗通第三百三十字,前半叙事,后半议论,凡恶劣名词,几全数加于其身,如寒女童:映魑魅桃饱日晦风萧神奸魍魉幽明人鬼木石怪变狐狸妖患狐魂深冤异物感伤等字句,极尽诋毁之能事。可知韩先生绝不信世有神仙。虽然韩先生末后之主张亦不过曰,人生有常理,男女鲁有伦,寒衣及饥食,在纺绩耕耘,下以保子孙;上以奉君亲,苟异于此道,八皆为弃其身云云。呜呼,此等见解,何异于井底之蛙,裤中之蠹,安足以厌吾人之望乎。夫神仙所以可贵者,在其成就超过庸俗万倍,能脱离尘世一切苦难,解除凡夫一切束缚耳,非彼震于神仙之名也。名之曰神仙可,名之曰妖魔鬼怪也可,所争者事实之真伪而已。谢自然上升事,在当时有目共见。虽韩先生之倔强,亦不能不予承认,奈其素以儒教自居,辟佛辟老,道貌俨然,一朝改节,其何能改,睹兹灵迹,被以恶名,亦无足怪。吾人读《墉城集仙录》一书,记谢自然女真生平神奇事迹,至为详悉,唯不敢遽信为真实。今读此诗所云"须臾自轻举,飘若风中烟,入门无所见,冠履同蜕蝉"诸语,然后知冲举之说信不诬也。

群按:玄关入后即明,但产药还不断地蜕变,直到得丹以后。小药,大药,丹,是一个渐变过程,随此一过程,而渐变坚固,由易散失到不散失。

得丹后有一明显之征,就是移炉换鼎。

为何要换,怎么换,换后功境如何,这是重点!

火候到了,自然霍然而通,不换而换、想换不得换。

非自己所能做主……

子曰:"未知生焉知死?"

这个就不说了,老老实实打坐去了。

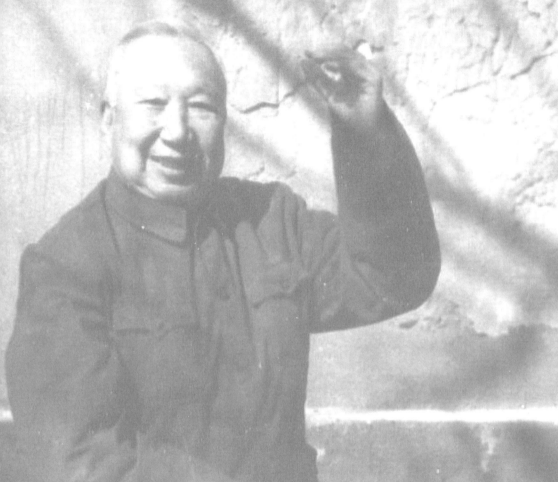

第四篇 女子道学小丛书

重印"女子道学小丛书"序

为弘扬道教文化,挖掘道教典籍宝藏,为仙道修炼提供理论指导和实修印证,今特再印"女子道学小丛书"。

本书是倡仙道学者陈撄宁先生,根据女性生理心理特点,本着仙道求实存真的宗旨,广搜历代女子修炼方法,精选编为《坤宁妙经》《女功正法》《女丹十则》《男女丹功异同辨》《女丹诗集》共五种,是一本罕见的女性修炼专著。

今天我们重刊此书,在不更动原文原则下,将该书合订为两册,便于读者翻阅保藏。限于目前我们印刷水平和条件有限,请读者谅解指正。

傅圆天

一九九四年八月二十五日于青城山飞仙观

坤宁经

"女子道学小丛书"编辑大意

一、精选古今女界懿行嘉言,短篇著作,足以养成女子高上之人格,灌输女子优异之智能,此为关于心理一方面者。

二、精选历代女子修养之方法,经论诗歌,足以造成女界特出之奇才,健美女子普通之体魄,此为关于生理一方面者。

三、道学为中华民族之国粹,乃世界各国所无,而为我国所独有者,以前因女子教育尚未普及,故不能研究此种超群之学术,今依男女平等之原则,将此种学术逐渐公开。

四、古人著作,深浅不一,有十分玄奥难以明了者,亦有偏于俚俗不能动听者,今为普及起见,玄奥者必附以注释,务使读者易解,俚俗者稍加修饰,免致大雅贻讥。

五、本书编辑宗旨,乃提倡中国国有之道学,绝对破除迷信,凡稍涉迷信之文字,概不收录。

《校订坤宁妙经》序

道学之来源,不知始自何时,其见于记载者,则以广成子告黄帝之言为最古,距今已历四千六百余年,代代相承,未尝断绝,中间虽有时被陋儒之摧残,及佞佛者之排挤,表面上似乎声销迹灭,然而山林隐逸,江湖异人,秘密口传,数千年仍如一日,唯伊等发誓不著于纸,故局外人无从知其底蕴,于是儒释二家经典,汗牛充栋,而真正道家书籍,竟寥若晨星,女子道书,尤为罕觏。廿载以前,余即有愿流通丹经秘本,苦于机缘未能辏合,蹉跎岁月,成效难期。今者幸遇翼化堂主人张君竹铭,堪称同志,彼此互商之结果,遂有"女子道学小丛书"之编辑,第一种出版物,即是《坤宁妙经》,搜集木刻本、传钞本、家藏本,共有六种之多,其间文辞各异,字句错误者,指不胜屈,乃将六种本比较优劣,择其善者而从之,自首至末,三翻四复,修饰润色,顿改旧观,虽未敢称为十分精粹,但所余者,亦不过大醇中之小疵而已。因欲急于应世,故仅先出版,俟将来觅得特种秘本,再行一次校订工夫,或可达到尽美尽善之目的,此则有待于他年矣。

"中华民国"二十四年一月(黄帝纪元四千六百三十一年)皖江陈撄宁识于沪上弘道轩

讲经须知

一、女子学道,每苦于无书可阅,无经可讲。虽有许多好道之人,因一时寻不着门径,往往误入歧途,种因既错,结果全非,殊堪浩叹。此经行世,若有精通玄理之士,熟读经文,潜心研究,因时制宜,随机说法,令大众普听,解行相应,未尝非女子学道前途之曙光也。

二、此经首言造化生人之原理,继言女子品德之养成,继言身心性命之根源,继言金丹玉斗之秘,继言发心实证,同参玄妙,共跻仙班,所有坤道修炼普通应有之方法,包括已尽,切合女子心理与生理上之需要,若能善于演讲,必能效果宏收。

三、佛教法师讲经,常有在家妇女参杂于僧尼居士之中,前去听讲,众人合掌他合掌,众人膜拜他膜拜,众人唱诵他唱诵,众人闭目低头瞌睡,他亦闭目低头瞌睡,有时忽然惊醒,勉强撑持,窘状百出。

迨听讲已毕,试问其经文义旨所在,都茫然莫对,仅以"不懂"二字回答。如此听经,若说能得听经之利益,未免自欺欺人。考其不懂之原因,一由于经中义旨不能适合于妇女之性情,自觉格格不入;二由于讲经之人,仅以单调的及乏味的说辞,敷衍而过,不能振作听众之精神,遂致满堂入于催眠之状态。故佛教讲经,仅成为一种仪式,徒壮观瞻而已。

四、讲坤宁经者,需要设法免除第二条佛教讲经之流弊。讲堂之中,温度要适宜,空气要流通,一切仪式,一切陈设,随时随地,斟酌变化,不必十分拘泥,若财力不允者,仅焚少许名香已足,其余陈设,概从省简。最要紧者,需使听众心静神凝,勿使听众昏昏欲睡。

五、讲师之资格:(1)要通太极阴阳五行八卦之哲理;(2)要知中国古代女界名贤之历史;(3)要识身心性命之根源;(4)要明女丹修炼之功法。四种学问,若缺其一,即不能解释此经。

六、讲经之时间,每次以一小时为限。若多讲恐听众易于忘记,好在经文不繁,全部共计十八章,每一次讲一章,十八次即可讲毕。每二次讲一章,三十六次亦可讲毕。至于一日一次,或二三日一次,或每星期一次,临时决定可也。

七、讲室中要预备黑板粉笔,若遇有关经义之文字,可以临时写出,便于听众作为参考之用。

八、关于女丹修炼实行口诀,有不便公开演讲者,概依前人传授规矩办理,讲师不可破坏古例,听众亦不可强迫要求。

资生章第一

两仪氤氲,资始于乾,万物胚胎,资生于坤。维坤亨贞,承乾顺应,蕴蓄凝结,其道以正。载物之功,匪坤莫成。配天立极,唯一唯贞,阴阳不忒,神妙化生。物物藉之长养,息息得之常存,旨哉生生之理,微乎化化之源,寓至动于至静,分清流于浊渊,欲知妇德纲维,先辨坤元奥窔。地无不载之天,阴有含阳之妙,明四行以树芳型,却七情以归至道,节仪标青史之传,精魂证紫宫之号,谈经立千古母仪,秉笔垂群蒙女教,资生之功,首宣大要。

化气章第二

阴阳迭运,循环无端,昼夜递迁,健行不息。气有二至之分,运擅三元之妙。化机泯迹,枢纽乎中;体用攸关,互藏其际。弥沦磅礴,始无而见有,仍终有以归无。浑颢流通,自实以成虚,即从虚而证实。虚虚实实,究莫明虚实之端;有有无无,亦难测有无之兆。先天太极,造化根源,人物生机,乾坤大道,唯妇女者,得坤之体,承乾之功,静一而已。静专于宁,一纯于德,不识不知,顺帝之则,本禀受之真机,和身中之日月,绵绵任其自然,息息归于根穴,汲水府之清泉,养灵台之皓魄,解悟玄微,瑶池仙客。

净业章第三

欲跻仙阶,务除恶业,去恶未净,树德难滋。若彼心迷于欲,情种于爱。或流连婉转,或悲啼嬉笑,或丝藤不断,受牵引以沉沦,或罗网误投,竟含冤于歧路,夜台凄切,空憾情理,泉壤飘摇,犹留爱蒂,如斯缠缚,焉脱轮回?欲出迷津,唯凭慧炬。身口意业,永不招愆,杀盗邪淫,慎毋轻犯,一诚奉善,似嘉谷之朝阳,万念潜消,如沸汤之沃雪,洁清源本,方好修持,觉悟因缘,不难证道。

修善章第四

尘业尽净,扫渣秽而心地扩清;夙夜胥融,辟荆榛而性天朗照。虚灵透露,彝好攸征。打叠精神,专修懿行。积善余庆,不善余殃。载诸坤卦,良意深藏。太上之道,专气致柔。楚书之辞,唯善为实。柔性和顺,能有则正。善归于柔,慈祥谦逊。肃志端庄,敛躬温靖。冲虚雍穆,贞一妙应。养气寡言,清心无兢。惜物命以蓄生机,参道要以明真性。既克敦乎伦常,复潜修乎玄蕴,不泥绣像空谈,须究还丹心印。勿以小善不为,勿以人善是憎。和光风月之中,适性帘帏之内,炷香敬礼自性元神,酌水清修光明宝藏。莫谓女流无杰出之才,须知玄门有坤宁之妙。

崇德章第五

天有五贼,用之则昌;人有五福,修之则良。大德不德,如川之流;小德积德,敦行而化。体也艮止,用也变通,有得乎中,迹象胥融,大化谓圣,神不可穷。女修之功,先去慝焉。关键奠云,辩惑为真。维女子见,多失阴僻,暧昧狐疑,犹豫不已。故其情欲,每易骄痴,而其知解,常多回惑。矧于典籍,更少览观,宦门淑美,徒博锦帏绣阁之华;绅族名媛,不过咏雪吟风之学。拈针刺绣,已擅闺奇。腻舞情歌,更夸艳迹,岂知贞静之懿徽,罕具清高之令德。昔者北郭辞官,绯声于楚国;孟光举案,推誉于梁鸿。然而大家作训,语焉不详;列女有编,传之未备。兹特妙演《坤宁》,用垂闺范,蕑房秀质,唯德是基;芳蓐佳才,能崇是望。初终毋替,永固根基。

女教章第六

蒙以养正,作圣之功。坤而元亨,用柔之道。古有贤女,以身立教。蕙质天成,兰言则效,守贞不字,阃壶十年。温情婉若,慧性幽娴。夙兴夜寐,孝敬诚虔。和以驭下,庄以修己。动容出辞,准乎法纪。龟鉴鸿篇,曾传女史。或孝感夫神明,或忠坚于男子,或节凛乎秋霜,或烈同夫杲日,或义可以贯金石,或侠可以激风雷,或智足破大疑,或才堪济一世,历稽美德,千古余香。挹彼休风,百年增色。尔诸闺秀,精鉴前型,毋慕虚荣,毋矜文彩,铅华洗尽,不夸艳服奇妆,笔彩端凝,莫绘绮词丽句,敦伦好学,说礼明诗,专事织裁,毋徒饰为纤巧。洁修中馈,务实体于俭勤,柔德是正,令名克成,更能陶其真性,保其元精,致功于内外,炼气于朝昏,是童女身而得道,可驾鸾鹤以飞升。

妇道章第七

妇道尊严,修持必要,敌配于乾,母仪攸好。结缡之期,慈亲训词。必敬必戒,无违夫子。夫妇之伦,人道之始。御家有教,正室有礼。鹿车共挽,牛衣不耻。井臼躬操,糟糠非鄙。闲事莫干,中冓勿齿。既助家长,用诲儿孙。若彼敬姜务绩,孟母三迁,熊丸助读,封鲊养廉,隔纱受业,截发留宾,昔贤既往,谁嗣徽音?凡诸富贵之家,必去矜骄之态。门内兴仁兴让,后世乃美乃馨。或操贫贱之业,须绝嫌怨之萌,齐眉可饱可欢,子孙必礽必云。戒贪痴以平戾气,醒痴爱而杜荒淫,苟妇德之无忝,斯人道之有成。善庆则宜男益寿,福报则身泰名荣。懿美克臻,玄修可寻。既迪尔以本职,更诲汝以真经。溯源究本,见性明心,金丹无俟外觅,坤基即在本身。

经论章第八

皇古浑穆，气物淳朴，燮理阴阳，纯熙噩噩，名象何分。邱索羲作，中古羲农，画图演卦，书契既辟，乃立教化。垂典编谟，盛自虞夏。然所著书，总此心传，未有区别，岂分男女。矧兹禀赋，同具一元。虽异其形，乃同其理。唯精与气，神为之主。或清或浊，心君是省。寡欲忘情，筑基炼己。玄牝翕和，潮信灭影。本庸近之常经，起尘埃于天顶。定观即克己之功，黄庭隐真人之容。西华宣妙化，金母挹灵风。全形毋俟尸解，炼气直入穹窿。童贞无交感养育之伤损，易变形而启蒙；妇女多浊漏胎产之破坏，务洁志以修容。私欲悉捐，万感俱泯，广参经论，入众妙门。

觉迷章第九

茫茫尘海，滚滚风涛。水陆沧桑，古今朝暮。浮生如寄，嗟五浊之形躯，幻梦终霄；叹百年之荏苒，鸡皮鹤发。难驻红颜，玉貌花容，瞬埋青塚。或累多于子女，或习染于纷华。不求早出迷途，焉能常留凡境？生时既已渺茫，死后如何超脱？所幸女性幽娴，故尔妇修稳妥。牢固金精于玄室，断除天癸于层关。功迈绛雪之丹，神游阆风之苑。笑粉黛之娇娆，等优伶之忸怩。乘兹普度机缘，快上法船归隐。古昔证道女真，皆住蓬莱峰顶。唤醒枕侧痴迷，莫认眼前光影。须知还返工夫，急速下手加紧。清净源头性命基，坤元妙理少人知。一痕晓月东方露，穷究生身未有时。

坤基章第十

二气交结，中黄应玄。五行相生，唯土斯全。其德安定，其功积厚,其性专一,其用真常。含育万有,滋息繁昌。上配乎天,下通乎渊。凝和百脉,灌溉三田。黄芽出土,见药苗之新嫩;白雪凝酥,识冰壶之妙音。固元精于玄牝,入一念于杳冥。下手先须克己,用功只在存神。四威仪中寂照,内观想里安心。直至天君泰定,方能运动周行。苟不得其真谛,百般尽属虚名。譬诸盖屋,首要筑基。喻彼烧炉,先须种火。五行攒簇,结中宫灵台之缘;四象安排,衍坤维丹室之奥。不识玄关,难言至道。常明根本于生身,究厥性命于仙教。即心即道,道斯可造。

根本章第十一

为人在世,不论男女,能知本根,即可入道。本乃性原,根为命蒂。譬彼树木,必培其本,本既坚固,方可滋生。又如花果,先发在蒂,蒂既含蓄,斯可成熟。人之根本,胡可弗保?溯厥本来,其根原固,何甘戕伐?自作损伤,灭性轻生,沦于众盲。致令元始以来一点灵光,逐渐消蚀,必竟沉沦。试思宇宙万类,莫不各有根本。极之微渺动物,亦能善养其生,岂可人类,而不如物?虽然血气不和,根本难立。色身有漏,根本难全;孕育多胎,根本难固;爱情染着,根本难坚;愚浊混淆,根本难清;神志混乱,根本难安;贪私扰攘,根本难净;习于诈伪,根本难存,故尔修功,不能精进。能知诸弊,一一扫除,毋摇尔根,毋伤尔本,尔性尔命,勤于爱惜;尔精尔气,时加保护。安神守真,去妄存诚,惟本是究,即可长生。

性命章第十二

命原于性,性根于命,为天地祖,为万物灵。未立命时,本同此性;既有命后,不离此性。彝良之好,人各具足。虽有男女,性无差别。究厥本初,性亦不名。太极未判,性命何分？两仪既生,始见性命。性为命宝,命为性源。养性即是存心,修命可以造道。毋自委之命定,是轻视夫命也；毋饰言为性恶,是妄解夫性也。欲知性命根源,须究乾坤妙用。阳里含阴以受质,月中抱日以生光。本来互用之天机,即是性命之妙理。动于无始,动极而后有阴；静于无终,静极而后有阳。一阴一阳,一动一静。清浊上下,乃见造化。阴阳动静之根,性命身心之要。一灵觉照,性海常发智光；万有皆空,命门独开生路。全性则全受全归,修命即修仙修道。交互用功,于斯为至。

心体章第十三

心体无为,湛然常寂,朕兆未露,化机泯焉。无极浑沦,默默兀兀。太虚罔象,妙绝等伦,危微精一,阴阳肇判,则有主持。强作枢纽,名为天心。以先天气,用后天神。以后天质,命先天名。是故天地以之立命,人物以之安身,唐虞以之授受,圣贤以之存存。究万有于一原,归三教于一真。惟真惟一,常惺常明,虚空不昧,其体光莹。能知道心即人心之本,乃见人心即道心之用。说道心即非道心,说人心即非人心,说有心而心不见为有,说无心而心不见为无,不动妄心,而动觉心,觉心常照,妄心常空,本体如如,真心乃见。操存舍亡,犹是工夫。操舍两忘,心斋独得。四勿之语,归于自然。寒潭月映,止水空明。心体湛如,亦复如是。性善性恶,皆是假名。道心人心,千古纷纷。泥文执象,莫究本真。先天后天,孰合孰分？吾为尔等开示心体,但求道心,莫究人心；但发真心,莫生妄心；但存觉心,莫动私心；但住无心,莫执有心。如如泰定,百体从令。修道修仙,随心所证。

指玄章第十四

玄本无指,指即非玄,即无可指,玄亦难言,所言为何?虚空即是。玄中之玄,是名了义,心性寂然,虚空粉碎。无体无形,何有旨趣?然此妙法,为最上乘。玄之又玄,莫可名状。清净道身,万克臻此。顿悟性天,直超无际。中材以下,妙理难闻。兹为导引,开方便门。义虽第二,道则同归。志修真者,以斯为依。夫道妙蕴于玄微,而精神凝于玄牝。生门死户,出坎入离,无逾乎此。玄为之关,橐阴籥阳。安炉立鼎,莫外乎此。玄为之键,是此玄者,乃性命主,乃造化基,乃胚胎种,乃元神宅,故有五玄之名,以立三才之极。心肝脾肺,各有所藏。然而精元,独归肾海,此即人身枢纽之所,又为星辰归宿之地。百脉循环,总会于此;三车搬运,发轫于此;男女修真,皆在于此。玄乎玄乎,窈冥恍惚。有中之无,无中之有。我欲指之,究无可指。知此玄妙,然后采药行火,自能七返九还。若无炼己功夫,终难筑基下手。历代仙圣,言之详矣。指点真机,大丹易炼。普结坤缘,同成法眷。

金丹章第十五

万劫真修,千秋绝业,嗣音莫遇,孰辩焦桐?剖玉谁能,焉知荆石?兔狐乳马,异类相求。燕雀巢凤,小德自妄。以斯种种,希学长生。担肩大道,何殊负山?生死未明,丹旨奚识。不堕旁门,宁甘休息。举世学人,大都如此。睎观海宇,良可悲悼!矧乎女子,未悟玄微。深坐闺中,徒延美景。纵有志趣,何从得师?悯尔柔姿,用开捷径。法取真实,义无支离。即一身中,穷源溯本。女丹甚简,坤道甚易。晓日东升,光痕逗露。运汞配铅,神气俱住。积气本生气之乡,存神为炼神之路。必先绝欲忘情,然后入室打坐。炼己同乎男修,调息绵绵勿助。一阳动处,行子午卯酉之功;百脉通时,定乾兑坎离之位。玄牝立而鼎发黄芽,橐籥开而天垂甘露。元精凝汞上泥丸,神火运行烧玉峰。谨审信潮将至候,逆转黄河水自通。金精化液,朱汞流光。守灵丹于元室,养真气于黄房。七七固丹基,百日赤龙降。炼形即炼气,此是大丹方。

玉斗章第十六

天有七政,秉璇玑之权;人有七窍,妙形神之用。脉络通乎躔度,星辰会于玄窍。解悟玉斗枢衡,立跻天真位号。用施普度津梁,导尔直入仙乡。凡诸妇女,虔洁心香。每于静夜,子转一阳。凝神端坐,定息垂光。叩齿聚精,默诵灵章。注神元海,直过肾堂。由夹脊关,上朝玉皇。星精运印,天日焜煌。上接北斗,紫气眉扬。存想真形,照我黄房。丹元灵府,光华含吐。青赤白黄,木火金土。肾水玄精,成色有五。直与斗光,交映为伍。共入丹元,蕴诸精海。化真人形,迸出天顶。历北极宫,志诚朝礼。周遍斗城,还归本体。收敛金光,育精洗髓。五气朝元,功无踰此。勤而行之,三年遐举。是为玉斗秘密之章,最上一乘之旨。智者真修,有缘得与。

实证章第十七

修道修仙,希圣希贤。总无男女分别,唯在心志专虔。至诚无息则久,神而明之在人。苟能躬行实践。自得智慧圆通。欲闻大道,须解真修。修不能真,证何由实?须知实证,不事枝叶。穷理尽性,以至于命。跳出凡笼,臻于圣域。世俗修行,尽属循名。以循名故,遂无实际。殁身不悟,深可悲叹。虽曰三教皆有实证,然其果位未必尽同。初终体用,偏而不全。执其一端,鲜克有济。尔等须知,女子修行,工分九级,级分三步。三九累积,二十七层。性命双修,斯为大乘。明体达用,彻始彻终。阳神普化,光满虚空。空不着空,何空非实。内蕴玄机,阴阳消息。湛寂圆明,了然真际。愿尔群伦,究心斯义。核实用功,毋徇名誉。太上忘情,泯绝思虑。实证非虚,志向上去。

发心章第十八

太虚冥漠,法愿宏深。苦海无边,回心即岸。现在未来一切善信,秉此心香,同诚矢愿。发真信心,无起疑惑;发精进心,无起怠情;发决断心,无起牵缠;发谦下心,无起骄慢;发向上心,无起凡情;发清净心,无起欲念;发慈悲心,无起杀害;发智慧心,无起贪嗔;发圆通心,无起执着。愿诸恶莫作,愿众善奉行。

女功正法

"道学小丛书"编辑大意

一、道学之由来,出于周秦以前之道家。道家之说,发源于黄帝,集成于老聃,流而为庄、列,变而为韩非、鬼谷,衍而为鹖冠、淮南。中国道家历史,远在印度佛教产生之前二千余年,故道家资格最深,为世界任何宗教哲学所不及。

二、道教别派,一变而为儒家,儒家分支,再变而为宋明理学,故道学范围较理学为宽广。

三、道家的修养一派,即后世神仙家所宗,黄帝且战且学仙,老子更标著"长生久视"之道,故"道学"二字,又包括"仙学"在内。

四、编者早有"仙道丛书"之辑,内容博大精深,现已陆续用木版刊行,但颇需时日。今特体学者先睹为快之心,遂编者仅量流通之愿,复奋勉从事,编辑"道学小丛书",取材务精,出版务速,法重实用,废弃空谈,页数不多,法门无尽。

五、本书编辑宗旨,乃提倡中国固有之道学,绝对破除迷信,凡稍涉迷信文字,概不收录。

《女功正法》陈撄宁序

此书原名《增补金华直指女功正法》，题为掌领坤教青霞元君灵阳道人何仙姑奉敕述，盖乩笔也。首有《总说》一篇，乃光绪六年纯阳子作，亦是沙盘中语。虽有千二百字之多，皆杂凑成章，腐词滥调，伪托吕祖，故不录。又有《道教》《儒教》《释教》《邪教》四篇，既无关女丹之事，且所论三教大旨与其历史，颇多挂漏，而《邪教》一篇文字，尤不雅训，故皆删去。从第一起，至第六节，皆言女丹功法，虽似乎勉强造作，非法于自然，但其法由来已久，学者不可不知。第七节嫌太简，第八节、第九节，论及阳神，夹入许多佛教名辞，颇异于仙家专门术语，今亦姑存其说，而不可以为训也。第十节，无关重要。第十一节，仅是作者之理想，皆不足论。附录二则，聊供参考而已。原本卷后尚有七言绝句十六首，名为《女功正法捷诀》，其运用皆与以前各节相同，不过重说一遍耳，故从省略。

读者须知，神仙之学，有四大原则，第一务实不务虚，第二论事不论理，第三贵逆不贵顺，第四重诀不重文。凡审定丹经道籍，皆当本此原则以求，庶免迷惑。今观此书，所言者，事也，非理也；所行者，逆也，非顺也；所传者，诀也，非文也。对于第二、三、四各项原则皆合。唯作书之人，不用真姓名，而假托于吕纯阳、何仙姑，未免虚而不实，与第一项原则不合，故将书中显然乩笔处概行删削，去其伪邪所以存其真，世间智士，当有同情也。

"中华民国"二十四年六月（黄帝纪元四千六百三十二年）皖江陈撄宁识于沪上

女功正法

灵阳道人　原著

陈撄宁　删订者

总论

　　男子二八精通，精盈则泄；女子二七经行，经满则溢。人欲无泄无溢，必须知风知火。火即元神，风即真息。神息相依，由观而得。法从目中玄窍视入炁穴之内，炁裹神凝，都由意摄，天然风火，交无运休，易精易气，易气益神，神圆形化，身外有身。

　　诀云：但能神息常相顾，换尽形骸玉液流。只因久视长生窟，炼出阳神现顶门。要知万物生皆死，须悟元神死复生。能以心神居炁内，婴儿安养定功成，人能本此修为，何患内丹不就？

　　法以冲、任、督脉，运在外中内关，唯是女修略异，功始上关乳溪，继在中关脐内，终归下关子宫，复将中下化为一穴。男子炼精，名曰太阳炼气；女子炼血，名曰太阴炼形。

　　火风之秘，候宜文武。武在中间，文用始终，周天运行，不离观止。一日之内，十二时中，意之所到，皆可为也。先天之炁，后天之气，能得之者，日常似醉。

　　世俗女子，习染太深。贪食荤腥，易生欲念。见人婚嫁，中怀自怨。春感秋伤，致生怯病。食多生冷，更增经滞。复遭诱惑，身名俱败，报恨终天。人当鉴此，莫造孽缘。忍者自安，悔者自乐。意似捧盈，心如止水。时效金人，缄口藏舌。动静云为，保贞全节。打破情关，跳出欲海。身中天癸，养命之源。急求功法，炼化成真。功积人间,神归天上。汝等修士,各自勉旃。

此篇约九百四十余字,似是乩坛训示文之类,语多无稽,今删去大半,仅存四百余字。

第一节 识基洁心

若要识基,先须洁心。一尘不染,万象勿迷。心空欲净,自然定静。如镜之明,如水之澄。心既洁矣,即求识基。女原坤体,阴背阳腹。乳房外窍,乳溪内穴。第六重楼,六分半处,与十重楼外阙相对。坐先跨鹤,腿膝交叠。紧闭下关(泉扉),得固元气。运动上关(乳溪),下免泄漏。中关脐内,一寸三分。

欲无五漏,须守三关。耳常内听,目常内视。口闭不言,炁纳乳溪。神凝金室,性定觉海。意注丹宫,归一惟观。金母观心,老子观窍,佛观鼻端。端即鼻尾,名曰山根。在二目中,至圣顾諟,当止之处;允执厥中,至善所在。

樱宁按:佛观鼻端,这个法门,见于佛教《楞严经》:"孙陀罗难陀,观鼻端白,见鼻中气,出入如烟,烟相渐销,鼻息成白。"设若观山根,如何能看见鼻息之出入? 又按:鼻端的"端"字,在字典上,作"首"字解,首即头也。所以,鼻端就是指鼻头而言,决不是鼻尾。无论观山根的法子如何高妙,总不是佛教观鼻端的法子。山根与鼻端,上下地位不同,后学切勿误会。

二六时中,观其未发。七情无有,五蕴原空。心常自在,活泼泼地。若吾吕师,道源玉清。凝神炁穴,注下丹田。意由目中,引入炁穴。先天炁来,后天气入,刻刻存之。

女以乳溪为上丹穴。脐后肾前,即为中关。牝户下关,子宫大鼎。亦由目中引入乳溪,脐内子宫,一脉相通。先天种子,命之本源。

男子元精，至阳之气；女子真血，至阴之精。生身之宝，万化之根。男藏命门，即是炁穴。女藏牝户，即子宫中。欲动难留，心静可保。然须风火，炼化常存。

第二节　修经起用

女子二七，经行血亏。虽是月月信水再生，实是月月皆有耗伤。有志修经，炼之化之。年老已绝，先使之来。莫食生冷，方免血瘀。

樱宁按：习惯相传如此，不必拘泥。

盖因经水乃命之根基。起炼之法，意似有为。易益血气，不复再伤。有为无始，无为有终。

樱宁按：此书文字，颇不明显，容易误入，即如"有为无始，无为有终"二句，读者未必能解。作者本意原谓："有乃无之始，无乃有之终"，如此而已。至于上文"意似有为"一句，是说自己意念，似乎有所作为，比较"有为无始"句中"有为"二字，大不相同，读者须要分别观之。

有处着力，后天气通；无处用意，先天炁盈。目随意至，神息相依。易血益气，炼气养神。从中关起，意似着力，往上直提，三十六次。提到上关，左右各旋三十六次。再到乳房，左右各旋三十六次。天谷不热，气未上升；地泉不热，炁未下降。意领目注，上中二关，两手叉脐下泉上，意似着力，往上直提三十六次。提到乳溪，再到乳房外窍之内，左右各旋三十六次。

第三节　断龙功法

断龙秘法，功兼有为。子午二时，坐如跨鹤。口齿七二，通肺俞穴。意用后天，鼻息自然，三十六次，周身脉通。

　　撄宁按：此段文句太简略，恐人难明，今特加以解释。所谓"叩齿七二"者，就是叩齿七十二下；所谓"三十六次"者，就是鼻息三十六次。一呼一吸，名为一息。三十六息中，若依呼吸计算，则呼三十六次，吸亦三十六次，共计七十二次，与叩齿之数相同。盖每一呼叩齿一次，每一吸又叩齿一次，所以鼻息三十六次，叩齿则有七十二次。

　　脚跟紧抵泉扉，两手交叉脐下，意似着力，往上直提三十六次。提至上关，意用目旋各三十六。再至中关，意用目旋各三十六次。手向天托，缓三十六，紧三十六。尾闾忽动，两手叉腰，紧咬牙关，两肩直耸，夹脊双关，肺俞皆动。意将头背往上直耸，上之玉枕，通至泥丸，再将下唇紧包上唇，意将真炁上送泥丸，下近鼻窍。

　　舌搭天桥，甘露自来。用鼻一缩，津随意咽，送至脐下。手安牝上，意似着力，直至子宫，三十六次。甘露入鼎，热气盘旋，脚跟紧抵，身心俱定，子宫安静。魏元君曰：宝归北海，安静妥妥。

第四节　炼乳还童

　　乳房上通心肺，下彻气海。若要炼乳如童女形，功在断龙法内，加送甘露，直至绛宫，意注两乳，左右各旋三十六次。唇门上下，牙齿咬住，鼻孔关闭，用内呼吸。在乳房内，以两手心，各左右揉，七十二次，先缓后急，先轻后重，百日功全，成核桃形。昔风仙姑炼乳诀云："左日右月一阴阳，鼻息内行名运罡。欲得阴阳归日月，必须真火炼双掌。"（按：双掌在别种书上作双房。）

　　撄宁按：第二节至第四节，三段功夫，虽然说得明白，但初学之人，看了此书，自己需要慎重，不可轻举妄动。最好是多看几种书，将理路弄清楚，能彀融会贯通，方可试做，并且要十分细心。一有障碍，立刻停止，否则恐怕做出病来，单靠这一种书，决难应用。我发愿将自古至今女丹秘籍十余种，完全宣布流通，公开传世，或加注解，或加校订，或加补正，俾成为古今女丹诀最完全的一部丛书，将陆续出版。以前女子修炼，所困难者，就是无书可看。现在看书的问题，是已经解决了。你们必须多看书，多研究，再寻访已经做过此种功夫的人，与他讨论，或者能得到一点门径。

第五节　安鼎结胎

男以下田、中田、上田为鼎，女以子宫、脐内、乳溪为鼎。子宫离下丹田一寸三分，离脐二寸八分，又在上关乳下。上乳溪，中脐内，下即子宫，部位由外而内，运用由内而外。男无子宫，以下丹田为大鼎，此所以名同有异。

樱宁按：丹经言鼎必言炉，鼎在上而炉在下。此书有鼎无炉，而且上中下三个部位，都名为鼎，不合古人之成法。所谓一寸三分、二寸八分者，皆难作准，学者不必拘泥，免受其误。

《吕师金华集》：二目回光，由二目齐平之间，一意专注，至下丹田。女子断龙功法行后，安静数刻，意由二目中间，回光注至乳溪三十六次，注脐内，注下丹田，即子宫，各三十六次。意引华池水到上鼎，引心肺二液到上鼎，意将海中真金送到上鼎，而后意似着力送下，至中鼎，再送至大鼎，盘旋十八次，内热火升，鼎安胎凝矣。

樱宁按：此段作用，文义亦不明白，初学恐难以照行。

第六节　胎息自调

呼吸能免风喘粗浅等弊，鼻息即调。息息归根，便成胎息。息行脉动,息住脉停。古书云:"服气不长生,长生须伏气。"真息运行,即能伏气。断龙功后,再静一时,七情未发,杂念不起,于是足抵泉扉,唇包齿藏,意随目光,注在心肾相去三寸八分之处,左旋右转,四十九息,甘露自来,如咽似提,提即归脐,炁即凝矣。久成胎息,不呼自呼,不吸自吸,不提自提,牝户之内,阖辟自然,和暖如春,丹自成矣(此节文句略有删改,功法概仍其旧)。

樱宁按:从调息以至胎息,中间之现象,未曾说明,所谓心肾相去三寸八分之处,亦不足为据。

第七节　液还胎成

男工河车,神火熄风。日采归炉,炼成小药。炁足神圆,便成大药。五龙捧圣,运合天然。由下迁中,益气养神。再迁上田,先透顶门。玉液还丹,醍醐灌顶。阳神炼熟,即曰神仙。

若问女子玉液还丹,便是赤龙化为白凤,充满下田,恍如胎孕,功满炁化,神光圆足,透出顶门,炼就阳神。玉液还丹,醍醐灌顶。不离前功,须如大士普陀顶上观微妙音也。

樱宁按:论女功处,太嫌简略,不足为法。

第八节　炼化阳神

易精益气,炼气为神。男之内丹,易血益气,炼气为神。女之内丹,都用火风,若女之断龙,在化血成炁。又云,调息化炁成神,若炁不炼,则神不足,形亦不着,只为阴神,不成阳神。法于入静,用六字诀。意运"唵"字,从脐内起,居中丹田,左右各旋三十六次。意运"嘛"字,东方肝部,左右各旋三十六次。意运"呢"字,南方心部,左右各旋三十六次。意运"叭"字,西方肺部,左右各旋三十六次。意运"咪"字,北方肾部,左右各旋三十六次。意运"吽"字,上至泥丸,左右各旋三十六次。意居中,统魂神魄炁,总归于顶,炼化成阳。阴居大鼎,静以守胎。再将"俺"字意运中关,九次功成,阴升阳降,会合中鼎,光圆顶门,而为大士坐普陀顶、观世五方自在妙音。

第九节　阳神光圆

玉液还丹,阳神未纯。赤水得珠,阳神光圆。比如大士坐普陀顶、观世五方自在妙音。心即红儿,五十三参,至诚皈依。意根返元,六根解脱,神自圆明。肾比龙女,手持宝珠,上献当前,光包十方。心肾既交,神炁自合,结成真种,养育圣胎。紫竹隔住,肝性仁也。白鹦飞舞,肺情义也。金木交并,性情合也。虎伏龙降,水火济也。清净宝瓶,喻肺之液。杨柳枝儿,喻肝之尾。华池津液,比如甘露。泥丸顶上,稳坐普陀,法用哆罗,意运"俺"字,入真息处,即大鼎也。宝安鱼篮投至脐内,口中似念"伽啰伐哆",专意无分。一切婆娑,定慧圆通,任他南海,波浪滚滚,元阳炁足,神火光圆,大药冲关,吾只自在观自在也。心定意净,一观而已。此部大法,玄妙真机,较断龙法,更为佳妙。如此九转,即得七返,功归脐内,阳神现顶,宝光上升,形神俱妙,功德圆满,玉诏即临。

第十节　温养朝元

大鼎已安,大药已得,圣胎已成,阳神已现,还须温养。乳哺三年,面壁九载。定息绵绵,意一无分,神息相顾,三千日内,如保赤子,刻不忘此,无须臾离。二目垂帘,光随意注,存于内窍,静而愈入。炁暖如春,甘露频生。炁运周身,始自子宫,后升前降,河车自转,易化凡躯,成我真形。男子朝元,白光透顶,次黑、次青、次红、次金；女子朝元，黑光透顶，次红、次白、次青、次金。功足光圆，五光会一。地雷自鸣，天门自启。阳神一出，一出便回。先近后远，切莫自迷。当此之际，更宜慎之。

第十一节　功成超凡

阳神出入自如，真我游行自在，且住人寰，广立功德，德深缘至，真师来度。引见上帝，次拜诸天，后到瑶池，朝见金母，授职为仙，是为超凡。

附录一　先治经病

胎前产后，经闭成疾，功加揉腰，三十六次，左右如之。两肩上下，各三十六次，左右如之。加摩脐心，两手交互，各摩七二，内热方止。血崩带下，前功加一逆吊虎法，横木悬空，两脚倒挂，形似金钩，手指撑地，意注脐下，左右盘旋百二十次。每日子午。兼治闭经、血瘀、血瘕，前功内加顺钩金鳌，横木悬空，合掌顺挂，脚尖至地，二目垂帘，低头观心，三十六次。意随目视，脐下六分，三十六次。目观病处，亦三十六。诸病类此，一一推之。秘用心神真火治疾，乃魏元君、崔、凤、孙、麻"团鱼瞅鳖"治病秘法。

附录二　经绝引还

月水已绝，先须引还。断龙法内，意往上提，改往有送，左右各旋，改为各揉，百日经来。三日之后，仍用前法。百日功满，后即断去。

女丹十则

华藏山清烈古佛　著

皖江陈撄宁　删订

读者须知

一、此书无著者姓氏,旧题为金华山香逸古母,此种名称,大觉浅陋,作书者虽不欲用自己真姓名,然何必伪造圣号乎?故削去不录。

二、此书虽标题十则,然第五则与第六则,内容大致相同,第十则所论,又太觉空泛,无另立一条之必要,故于此三则中,皆大加删节,免得惹起读者之厌烦,其他各则,亦有删节并改正。学者若将原本与此本对照,则知有不能不删改之理由,非多事也。

三、除本文而外,凡有余所加之按语,读者切宜注意。因为那些评论,都是经过数十年的阅历,方能写出,不是像别人做文章,随便乱说,毫无凭据。

四、附录《坤诀》一篇,虽不敢断定确属孙不二之手笔,但文字亦简洁可喜。至于傅金铨的解注,惜其满纸喻言,恐学者难于领会。篇末"黄芽白雪"四字之来源,余说得甚详,读者应当研究。

五、女丹经内藏真诀者,自古及今,遍国中只有二十余种,不能莫多,学者必须全读,方能得其门径,然后再寻师访友,实地练习,庶几可望成功。切勿一知半解,自满自足。

"中华民国"二十四年七月(黄帝纪元四千六百三十二年)皖江陈撄宁作此代序

第一则　养真化气

樱宁曰：道家工夫，贵在口诀，至于文章之优劣，殊无足重轻。故尝有理论不圆者，或字句欠通者，或见解卑陋者，或夹杂迷信者，皆能使人生鄙视之心，遂致其真口诀亦湮没而无闻，甚可惜也。余今编辑此书，盖欲度中材以上有学识之女子，若慨依原本录之，未免贻讥于大雅，兹特撮拾其精华，削去其疵累，虽未尽臻纯粹，然已较原本为可观矣。

女子修行，与男子有别。男子阳从下泄，女子阳从上升。男子体刚，女子体柔。男子常保守丹田之阳精，不使外泄，积之既久，用身中真火锻炼，使精化为气，气化为神，神化为虚，而证道矣。

女子乃阴体，须用乳房灵脂，变化气质，久久运炼，自然赤返为白，血化为气。血既化气，仍用火符进退，亦能气返纯阳，了道归真。故女子初工，先炼形质，后炼本元，不似男子之工先炼本元，后炼形质也。

何谓养真？凡人之心，最易摇动，若使其常守于内，便生厌烦，故起手先教以养真之法，自然厌烦少释，四体安和，方能再求进步。

平日坐炼之时，必须从丹田血海之中，运动气机，照着心内神室，觉有一缕清气，自血海而出，定久之际，其气必动，随其气机鼓舞，向上飞腾，冲到泥丸，复转下降。斯时微以意引之，随着气机从泥丸降下重楼。此时切不可用意，恐伤形体，即随气机自重楼下至两乳间，内有空穴，凝聚良久。若有动机，照前行持，不过四五十日，其气已透，血化为气，赤返为白。斯时丹元已露，道心已诚。若能坚持静守，朝夕不懈，时刻用功，何患大丹不结、女仙不成者哉？此乃女修第一步功夫，果能行到极玄极妙地位，以后功夫，皆从此前进。

学者勉之。

　　撄宁按：当气机从泥丸下降时，既曰"微以意引之"，又曰"不可用意"，究竟用意乎？不用意乎？盖此时动作，是有意与无意之间。因要顺其自然，故曰"不可用意"。又不能置之不理，故曰"以意引之"。

第二则　九转炼形

　　炼形者，是谓调摄之义。血液属阴，凝居于下，藏于血海胞里，化于五蕴山头，灌溉一身，荣养百脉，循环不已，游溢诸经，变为渣滓之物，去而不用。直到二百四十刻漏，三十时辰已周，那时熔华复露，先天化形，留为生人之用。此即所谓气之清者，上升于乳；气之浊者，下流为瘀。生人生仙之机，实分于此。故女子之修炼，预先认得清浊，方能炼得真形。

　　夫形何以炼？当其坐时，用神机运动，候口中液满，微漱数遍，俟其清澄，然后用鼻引清气，随同玉液，咽下重楼，入于绛宫，下降黄房，至关元血海而止。略一凝定，从血海运至尾闾，升上夹脊，透顶门径入泥丸。仍从泥丸复行下降，至两乳间而止。停聚良久，使津化为气，是为一转。如是者三三转。既毕，方用两手运两乳，回转三十六。转毕，以两手捧至中间，轻轻运至血海而止，仍又依前运炼。一番三转，三番共得九转。倘女子沉潜庄重，根深器厚者，行之不过百日，而形已炼成，长生有路矣。从此再求上进，大丹可期。

第三则　运用火符

　　男子先炼药，后炼形。女子先炼形，后炼药。因其体相攸分，故前后工夫差别。学道女子，照依前段口诀，用心行持。若行到丹田血海之中，气机温暖，自然有清气一缕，上冲心舍，直至两乳，此时切不可动念。仍旧行功运转，自然复行下降，仍旧归于血海。斯时气机已动，真气已生，赤血之阴，变为白气之阳，若不用火行符，其气仍然化为赤血，白者复变为红，枉费功夫。到此时当用真火以炼之，又用真符以应之，符到火足，其气必凝。当此气凝之候，别有景象。倘不分明讲出，恐火符差失，有坏丹元。修士至此，切宜细心熟记，毋自忘失。若此刻功夫一误，不惟前功枉费，后功难修，而且有伤身命，防有血崩之患。

学者要记清楚，当其气归血海之时，此气虽从血中化出，并非是血。如人出外，变相归家，即家人妇子皆不能识认，安能如前日之相投？故其下降时，血海之中，必如鱼吸水一般，斯时四肢若醉，其快乐如夫妇交媾，有莫能自禁之势。

樱宁按：有人说此时身中快乐之感觉，胜过男女之事若干倍。因为某种女子，生性冷淡，又遇男子身体虚弱者，临时在女子方面，毫无快感。而修道做功夫的女子则不然，虽独自一身，清心寡欲，在静室中打坐。果能如法将自己身内之阴阳配合调和，入于至玄至妙之境，即有特别之景象发现，其快乐不可用言语形容。至于男子做清静功夫者，虽有时身中亦发现快乐之景象，但比较女子快乐之程度，仅得其十之二三而已。此则关乎男女生理上之不同，非人力所能强为也。

到此地位，必须拿定主宰，切不可放纵。一念凝守中宫，停聚良久，它自然向上冲关，升入泥丸，化为玉液。以意引下重楼，还至两乳间而止。用凝气法以混合之，使其聚而不散，久久行之，自能达本还原，以通胎息。若胎息既通，则仙道可计日而至。女真修士，当共勉之。

第四则　默运胎息

女真修炼者,果能照前口诀,尽心行持,自然真气日生,血化为液,自两乳中间,流通百脉,润泽周身。此液是血化成,必须常用内运元和之气,以温养之,方能镇静中田,以为超升之本。

何谓内运元和之气?盖呼吸由中而生,亦由中而定也。女真修炼,既得玉液,须运用此气以凝之,其液方无走失,并可倚此而结成还丹。当其内运之时,其势不着于口鼻,而又不离于口鼻,虽有呼吸之名,实无呼吸之相。何也?是借呼吸以为呼吸之义也。盖口鼻之呼吸,乃后天呼吸;内运之呼吸,是先天呼吸。此时注重先天,不注重后天,先天呼吸,有名无形,随后天口鼻之呼吸,一出一入,自然升降。久久行之,则息息归根,呼吸之气,不由于口鼻,而胎息已成,仙道不远矣。

撄宁按:此段功夫,原文就未成说得明白,余恐后学不易了解,遂力求浅显,将原文删改大半,比较容易明了。至其细微曲折,要在为师者口传面授,并要学人心领神悟,在自己身中实地证验。功深日久,水到渠成。果能一旦豁然贯通,自然暗合道妙,固不必拘于文字之间矣。

第五则　广立功行

女子果能潜修至道,已经炼得玉液还丹,认得先天面目,又兼保得住胎息功夫,至此必须借外行以培植道本,方才外无所亏,而内有所助。所以事奉翁姑,宜尽孝思;与人应接,当存忠厚。矜孤恤寡,救苦济贫。尊敬师长,和睦乡邻。举动勿轻浮,言语勿傲慢。一切行为,皆归理法之中,自然气质冲和,不求功行,而功行自立。

樱宁按：此篇删去大半，仅此已足。

第六则　志坚行持

女真修士，若能得明师，知口诀，敦品行，矢志用功，恒久不怠，则神仙指日可成。然女子之性情，易漓易变，遇有不如意事，难保不顿改初心。或为歧途所引，妄起偏僻之见，致令前功尽弃，孽海沉沦，嗟何及矣！

世间传道者虽多，而得其真传者盖鲜，往往自误误人。今于女丹口诀，显明指示，以度有缘。所望跳出迷津，得登彼岸，使黄泉无碎玉之魂，红粉得驻颜之术，长守不失，享乐无穷，岂不快哉？

戒规列后：

第一戒：孝养翁姑。第二戒：端方正直。第三戒：谨慎言语。第四戒：小心行持。第五戒：尊师重道。第六戒：立志不变。

樱宁按：原文删除五分之四，因其无关重要。至于戒规六条，虽每条皆附有解释，亦未录，因其大意已明。

第七则　调养元神

女子之功，比男子便捷。女丹从养真至胎息，其功夫已做完大半，不若男功有许多作用，方能得到调神地步。所以女丹法从养真至胎息功毕，便接录外行工修，俟其外行有余，即可炼调神一段功夫。盖因其前日运炼之时，已将血化为气，此气便可化神。到此时候，若不陶冶性情，辅助以外行，恐将来凝之不住，反致前功尽弃。必须照依戒规，严遵法度，将心地磨炼成一块水晶相似。炼而复炼，磨而复磨，直至内外洁白，表里玲珑，体相皆空，纤尘不染，行到此地，自有一片清灵善化之机，照映在腔子里，入定之际，不食不饮，不动不言，此时必须用人保护，不可受惊骇，恐伤神着魔，为害不浅。

女修至此，当留心注意，毋致差失。日夜要人看守，若见她气息俱无，颜色不改，或一二日，或五七日，或十余日，皆不可惊动。待她鼻息微微，神光半露，方可低声呼之，倘彼出定之后，饮食衣服，随意所适，同志伴侣，必须刻刻提防，直养到出神以后，方免危险。

第八则　移神出壳

女子之道，从阴返阳，阳极而神全。直炼至身若冰壶，神如秋水，但亦不可使之久留身中。故瓜熟自落，神圆则迁。此时宜用出神之法，将神移出身外。然不可出之太远，且初出时间亦不宜过久，恐神迷而无所归。宜将所出之神回转于肉体之内，一出一入，由近及远，切记不可放纵，必俟调养老成，方可任其去来，纯熟之后，自无畏避。然出神之功，又当详论。夫阳神未出之前，其性至静，其工仍同养真规矩，直待神圆方止。若阳神既出而后，其性属动，便不似前段功修，当用逸神之法，使其神灵通活泼，而无障碍。或游山而玩水，或随缘显化，遇有机会，便立功行。苟能行满功圆，自有飞升之一日。

第九则　待度飞升

女丹修成，养就纯阳之体，摆脱拘束，出没自由。务宜广行功德，多种善根，切不可因其神出逍遥，便将道果置之度外，多言泄造物之奇，邪僻失天理之正，种种妄为，定遭谴责。只宜暗施法力，护国救民，待到功行圆满，自有上圣高真前来度脱飞升。上朝金阙，膺受敕封，永住天宫，无边快乐。

但女真何故必须待度？盖因其本为弱质，幸得内功修炼，以成阳体，而阴凝之质尚未消尽，缺少还虚一段运用，未能尽天地之妙化，所以不得超升世外者，悉由体相之不坚也。不若男子之体，炼成金刚不坏之身，还虚功成，神光充满天地，故不必待度，而可以了道成真，亲朝上帝，游晏蓬莱也。

　　撄宁按：此条理论，余不敢赞同，姑存其说而已。女子果能有大智慧，具大力量，得大解脱者，则于百尺竿头，更进一步，色空不二，人我两忘，本性光明，直超无始，方知尘世天宫，苦乐平等，男女阴阳，异名同出。十方三界，不离玄牝之门，仙佛众生，皆贵求食于母，到此尚有何待飞升之可言耶？（异名同出，玄牝之门，求食于母。这三句见于老子《道德经》，其中含有深义。）

第十则　了道成真

　　夫修行所贵者，在于转凡躯而成圣体，不然者犹如井底之蛙耳。终是孽海中物，焉能脱轮回而超劫运乎？世间女子，果能有一尘不染之心，百折不回之气，依师口诀，日夜潜修，亦不过三五载功程，便证上乘果位，人又何惮而不为哉？

　　此条删改大半，因其纯是空言。

附录：坤　诀

清净元君孙不二　著
济一子傅金铨　校订

真传有诀，真传有诀。

夫女子秉坤柔之德，而真阴之中具有真阳，修炼较易。其诀俱在有中着力。有者无之始，从有至无，即是真阳之位。此二句虽重在命功，却合性命而言，乃坤道第一大关键。上句要于有中还无，下句要于无中生有。

庚甲须知，

庚甲申明，命功入手处。庚者，金也、虎也。甲者，木也、龙也。庚金为修炼之本，甲木常畏其克，而克中反有生机。炼丹家最喜死中求活，故庚虎既降，甲龙即兴，一降一兴，生杀之机已伏，颠倒之理弥真。知此生杀颠倒之时，用法斩龙之头，牵虎之尾，使龙不兴云，虎不招风，风云息而天清月皎，龙虎降而性合情投，归炉起炼，立结黍珠，保命之法，莫妙于此。"知"字，有潜心守视之意。风欲来即须擒虎，雨将降乃可斩龙，不先不后，及时斩取，方可锻炼。

学庸详说，易理宜参。

不明理，又无以学道也。从经学参入，方不落空。于学庸下得转语，斯为见道。丹道统于《易》中，《彖》曰："至哉坤元，万物资生。"坤属老阴，阴极阳生，顺承乎天，则生人生物；顺承乎己，则成道成真。细究坤之真阳发于何处,即知吾身真一产于何方。求得此一,固得此一,命宝乃全。

性宗须彻,性命双修,阴阳相接。

性功为入道之始终,于性不彻,此宝未能常住。必如秋月澄潭,纤尘不染,无始之始,既已了然;不空之空,咸归自在,斯性命双修,阴阳相接矣。

教人熟辨有无,莫负一腔热血。

阴阳即有无,要于藏经中留心,三日则真阳之来,真阴之往,俱已井然。来龙之头可断,去虎之尾能留,二气相交,絪缊和洽,方成法体。不然徒费心血,又何能修炼耶?

机在目前,气由此拔,上有天谷,下有泉穴,认定二处,不宜差别。

临机切要,唯在以目始意,以意始气,以气凝神,以神炼真,通天达地,无往不灵。苟或天谷不热,气不上升;涌泉不热,气不下行。必须意目注视,上下其力以引之,认定二穴,不可少有差错。子午行功,久久纯熟,再行烹炼。

应时须悟参修,自有黄芽白雪。

樱宁按:黄芽白雪,本是外丹之专名。今用作内丹之比喻,于此吾有不能已于言者。考《浮黎鼻祖金药秘诀》第二章云:"紫粉如霜,黄芽满室。"许真人《石函记·药母论》云:"一鼎丹砂可服食,久服回阳能换骨。回阳换骨作神仙,须是神符并白雪。大哉神符真白雪,返魂再活生徐甲。"又《石函记·神室圆明论》云:"颗颗粒粒真珠红,红英紫脉生金公。金公水土相并合,炼就黄芽成白雪。紫砂红粉乱飘飘,乱飘飘兮青龙膏。红粉少,白虎老,炼就龙膏并虎脑,长生殿上如意宝。点金万两何足道,能点衰翁永不老。"试观以上所言,红英、紫脉、黄芽、白雪、红粉、紫砂,这些名词,都是外丹炉火中所炼出来的实质实物。实有这些形状,可以看在眼里,可以拿在手内,可以吞入腹内,故唤作"金丹"。后世修炼家不得其真传,或者虽得其真传,又守秘密,不敢公开,遂一变相将吾人肉体上之精气神团结不散者,名为金丹。已是不合古神仙之法度,然而尚有迹象可求。再后第二变,又将佛教所用的名词如真如圆觉、涅槃妙心,儒教所用的名词,如无极太极、天理良知等类,一概附会上去,都名为金丹,于是后世学仙者,遂堕入五里雾中,弄得莫明其妙,可谓愈趋越下矣。点汞成金之术,中国人不肯公开,遂致失传,反而被外国人发明出来;长生不老之药,中国人不敢自己承认,将来又要被外国人捷足先登。以五千年开化最古之国家,四百兆优美文明之种族,竟至数典忘祖,道失而求诸异邦,可胜慨哉!

附录：答吕碧城女士三十六问[①]

陈撄宁

此稿作于民国五年，距今已二十年矣。当初吕女士从余学道，既为之作《孙不二女丹诗注》，并将手订《女丹十则》与伊阅读，乃有此答问之作。今以整理书笥，发见旧稿，因念《女丹十则》原书已早付翼化堂出版流通，阅读之人当复不少，与吕女士疑怀相同者，谅必大有人在，余安得一一而告之？遂决计将此稿由本刊公布，不啻若《女丹十则》之注脚，亦借此可以释读者之疑团，或不无小补尔。

第一问：《女丹十则》云："女子阳从上升。"请问何谓女子阳？如何升法？

答曰：所谓女子之阳者，指女人身内一种生发之气而言。上升者，即上升于两乳。盖童女无乳之形状，因其阳气内敛也。至十余岁后，两乳始渐渐长大。其所以有此变化者，乃阳气上升之作用。

第二问："火符"二字，如何解说？如何作用？

答曰：道家有进阳火、退阴符之名词，"火符"二字，乃简言之也。譬如铁匠炼铁，先用猛火烧，令内外通红，此即是阳火；然后又将此红铁淬于冷水之中，使其坚结，此即是阴符。又如寒暑表，热则上

[①] 此篇是陈撄宁先生专门为吕碧城女士解答《女丹十则》之中疑问所作，故将之附录于《女丹十则》之后，以利于读者阅读和理解《女丹十则》。

升,即是进阳火;冷则下降,即是退阴符。人身亦同此理。至于如何作用,则非片言所能解释。

第三问:何谓形质？何谓本元？何谓先后？
答曰:形指两乳,质指月经;本元指先天炁。男子做功夫,首从采取先天炁下手,然后再将精窍闭住,永不泄漏,此谓先炼本元后炼形质;女子做功夫,首要斩赤龙,俟身上月经炼断不来,两乳紧缩如处女一样,然后再采取先天炁以结内丹,此谓先炼形质后炼本元。

第四问:养真之功夫,如何做法？
答曰:养真之法,本书上已经言明,就是下文所言"平日坐炼之时,必须从丹田血海之中运动气机"一段功夫。

第五问:丹田、血海,在人身属于何部？
答曰:《黄帝内经》云:"脑为髓海,胞为血海,膻中为气海。"欲知血海属何部分,必先知胞是何物。胞居直肠之前,膀胱之后,在女子名为子宫,即受孕怀胎之所也。

第六问:何谓运动气机？是否像做柔软体操一样？
答曰:气机不是说人的气力,乃是身中生气发动之机关。"运动"二字,是由真意元神做主,不是动手动脚的样子,此时正在静坐不动。

第七问:何谓心内神室？
答曰:此处是指膻中而言,即胸中膈膜之际,乃心包络之部位也。

第八问:何谓定久?

答曰:心静息调,神气凝合,是名为定。照此情形,一直做下去,尽量延长若干时刻,既不散乱,又不昏迷,是名为定久。

第九问:何谓泥丸?何谓重楼?

答曰:泥丸在人之头顶,即是脑髓是也。重楼在胸前正中一条直下之路,大概属于医家冲任脉之部。

第十问:两乳间空穴何在?是何名称?

答曰:两乳空穴,在医书上名为膻中。《黄帝内经》云:"膻中为气海。"又云:"膻中者,臣使之官,喜乐出焉。"又云:"膻中者,心主之宫城也。"此处有横膈膜,前连鸠尾,后连背脊,左右连肋骨。膈上有心有肺,心藏神,肺藏气,心跳一停,人立刻死;肺之呼吸一断,人亦立刻死,所以膻中部位在人身最关重要。

第十一问:何谓五蕴山头?

答曰:"五蕴"二字,出于佛典,非道家语。五蕴又名五阴,即所谓色、受、想、行、识也。但此处"蕴"字,当作"和"字解,盖谓五行之气和合而成。山头,即指膻中之部位,比血海部位较高,故曰"山头"。

第十二问:书云:血液变为渣滓之物,去而不用。如何能去而不用?

答曰:去而不用者,指每月行经而言,是天然的,非人为的。

第十三问：二百四十刻漏三十时辰，共合几点钟？

答曰：二百四十刻漏，即是三十时辰，盖一个时辰分为八刻也。三十时辰，即是六十点钟。

第十四问：书云：熔华复露。何谓熔华？

答曰："熔华"二字，古道书本无此名，其意盖指每月行经完毕以后，经过三十时辰，子宫中生气充足，若行人道，可以受胎生子；若行仙道，可以筑就丹基。熔是熔解，华是精华。

第十五问："先天"二字，作何解说？

答曰：先天之说，需研究易卦图像，方能得正确之解释。孔子云："先天而天弗违。"老子云："有物混成，先天地生。"又云："惚兮恍兮，其中有象；恍兮惚兮，其中有物；杳兮冥兮，其中有精；其精甚真，其中有信。"此数句已将先天之景，活画出来。张紫阳真人《悟真篇》云："恍惚之中寻有象，杳冥之内觅真精；有无从此交相入，未见如何想得成。"此诗盖言先天之景，需要亲自做工夫证验，方能领悟。若未曾亲自见过，仅凭空想，仍旧糊涂耳。

第十六问：何者为清？何者为浊？如何认定？

答曰：气为清，血为浊；清者上升，浊者下降；清者可用，浊者无用。但学者勿误会浊者无用之说，遂听其去而不留，不加爱惜，不欲炼断。需知浊血，亦是清气所变化，每月身中浊血去得太多，清气亦缺乏矣。上等的功夫，要在浊血中提炼出清气，而使月经渐渐地减少，终至于断绝，不但是红的永远干净，就是白的也点滴毫无，如此方有成功的希望。否则,只好修来生罢,今生不必梦想了。

第十七问:书云:用神机运动,俾口中液满。吾人但翘其舌片时,口中液津即满,即所谓用神机运动乎?又云:用鼻引清气。所谓清气者,即外界之空气乎?

答曰:丹家有金液、玉液之说,此段功夫,似乎古人所谓玉液河车。先端身正坐,次平心静气,次调息凝神。此时眼观鼻端,耳听呼吸,舌抵上腭(专门名词叫作搭天桥),以俟口中津液生。稍满即咽之。然后再照书上运转河车之法做去。能做得顺利最好,若有疑难之处,不能照书行事,则须要用心研究矣。

第十八问:心舍、黄房、关元,在人身何处?玉液何解?
答曰:心舍,即心之部位。黄房,在心之下脐之上,界于二者之间。关元,在脐下二寸余。玉液,即口中甘凉清淡之津液。

第十九问:尾闾、夹脊、顶门之部位何在?
答曰:尾闾,乃背脊骨之末尾一小段,四块骨头合成一块,正当肛门之上。夹脊,乃背脊骨第十一节之下,针灸家名为脊中穴。顶门,即头上正中,针灸家名百会穴。

第二十问:如何升降?是听其自然升降乎?抑用力强迫使之行乎?
答曰:玉液河车,近于古人导引之术,既非听其自然,亦不是以力致之,但以意引以神行而已。人之神意无处不到,故能宛转如是。

第二十一问：津何以能化为气？并从何而知津已化气？

答曰：正当行功之时，自觉周身通畅，头目爽快，腹中暖气如火腾腾而上，口中液清如水源源而生，是即津化为气之候也。初学做工夫，不能到此种地步，但请勿着急，慢慢地就会有效验。

第二十二问：书云：用两手运两乳，回转三十六，转毕，以两手捧至中间。夫两乳为固定之位，何能转移？纵能转移，又如何转移？如何能捧到中间来？

答曰：捧至中间的意思，是将两手捧两乳，使其缩紧如球，不使下垂如袋。而且捧右乳使之向左，捧左乳使之向右，不使其偏向两边。此时自己之神意，当默存于两乳中间之膻中部位。回转三十六，是谓用手将乳头乳囊轻轻旋揉三十六次，不是说将底盘转移。盖底盘是固定的，不能改变其方位也。童贞女不用此法。

第二十三问：何谓炼药、炼形、真火、真符？

答曰：先炼形，后炼药，即前面所说先炼形质后炼本元之意。真火真符，即进阳火、退阴符之妙用。唯阴阳之循环，理本至奥，而作用亦变化多端，不但笔墨难以描写，虽口谈亦未易了彻。必须多阅道书，勤做功夫，实地练习，随时参悟，方有正确之知见。及至一旦豁然贯通之后，又只可以自慰，而不可以告人。盖阴阳之理固玄妙难言也。

第二十四问：何谓有坏丹元？何谓中宫？

答曰：丹元乃修丹之基本，有坏丹元者，谓其气散血奔，丹基不固也。中宫，在胸窝之下，肚脐之上，既非针灸，不必点穴。

第二十五问:何谓冲关?

答曰:冲关者,言自己真气满足,一时发动,因下窍闭紧,不能外泄,遂冲入尾闾关,透过夹脊关,直上玉枕关,乃是气足自冲,身中实实在在有一股热气,力量颇大,并非用意思空想空运。古诗云:"夹脊河车透顶门,修仙捷径此为尊。华池玉液频吞咽,紫府元君直上奔。常使气冲关节到,自然精满谷神存。一朝认得长生路,需感当初指教人。"此种作用,无古今之异,亦无男女之殊,乃成仙了道返本还原的一个公式,除此而外,别无他途。

第二十六问:何谓凝气混合?

答曰:即是凝神入气穴、心息相依之旨。

第二十七问:何谓胎息?何谓中田?

答曰:胎息者,鼻中不出气,如婴儿处于母腹之时,鼻无呼吸也。中田,即中丹田,又名绛宫,即膻中是也。

第二十八问:何谓玉液归根,用气凝之,方无走失?

答曰:玉液归根,是指血海中化出之气归到乳房一段功夫。所谓用气凝之者,即前"凝气混合"之说,实则"心息相依"也。

第二十九问:何谓还丹?

答曰:还者,还其本来之状况。即是将虚损之身体培补充实,丧失之元气重复还原也。

第三十问：何谓后天？

答曰：凡有形质，都叫作后天，谓其产生于既有天地之后也，此乃广义。若丹经所言先天后天，多属于狭义的。如胎儿在母腹中时，则叫作先天；生产下地之后，则叫作后天。

第三十一问：何谓中宫内运之呼吸？

答曰：曹文逸仙姑《灵源大道歌》云："元和内运即成真，呼吸外求终未了。"庄子云："众人之息以喉，真人之息以踵。"其中颇有玄妙，功夫未曾做到此等地步者，无论如何解说，总难明了，需要实修实证方知。

第三十二问：何谓息息归根？根在何处？

答曰：一呼一吸，是名一息。息之根，则在肚脐之内。婴儿处胎中时，鼻不能呼吸，全恃脐带通于胞衣，胞衣附于母之子宫。血气之循环，与母体相通，故婴儿能在胎中生长。今欲返本还原，需要寻着来时旧路，此乃古仙特具之卓识。由生身之处，下死功夫，重立胞胎，复归混沌，然后方敢自信"我命由我不由天"也。

第三十三问：何谓斩赤龙？殆即停止月经乎？

答曰：是炼断月经，不是停止月经。普通妇女，亦偶有月经停止之时，此是病态。若炼断月经，乃是功夫，与病态大不相同。少年童女，可免此斩龙一段功夫。至于老年妇女，月经已干枯者，必先调养身体，兼做功夫，使月经复行，然后再炼之使无，更费周折。

第三十四问：内呼吸是如何形状？

答曰：内呼吸之作用，有先天炁与后天气之分。后天气降，同时先天炁上升；后天气升，同时先天炁下降。《易经》云："阖户谓之坤，辟户谓之乾，一阖一辟谓之变，往来不穷谓之通。"其理与内呼吸之法颇有关系，但工夫未到者，纵千言万语，亦不能明白。初学之人，对于起手功夫，尚未做好，则内呼吸更谈不到。传道之人，功夫浅者，言及内呼吸之形状，等于隔靴搔痒，遂令学人更无问津处。

第三十五问：入定之际，不言不动，为死人者，应如何做法？

答曰：此乃自然现象，不是勉强的做作。若论及姿势，或盘坐，或垂腿端身正坐，或将上半身靠于高处睡卧皆可。普通平卧法，似乎不甚相宜。炼阳神者两眼半启，炼阴神者两眼全闭。

第三十六问：出定之后，饮食衣服，随心所欲，是否随自己所爱悦者取而服御之？又谓着着防危险者，是否防备意处之惊扰？

答曰：随心所欲者，谓可以随意吃饭穿衣耳，此时无所谓爱悦。若有爱悦，则有贪恋之情，不能入定矣。防危险不是一种，而惊扰之危险，亦是其中之一，亦应该防备。此时须要人日夜轮流看守，所以修道者必结伴侣。

男女丹功异同辨

读者须知

一、此书作于光绪癸卯岁,即民国纪元前八年。

二、作者乃一终身不嫁之女子,事母甚孝,母则守节,女则守贞。母女二人皆好道,奈无师授,只得于各家道书中搜寻口诀,承母命,遂集此书,皆杂抄他种丹经而来,非其自作。

三、所抄各书,有善者,有不善者。故其理论偶有矛盾,而文辞亦颇嫌冗繁,虽稍加以删改,然不能不存其本意,学者当用自己智慧分别观之。

四、书中如香逸古母、玄天上帝、金阙帝君、瑶池王母、圆明道姥一类的称呼,皆是他种书上假托之名,当此破除迷信时代,本不应用此等名称,但因原书已有,故仍其旧。

五、书中谓女丹修成,必用待度,此段理论,不甚圆满,盖因昔日重男轻女之习惯使然。世界各种宗教制度,多数是男女不能平等,亦非独中国如是,唯赖女界有杰出之材,方能破此成例耳。

六、书中金阙帝君一段议论,他说:"有谓赤龙不斩,而丹不得结,道不得成。不知血尽而气亦尽矣,如男子之精败,而丹亦难成,其理一也。盖男精女血,多不可绝,气离血而气无由生,血化气而精始流通,如谓血尽乃可炼丹,何以青年血枯而病反起?此终不离血之一证也。"

今按:斩赤龙即是用功夫把月经炼断,不是女子血枯,若说斩赤龙就是血绝、血尽、血枯,岂非变成干血痨的症候吗?假使女子真有此病,必须要用特别功夫,并医药方法,令月经回复原状,每月按时而至,与普通健康身体无异,然后再依斩龙口诀,慢慢将它炼断,此乃一定之规则,这位先生,把斩赤龙的效验,同干血痨病一样看待,真可谓大大错误。

七、男女修炼下手方法之不同,就是因为生理上的关系,女子若要入道,必须先能明了普通医学知识,然后再做功夫,庶不至于弄错门路,学仙之士,未有不学医者,这是实在的凭据,非空讲玄理高谈心性所能比拟。

八、不论男女,若本身无生凡胎之能力者,决不会有结仙胎之希望,生人与成仙,其理原无二致,唯在顺逆之分而已。斩赤龙者,乃逆行造化也。倘自己身中无造化之生机,误认月经断绝,即可以成仙,则彼年龄已过五十之妇女,月经将呈自然断绝之状态,岂非各各都有仙人资格乎?若谓年老者又当别论,然现代青年女子,亦有请医生用手术将子宫卵巢割去者,其月经亦自然断绝,遂能称为斩赤龙乎?此中消息,不能不深究也。

"中华民国"二十四年十月(黄帝纪元四千六百三十二年)皖江陈撄宁识

序

泽寰少孤,母守节乏嗣,膝下唯余等姊妹三人。未几二妹殇,三妹亦字人待嫁。泽寰不忍母之孀居寂苦也,立志守贞奉母,誓不出阁。年十二,即随母持斋,互以劝善歌文自娱。每羡善书中言修行之美,仙佛之贵,憾无明师指点诀窍,复无丹经印证身心,默叩天缘,几历十载。忽值庚子夏京都之变,奉母预避峨山,始知佛门中言女修者有《摩耶夫人经》《摩登伽女经》《给孤长者女经》《比丘尼传》《善女人传》《海南一勺编》。嗣又得《摩尼烛坤集》一部,约七十余种,系如山之夫人,名善一优婆姨者所集也。但释藏深邃,详性略命,非初机所能应手。若夫玄门中言女丹者,往往附诸《道藏》中,无次序、无专书,望海汪洋,无任于邑。不揣陋劣,割裂圣经,汇集女丹约百余纸,与母演说,一消寂闷,一励潜修。承欢之余,又尊母命,于所集女丹中,提出男女异同之处,另抄一册,约五千余言。颜曰《男女丹功异同辨》,置诸座右,以免工法混淆,身罹奇疾。牙慧之消,知不免焉,若公同好,则吾岂敢?

光绪癸卯春,竹阳女史颜泽寰晏清自记。

男女丹功异同辨

竹阳女史颜泽寰晏清　纂述
仙井女史贺为烈全贞　参校
皖江　陈撄宁　重校订

集　说

孙元君《坤诀》注曰：《象》曰："至哉坤元，万物资生。"坤属老阴，阴极阳生，顺承乎天，则生人生物；顺承乎己，则成道成真。

香逸古母曰：凡男子修行，皆从初工运炼筑基起手。若是女子修行，与男子不同。男子阳从下泄，女子阳从上升。男子体刚，女子体柔。男子用丹田阳精，常常保守，不致外泄，积之既久，用火煅炼，使精化为气，气化为神，神化为虚，由渐而进，功完了道飞升。若女子则不同，女子乃是阴浊之体、血液之躯，用乳房灵脂，变化气质，久久运炼，自然赤反为白，血化为气，血既化气，仍用火符煅炼，亦能气反纯阳，了道归真。

女子初功，先炼形质，后炼本元。不似男子之工，先炼本元，后炼形质。其体各殊，其工自异。若不分门立教，何以能造化阴阳，男女共济也。然形既为我有，何必用炼？女子之体，原属阴浊，不若男子之体，实秉阳刚，苟不陶炼，不能使血化为气，如何孕得出先天，产得出真气？若不得真气，仍然一片纯阴，又焉能得还丹而成大道？故女子之形，必先炼而后可。

女真之道，原与男子之功大不相同。男子之道，贵在炼药，是以前段工夫,逐一讲明,果能旦夕行之,虔心进步,使身中五藏之血皆返为气,自然化生。若真气潜生,将阴浊之体变为纯阳,功夫至此,方能用火行符,才与男子同等。若不分门别类,其功焉能有济?故男子先炼药后炼形,女子先炼形后炼药。因其体相攸分,故前后功夫差别。吾今立法教人,不得不分明指示,方使学者无亏。

女丹修法,其理原本不繁,当其运炼,亦自不难。诸丹经内,所以不传女子修炼者,盖因其未能男女双度故也。吾今垂法教人,实愿男女双渡,故此于丹书后编,接列《女道十则》,以度有缘之辈。

何以女丹之道,至简不繁?女子之性纯全,女子之身安靖,但得一点功夫,便能彻底造就。不似男子之念颇多偏僻,故其身心所尚不同,女子之功比男子便捷些。女丹从养真至胎息,其功已得三分之二,不若男子之功,便有许多作用,方能到得调神地步。所以女道丹书,从养胎直至胎息,功毕,便接录外行工修,俟其外行有余,方可炼调神一段。

女真修成,何以必用待度?因其血弱之躯,假内功修炼,以成阳体。体虽成阳,而阴凝之性,尚未炼尽,故女子功夫少还虚一段运用,未能尽天地之妙化,所以不得超升世外者,悉由体相之不坚故也。不若男子之体已炼成金刚不坏之身,还虚之功养成,神光充满天地,故不用待度而可了道成真,亲朝上帝、游晏蓬莱。若女子则不然,女丹修成,务必广行功德,倘功德行满,上圣见而怜之,保奏上帝,方得敕旨下颁、金书选诏,证得人天无上道果,否则就成一个散仙而已。

吕祖曰:"太阴炼形,与男子修炼之法大同小异。初功下手,是谓斩赤龙。其后十月功夫,阳神出现,粉碎虚空,一路修真,与男子同,无彼此之别也。"

绥山道士曰:"赤龙自斩,乳头自缩,如男子一般,而真阴之气化为真阳,以后用功,与男子无异。但女属静体,后四层虽与男丹同其运用,而其建功更速矣。"

吕祖曰:"男子修行降白虎,女子修行斩赤龙。"

《三命》篇曰:"男子之命在丹田,丹田者,生丹之真土也。女命在乳房,乳房者,母气之木精也。"又云:"女子以血为肾,乃空窍焉。过四十九岁,腰干血涸,无生机矣。养而久之,又生血元,似处子焉,此乃无中生有之妙也。见其有之,一斩即化,而命生矣。此时则用性命功夫,与男子同也。"

懒道人曰:"女命何以有三?谓上、中、下也。上者阳穴,中者黄房,下者丹田。少则从上,衰则从中,成方从下耳。又女子内阳外阴,先须斩赤龙以全其体,则坎化为乾矣。然后用男子之功修之,一年即得,以金丹在其中,故也。"

《修真辨难》或问:"男女下手处,分别如何?"答曰:男子下手以炼气为要,女子下手,以炼形为要。炼气者,伏其气也,伏气务期其气回,气回则虚极静笃,归根复命,而白虎降。炼形者,隐其形也。隐形务期其灭形,形灭则四大入空,剥烂肢体,而赤脉斩。男子白虎降,则变为童体,而后天之精自不泄漏,可以结丹,可以延年。女子赤龙斩,亦变为童体,而阴浊之血自不下行,可以出死,可以入生。故男子修炼,曰太阳炼气,女子修炼,曰太阴炼形。

又问:"女子炼形,不伏气乎?"答曰:"女子性阴,其气易伏,而赤脉最能害道,其所重者在此,故下手则在着重处用力。赤脉一斩,气自驯顺,非若男子性阳,其气难伏。譬如男子伏气要三年,女子一年可伏。果是女中丈夫,得师口诀,行太阴炼形法,三五年间,即可成道,比男子省力。但女中丈夫最不易得,不易得者,刚烈须过于男子百倍之力者，方能济事。若与男子等力者，万万不能。"

又问："大道不分男女，何以男女有分别？"答曰："其道则同，其用则异。盖以秉性不同、形体有别，故同一性命之道，而行持大有不同也。"

玄天上帝曰：《易》曰"乾父坤母"，阴阳之义昭昭可考。有天地然后有男女，则阴阳之道，又不言而喻，则是天地之不可无男女明矣。男受乾坤之变化而成其象，女亦秉乾坤之交泰而有其形。凡具兹形象者，皆具乾坤之气，而同列于宇宙之间耳。今当慈航普度之际，宝筏共撑之时，男则教亦多术，岂能舍坤维而不顾哉？指男之玄微奥妙者，汗牛充栋；度女之法范典型者，寥寥无几，吾切发悲而独论之。

男体以精中之气而贯些子，女子以血中之气而熏些子，些子足而莲窍足，莲窍足而抽添始运，抽添运而始有甘露下降。男子之精，其气充足；女子之血，其气甚微，故名之曰男阳而女阴也。修吾道者，绝七情为本，断六欲为先，则微微之气，又较胜于男子者多矣。何也？男子之心易动，女子之念略静。动则而气易泄，静则而气易长。男子之七莲，易收难放；女子之七莲，易放难收。苟能真心不懈，不待三五年，而甘露常降，七莲常开。开之易，岂有采取之不易哉？男女之辨，于此明矣。

若集中之言虚、言空、言玄、言妙、言神、言化，又男女之大同也。男子以胎名，女子不言胎，而单以息名者，恐后世之人错认胎字，卒受诬名耳。再者男子之神出，必至纯至阳，而始有脱壳之机，因阳中含阴也。女子之神出，不同于男子。女子造到三阳之时，即可脱化百里之遥，造至纯老二阳之会，则一出永出，断无夭折之患也。盖男子阳中含阴，女子阴中含阳，男子阴在内，而阳在外；女子阴在外，而阳在内,阳胜则诸阴易退。吾今不惜真脉,道破于斯,无非切望早成真志之多耳。

金阙帝君曰:以大处而论,百脉皆由无极分形,以细密而言,又属无形无象,却原万化尽包,男女皆同此至宝,只分血精两条。男精逆行而成仙,女血直腾归心窍,故而各有各法,各有各照。

男丹由精化气、气化神、神化虚,虚极静笃,而丹自结矣。女丹由血化气、气化神、神化虚,虚无自然,而丹自成矣。有谓赤龙不斩,而丹不得结、道不得成者,不知血尽而气亦尽矣。如男子之精败,而丹亦难成,其理一也。盖男精女血,多不可绝,气离血,而气无由生,血化气,而精始流通。如谓血尽而乃言炼丹,何以青年血枯而病反起?此终不离血之一证也。

瑶池王母曰:"女子功夫,与男相兼,只分地步,地本非玄。一切妙化,俱不异男。尔等切悟,书中载全。毫不差错,各自修潜。"

圆明道姆曰:"吾今与点破,以免受冤孽。分配阴阳路,男女指一节。男有此祖气,分配在精血。女之祖气合,阴从血海说。男有此阳关,顺逆不须惑。女有北海地,波摇似水迫。"

白莲真人曰:"男女金丹地不同,阴阳一理实相通。清心寡欲为根本,筑基先要斩赤龙。"

无心子曰:"男子精液阳中阴,女子精液阴中阳。快寻明师求指破,返老还童在故乡。七日天心如可复,此是上乘一妙着。以后便同男子功,般般口诀要师说。"

吕祖曰:妇人修炼,如男子一样,难得者是皎洁。须知妇人之欲,过于男子。或到经水已过之后,其心如莲之初放,乘天之雨露,才结其实,妇人若无男子,则孤阴矣。

贞一子曰:大道不问男女,皆能有成。故男子道成为真人,女子道成为元君。自来丹经言男子修炼之功,至详且悉,女子修炼之道,多不论及。间有论及此者,不过略露一般,非薄女修也。推其意,以为人同此性命,即同一功夫,言男修,而女子之功不烦言解矣。不知男子外阳内阴,女子外阴内阳,秉性不同,形骸各别,虽同一性命,其行持大有不同者。《修真辨难》曰:"男子下手以炼气为要,女子下手以炼形为要。"许祖曰:"男子修成不漏精,女子修成不漏经。"其初关迥然各别,至炼己得药、还丹温养、结胎出神诸事,虽与男子同,而细微节次,未尝无大同小异之殊。

壬辰春,适有坤女问道,仆以多看古书,证其所授。而丹经言:"女修者独少,难以考证异同。"爰不恤泄漏天机之罪,因将其所以同者何如,所以异者何如,并逐节次第形于楮墨,以为问津程途。俾得寻文释义,不致鱼目混珠,果能深知力行,庶几可成无上至道,而诸瑶池之会,不难与男仙同谒木公,共朝金母矣。

天阳地阴,乾刚坤顺,阴无阳不长,阳无阴不生,刚柔得其中和,水火始能既济,阴阳必有匹偶,人物由兹孕生。是乾坤皆秉真元之气,男女各具不死之身。乾曰大生,可以道成正觉;坤曰广生,亦能果证元君。如谓坤阴难入仙道,何以王母长处昆仑?嫦娥窃梁间之丹,永作月宫皇后;逍遥读漆园之书,自号瑶池谪仙。洛神、巫女,自古维昭;紫姑、湘妃,于今为烈,迹载史篇,固可考也。身秉坤德,岂不能乎?

女子原来命有三,紫白黄光不似男。少上衰中成在下,关头一错要深谙。

气穴,即血元也,即乳房也,在中一寸三分,非两乳也。男命即在丹田,故以下田为气穴。女命在乳房,故以乳房为气穴。阴极变阳,从气穴化阴血,而流形于外,故斩赤龙须从阴生之处用功,久久行持,形自隐矣。若以男子脐下一寸三分中之气穴指之,则误矣。

许祖云:"男子修成不漏精,女子修成不漏经。"盖女子之经,为生人之始信,经返成气,则乳缩如男子,而经自不漏。若男子则炼精化气,阴根缩如童子,而精自不漏,不漏而后命可延。

又云:"女子修到经不漏,其后性命功夫,与男子之功,大同小异,患无人以诀破其妙耳!"

柔人行道,与刚人不同,而其成功比刚人亦易。刚人伏气三年,柔人一年可伏,以丹在身中故也。

孙不二元君曰:

男女本一气,清浊动静异。女人欲修真,切使真元聚。
阴中有元阳,存清勿以弃。明此色与欲,本来无所累。
摒除贪嗔痴,割断忧思虑。去浊修清性,不堕诸恶趣。
寂静守无为,我即男子具。无无无其形,有有有其意。
内视色声空,丝毫无沾滞。仗土为坤基,一阳本自地。
铅汞固不同,气神无二义。渺渺空灵心,心神能为制。
一气反春和,飞出云霄去。偕汝太清游,是曰真如偈。

夫乾道动,坤道静,欲修性命,务须从静。汝今原静,又何以修?坤道浊,乾道清,欲修性命,务须求清。唯能以浊修清,是以入道证果。

《长生胎元神用经》曰:"成功之后,男子关元气聚精,女人胎泽不结婴,虽动于欲,不能与神争。"此是成胎之中真精返为神,此是上清也。

女丹诗集

读者须知

一、女丹诗集行世者,共有三种刻本。一为单行本,二为《一贯真机易简录》中附刻本,三为《女丹合编》汇刻本。详略既已互异,而排列次序亦不相同。

孙不二诗,仅《易简录》本采入,他本无之。又《西池集》,跋语一篇,仅合编本有此,他本则未见。在单行本内,《西池集》属后编。而合编本,又以积善堂诗作后编,而《西池集》则另为一编在前。《易简录》本乃无积善堂诗,且题名为《女金丹》,而不名《女丹诗集》。

今从其善者,并为之校正一百八十余字。

二、某诗是否真属于某人手笔,颇不易言。古来做道书者,每喜托名,无从根究。况且此等考据学,对于修炼上,亦非必要。

三、各家著作,虽名为诗,而其本意,不在做诗。切勿拿文学家的眼光,去评论他的优劣。原文拙陋处,虽经过几次校正,然遇有万不可改,一改则失其本意者,只得仍旧。况且吾国妇女界读书识字者甚少,长于诗文者更少。我辈视为俗而浅者,伊等或畏其雅而深。出世闻法,重在普度,不能专为迎合几位文学家心理,而置多数人于教化之外,幸谅作者之苦衷。

四、集善堂诗,本是传道之人所作,偏要托名于某仙、某真人、某古母等类,计有十六位之多,今则删去。另于每首之前,加四字题目,以便读者。原本有小字注解,今仍之。

五、《西池集》中回春子注,大半是参玄说法的空调。对于命功,固毫无关系,即说是性功,亦用不着这许多啰唆。《吕祖全书》中何尝见此等话头,真可谓冤煞吕祖。唯因其尚有一二句透彻处,故未加以删削,读者当分别观之。

六、积善堂诗中,如观香妙法、念天尊法、六字经法等类,皆是仙学之代名词,略示浅近之功夫。决不是道家功法止此,更不是除此而外别无进境,读者勿以庸常鄙之。普通妇女,学问欠缺,若义理高深,恐其难于领悟,故就彼所知者以启导之耳。知识阶级,当然无须乎此。

七、补编贞一子女丹口诀诗廿四首,原本无此,乃余由别种道书中选入此集,并为之校正一百一十字,颇有研究之价值,请读者勿忽略过去。

"中华民国"二十四年十二月(黄帝纪元四千六百三十二年)皖江陈撄宁作此代序

女丹诗集前编

济一子金溪傅金铨　汇辑
皖江　陈撄宁　校订

吴采鸾仙姑诗

（三首，并事略）

采鸾，吴猛女也。猛仕吴，为西安令，至人丁义授以道术，猛授南昌许逊。逊为旌阳令，闻丹阳谌母有道，同往访之。母以道妙授逊，逊请并授猛，母不许，命转授之。鸾师事丁义女秀英，道成随父上升。

其一
心如一片玉壶冰，未许红尘半点侵。
击碎玉壶空色相，瑶台直上最高层。

其二
宠辱无稽何事争，浮云不碍月光明。
任呼牛马俱堪应，肯放纤埃入意城。

其三
身居城市性居山，傀儡场中事等闲。
一座玉京藏芥子，大千文字总堪删。

樊云翘仙姑诗

（六首，并事略）

樊云翘，刘纲妻也。二人俱有道术，能檄召鬼神，禁制变化，潜修密证，人不能知。刘纲为令，尚清静简易，民受其惠，年岁大丰，远近忻仰。樊暇日常与纲较法，纲作火，烧客碓舍，火从东起，夫人布雨从西来禁之。庭中桃两枝，纲咒一枝落篱外，夫人咒入篮中。纲唾盘中成鱼，夫人唾为獭食之。一日与纲入四明山，路值虎，纲禁之，虎伏而号，夫人薄而观之，虎不敢仰视，擒归，系床侧。将升之日，县厅侧有大皂荚树，纲由树顶飞举，夫人平坐床上，冉冉如云之腾，遂同升天。后再显于蓝桥舟中，诏裴航入道，以妹云英妻之，共成仙侣焉。

其一
乾象刚兮坤德柔，功夫先向定中求。
澈清一勺瑶池水，明月何须七宝修。

其二
龙虎猁马费牢笼，略放飞腾业障蒙。
至寂如如真妙法，擒来化作一天风。

其三
养性还须先静心,何劳乞巧更穿针。
铁牛牵得随身转,方显无边慧业深。

其四
几人拜祷学长生,谁识元神彻底清。
粉碎虚空浑自在,摩尼舍利总虚名。

其五
一间金屋住双姝,虽有仪泰意不孚。
若得月中生个日,骊龙吐出夜光珠。

其六
爱河波浪起层层,浓则沉兮淡则升。
鼓楫若能施勇断,蓬莱弱水岂难凭。

月华君崔少玄仙姑诗

（六首,并事略）

崔少玄,唐季时汾州刺史崔恭少女。生而端丽,幼即聪慧,及笄,归庐陲。十年苦功,二十四岁成道。陲官闽峤,过建溪武夷山,云中见紫雾元君、扶桑夫人,问陲曰:"月华君来乎?"陲怪之,以问崔。崔云:"吾昔为玉皇左侍书,号月华君,以宿缘谪为君妻。"庐后罢官,家洛阳。崔将仙去,留书遗陲曰:"得之一元,匪受自天。太老之真,无上之仙。光含影藏,形于自然。真安匪求,人之久留。淑美其真,体性刚柔。丹霄碧天,上圣之俦。百岁之后,空余故丘。"书毕而化。

其一
初三才见影如娥,相对阳光皎洁多。
要得纲缊凝玉夜,先探消息捉金波。

其二
性宗明处命基坚,九转河车九鼎全。
金虎玉龙相会合,三花捧出小神仙。

其三
心如止水自悠悠,常寂常惺好进修。
养得乌肥培兔瘦,灵芝秀出碧峰头。

其四
地下须知亦有天,专心求己即求仙。
一朝悟彻阴阳旨,唯在生生一气先。

其五
黑鬓朱颜曾几时,倏惊双鬓白如丝。
开帘瞥见梅花发,一段春光莫放迟。

其六
不求外护不参禅,眼底苍桑任变迁。
丹径须知从直上,玄珠只在我脑前。

唐广真真人诗

（四首，并事略）

唐广真，严州人，事母至孝。既嫁，得血疾，梦道人与药而愈，自是好道。虔奉何仙姑，感得仙姑现身，亲授玄妙。宋淳熙中，有三仙引至海边，跨大虾蟆渡海，随游名山。仙问曰："汝欲超凡入圣耶？留形住世耶？弃骨成仙耶？"对曰："有母在，愿奉终养。"仙遂赐丹一粒吞之，遂不谷食。后召入德寿宫，封寂静凝神真人。

其一
玄机觌面费搜寻，着眼方知至理深。
性学难将文字指，业缘了当见真心。

其二
心性原来最易明，但看峰顶暮云晴。
东西南北皆如意，任尔蓬山碧海行。

其三
不识性兮不识命，剖破乾坤分两途。
一朝相合成丹后，醉倒壶中不用扶。

其四
无嗔无喜气和醺,应事随机风逐云。
虎伏龙驯观妙化,碧天飞雪白纷纷。

周玄静散人周元君诗

（五首,并事略）

玄静散人,姓周氏,宁海东牟王处一之母也。金熙宗皇统二年有孕,夜梦红霞绕身,惊觉遂生处一。处一幼即颖悟,尝游山中,遇老人坐大石,谓之曰:"子异日扬名帝阙,为道教宗主。"遂摩顶而去。尝作颂曰:"争甚名？夺甚利？不如及早修心地。自家修证自前程,自家不作为群类。"大定八年,遇重阳祖师于全真庵,请为弟子,奉母同修,各受大道,家贫力薄,苦志修持。后处一应召赴阙,奏封有云:"镜明犹能鉴物,况天地之鉴,无幽不烛,何物可逃？所谓天地之鉴,即自己灵明之妙也。"于是人称旨,章宗叹曰:"清明在躬,志气如神,先生之谓也。"明年母寿九秩,表乞侍养。一日母谓处一曰:"我归期已至,"因示"不贪生,不惧死"之语而化。处一葬毕,语门人曰:"群真相约,吾去矣。"焚香沐浴而升。

其一

坤诀须从静里求,静中却有动机留。
若教空坐存枯想,虎走龙飞丹怎投？

其二
一点灵台磐石安,任他荣落态千般。
阳光本是摩尼宝,个里收藏结大丹。

其三
心似曹溪一片秋,好从子午下功修。
鱼龙泼剌波还静,只有长空月影留。

其四
轻烟薄雾障空虚,却使灵明无处居。
憎爱荣枯皆利刃,予如伤子怎寻予。①

其五
性命先须月窟参,擒龙拨虎莫迟延。
阳生之候真阳漏,黍米如何得保全。

---

① 原按:第四句费解。

清静散人孙不二仙姑诗

（五首，并事略）

孙仙姑，名不二，号清静散人，马丹阳之妻也。丹阳手垂过膝，额起三山，富而好道，常作诗云："抱元守一是功夫，懒汉如今一也无。终日衔杯畅神思，醉中却有那人扶。"众莫晓其故，忽有道人自称重阳子，来化丹阳与孙仙姑同入道。进瓜从蒂食起，问之，曰："甘向苦中求。"又问："如何来？"曰："不远千里，特来扶醉人。"丹阳异之，夫妇师事甚谨，起全真庵于南园。数年后，重阳师挽丹阳西游，居昆仑山烟霞洞，孙仙姑独留于家，勤修所传。后年五十，复从风仙姑游洛阳，六年道成，书颂云："三千功满超三界，跳出阴阳包裹外。隐显纵横得自由，醉魂不复归宁海。"书毕跏趺而化。乘云过昆仑，俯告丹阳曰："余于蓬岛待君。"于是丹阳即书颂曰："长年六十一，在世无人识。烈雷吼一声，浩浩随风逸。"遂掷笔上升。

按：昆仑山烟霞洞，在别本作昆嵛山烟霞洞，宜从嵛字为是。关于孙不二仙姑事迹，可参考拙作《孙不二女丹诗注》，并《五祖七真像传》，较为详明。

其一

资生资始总阴阳，无极能开太极光。
心镜勤磨明似月，大千一粟任昂藏。

其二

神气须如夜气清,从来至乐在无声。
幻中真处真中幻,且向银盆弄化生。

其三

蓬岛还须结伴游,一身难上碧岩头。
若将枯寂为修炼,弱水盈盈少便舟。①

其四

养神惜气以持盈,喜坠阳兮怒损阴。
两目内明驯虎尾,朦朦双耳听黄庭。

其五

荆棘须教划尽芽,性中自有妙莲花。
一朝忽现光明象,识得渠时便是他。

樱宁按:孙不二仙姑七言绝诗五首,四川刻本未录,余参考别种善本道书补录之。此五首原名《女功内丹》,另有五言律诗十四首,原名《坤道功夫次第》,已见拙作《孙不二女丹诗注》中,故不重录。

---

① 原按:此首颇有疑问,仁者见仁,智者见智。

第四篇　女子道学小丛书

女丹诗集后编（西池集）

西池金母少女太真王夫人　著
孚佑帝君回春子　注
金溪傅金铨　校订
皖江陈撄宁　重校

《西池集》序

　　盖闻乾健统天，坤顺得主。资生之道，含二炁以纲缊。交泰之和，统三才而埏埴。德言工貌，坤道云全，淑慎温柔，阃仪斯著。至于凤钟灵气，生具慧姿，锦织回文，犹受连波之憎；艳霾（同埋）青冢，空归夜月之魂。其他雾鬓云鬟，沉迷苦海，啼香怨粉，填入火坑，五漏形骸，本是前生业障；三因不悟，又增今世冤愆。其间修短穷通，不能枚举，妍媸愚智，何可胜言！总因世乏坤传，致使人难超劫。是以恳祈诸师，爰集同俦，阐心性于诗篇，寄妙诀于转语，既知寂静，恐堕顽空，更有真传，教渠下手。言言玉液，无非修身立命之功；字字金针，尽是缚虎牵龙之诀。果能诚心信仰，眼前即是玄州。再加依法修持，鼎内便凝绛雪，与其牵缠世网，恋兹一息繁华，何如斩断情关，占却万年道域？西池有路，度楫在兹，聊缀卮言，用申木铎。

重阳子谨序

咏性功十八首

一

月正圆时映水明,乾坤大地总莹莹。

雁飞斜过潭涵影,影灭依然彻底清。

按:原诗第三四句为:"片雁斜过潭有影,移时明应月映波清。"语意与首句重复,今改之。

回春子曰:巧机适合,宝相团圞,月照寒潭,光芒四射。唯清乃澄,唯澄乃照,寂照圆通,真灵自现。先天妙义,至大至圆,玄微活泼,东海珠还。咦!四海汤汤水接天,水天深处自逢源。

海蟾子曰:喜得同人注性诗,明心见性道成时。刘痴来与龙华会,醉向澄潭捉月迟。

灵阳子曰:此夕欣逢巧节,澄清要在斯时,月光皎洁印深池,真个天星倒置。不著离奇色相,岂因空境空之,一灵透出巳前珠,鱼目应知不是。(按:"巳前珠"三字,恐有错误。)

长春子曰:心性非一物,性在心中见。水月两澄清,波光自不染。

二

灵台深广似澄江,源远应知流自长。

任尔毒龙争戏扰,岂如沟洫污泥扬。

回春子曰:清光如鉴,不须锻炼。一着揩磨,毒龙便现。咦!没得说。先天妙义,谷神攸归。

三

磨不磷兮涅不缁,宠何可羡辱何辞?

静中现个团圞月,始信斯人不是痴。

回春子曰:当头一棒,领者去会,会者颠头,融通寂灭。

四

恶莫憎兮善莫夸,坚持吾性漫凭他。

地雷震动真如现,一任遨游上海楂。

回春子曰:如何佛法?干屎一橛。霹雳一声,不怕打杀。

五

浓云密雾两凄凄,遮却本来菩萨面。

不是清风净扫除,蟾光怎得团圞现?

回春子曰:蒲团片晌,刹那一刻,翻个筋斗,菩萨出现。

六

性似澄潭水,心如大地平。

草莱生即划,风过碧波清。

回春子曰:性不离心,心空无物。草生用刬,下乘之法。

七

灵明一点本清虚,云去云来月自如。

应事还同光暂晦,魄生依旧现明珠。

回春子曰:不晓参禅,那知拜佛?一拳打破,五指不撒。

八

心如野鸟最难驯,才出笼时便要擒。

莫使随风任南北,恐罹弓缴堕深坑。

按:第四句原本作"本来狼藉陷深坑",今改之。

回春子曰:分明一个月,指早是个日。日月光天德,山河壮帝都。咄!谁识?

九

一点灵明一点金,随风飏去窅沉沉。

分明有个菩提种,性乱神昏何处寻?

回春子曰:穿衣吃饭,不知饱暖。心去性空,火中莲现。

十

愁苗情种两都捐,外若春温内铁坚。

顺死逆生同一理,但于动静却非然。①

回春子曰:荆棘中不妨著脚,深潭内也易翻身。怕只怕清风明

---

① 原按:第四句费解。

月,坐对青山。

十一

人生碌碌似浮萍,业海风波何日停?
要识本来真面目,勤从月下叩真人。

回春子曰:一盂一钵,到处为家。撞着老参,举杖便打。

十二

浑沦元气原无象,庚甲之间觉有形。
莫道有无难自辨,须知求己胜求人。

回春子曰:摩尼一粒,沙界难敌。龙女献珠,此际得识。咦!一个孩儿两个娘,四门亲家,不得疏失了也!

十三

外浊须知内本清,龙头虎尾按时生。
若将凡圣和为一,白雪黄芽自长成。

回春子曰:如何是道?要撒胞溺。吃饭穿衣,全不分晓。

十四

大道先须养性灵,灵光悟彻易归根。
总然精气神皆足,黑暗如何解炼烹?

回春子曰:东南西北及中州,黑黑尘蒙易白头。咄!说话的,颠倒了!难不难,一翻筋斗;易非易,挣起双眸。

十五

缄口凝神只内观,法身常现一毫端。

静中摄得灵明宝,直置宫中便是丹。

回春子曰:得了手,闭了口。若还不去承当,竹篦何堪打走!咄咄咄!再来不值半文钱,请到方丈后去休。

十六

长空清回原无染,云去云来只自忙。

鼓动巽凤旋上下,性光命宝总归囊。

回春子曰:一口布袋,包藏无碍。混混沌沌,放不下来。

十七

明暗休将世务分,闲来觅得己前身。

惺惺不管炎凉态,生死全抛见至真。

回春子曰:九天之上,九泉之下。少林拳棒,上下齐打。打得开通,任从放马。

十八

腾腾烈焰青龙舞,渺渺清波白虎蹲。

虎尾龙头绦索系,擒归神室合真源。

回春子曰:久别家乡,道阻且长。从今得返,方知父母妻子各各安好。咦!千年华表依然,一任桑田变海。

《西池集》跋

《易》曰:"至哉坤元,万物资生。"所谓顺承乎乾者非耶?然世之女子,明坤道而合坤德者鲜矣!或痴顽结习,或骄悍成风,种种沉迷,不堪悉数。即有一二有志之辈,欲了脱生死,又苦于性命不明。每见巫妪村姑,学会几句前因后果之口头禅,便以为大道在是,遂而盲修瞎炼,自误误人。吁!此皆坤修真诀失传之故也。今《西池集》出,泄千古不传之秘,具大慈悲,开方便门,愿普天下女子,敬信修持,穷研极究。其中字字有功,句句有诀,切莫轻轻放过。尚有楮墨难传之处,全在诚心办道,自遇真人指点。总以收心养气为下手初功,心不收则性根昧,气不养则命蒂枯,性命双修,坤道乃全。读是集者,幸勿坐失机缘,致负作者一片度世婆心也。

灵阳子敬跋

女丹诗集续编

黔中积善堂　　述

皖江陈撄宁　　校订

清心寡欲第一

男女金丹地不同，阴阳一理实相通。

清心寡欲为根本，筑基先要斩赤龙。

男女金丹地不同（男子所观之地，与女子所观之地，初功本不同），阴阳一理实相通（男女都要炼成纯阳，其实一理而已）。清心寡欲为根本，筑基先要斩赤龙（赤龙，月信也。炼去炼来，月信不潮，两乳自缩，如男子缩龟一般，则丹基始成）。

血变为气第二

生来本静静中求，一味熏蒸补破舟。

血变为气潮绝信，先天一复上瀛洲。

生来本静静中求（女子生来，其性本静，即于静中炼丹，成功较男子更速）。一味熏蒸补破舟。血变为气潮绝信（女子多血，用法尽变为气，而月信可绝）。先天一复上瀛洲（复其初来之性，即可成仙、成佛）。

培养黄芽第三

情窦开时如破瓜,全凭土德长黄芽。

朝朝暮暮勤培养,自得长生不老花。

情窦开时如破瓜(天癸水至,如破瓜然),全凭土德长黄芽(芽生土之中,故曰"黄芽")。朝朝暮暮勤培养,自得长生不老花(由黄芽而勤养之,不使栽败,渐渐开花,即能超劫运为长生之本)。

观音妙法第四

身中有一白雀观,要学观音妙法炼。

一朝功满上瑶池,大众同赴蟠桃宴。

身中有一白雀观(指乳房也,使红变为白,故以白雀观比之),要学观音妙法炼(昔观音圣母在白雀观中炼法,卒成大道)。一朝功满上瑶池,大众同赴蟠桃宴(望人同登彼岸,普度婆心也)。

弥勒真意第五

妇女速将尘事淡,阿弥陀佛心中念。

昼夜坐卧伴黄婆,凡胎自脱仙骨换。

妇女速将尘事淡,阿弥陀佛心中念(常念四字经,即是拴心之法)。昼夜坐卧伴黄婆(时守真意,功可速成),凡胎自脱仙骨换(有如此好处,怎不学习)。

生死玄觉第六

未死学死终不死,逢生杀生永不生。

不死不生真入妙,涅槃一证大功成。

未死学死终不死(人虽未死,犹如死人一般。所以终得不死),逢生杀生永不生(妄心生时,即以慧剑斩之,所以终致不生)。不死不生真入妙,涅槃一证大功成(形不死,心不生,可证涅槃妙果)。

回光返照第七

回光返照两乳间,心神注在金锁前。

二日半后黄变白,移鼎换炉炼成仙。

回光返照两乳间,心神注在金锁前(眼观两乳之中,神注两肾之下,自然河车,运至中田,以补破体)。二日半后黄变白(行经过后,计二日半,血变成黄。斯时净心用功,不久变白而赤脉斩,犹如处子体矣),移鼎换炉炼成仙(赤龙已斩,行法之地不同,得诀炼之可成)。

慈悲为本第八

慈悲为本性情和,忍辱茹辛耐折磨。

人人都有菩提树,长坐菩提登大罗。

慈悲为本性情和,忍辱茹辛乃耐折磨(在家妇女,出家尼僧道姑,俱可修炼,总要以慈悲为本)。人人都有菩提树,长坐菩提登大罗(能知菩提树在何处,即在菩提树上用功,久之必成天宝矣)。

按:首二句原本作:"慈悲为本心是婆,在家出家养太和。"今改之。

药火两用第九

药在火中炼,火在药中现。

有火无药煮空铛,有药无火终消散。
火药二物能适宜,金丹一结入阆苑。

药在火中炼(药,气也。即是神驭气),火在药中现(神因气而愈灵)。有火无药煮空铛(不可弄火),有药无火终消散(不可无火)。火药二物能适宜,金丹一结入阆苑(神气相依,焉有不成之理)。

太阴敛形第十

幽闲贞静养性情,妇道克全德匪轻。
乳房血海常留意,将形收敛合太阴。

幽闲贞静养性情,妇道克全德匪轻(上句养性,下句培德,即是内外交修功夫)。乳房血海常留意(下手初功),将形收敛合太阴(太阴炼形法,其乳缩如男子)。

六字经法第十一

最好唯有六字经,从前转后住到心。
其中暗寓河车法,不知不觉炼成真。

最好唯有六字经(即"南无阿弥陀佛"),从前转后住到心(持念之法:脐前念"南",阳关念"无",阴肾念"阿",泥丸念"弥",咽喉念"陀",终将"佛",字住在心里。又可收心,又可平气)。其中暗寓河车法(时刻照此法念之,尽将后天阳气车入中田,自能补足先天),不知不觉炼成真(此法简易,妇女可念,男子亦可念,总要行之久远其效愈大)。

人人如意第十二

怀抱两个如意图,生来即有人人俱。

问人果能如意否?果能如意上天都。

怀抱两个如意图(此图所以护心,亦所以通心),生来即有人人俱(不分男女,人人皆有)。问人果能如意否(如意中即有真一,果能如意,自有无穷佳境见于胸怀),果能如意上天都(不负如意图之名,自得如意图之实,飞升指日可俟)。

动静勿离第十三

动静不可离这个,离了这个路便错。

坤阴变作乾阳体,顶天立地莫柔懦。

动静不可离这个,离了这个路便错(这个,乃真意也。时时诚意,先天自复。若意念一差,便非正路)。坤阴变作乾阳体(女性本阴,变为乾阳,方能成道),顶天立地莫柔懦(阴性多柔,要有顶天立地志向,庶于道有望)。

出家修炼第十四

一入空门得自由,尘缘何故挂心头?

观音大士规模在,静坐参禅万念休。

一入空门得自由,尘缘何故挂心头(世之出家道姑,已入玄门矣,心犹不忘夫红尘者,何故)。观音大士规模在,静坐参禅万念休。

节妇修炼第十五

可怜最是未亡人,矢志冰霜实苦辛。

节烈信为仙佛种,急修急炼出风尘。

可怜最是未亡人(凡夫死者,妻称未亡人),矢志冰霜实苦辛(夫死守节,凛如冰霜,不知受了许多辛苦)。节烈信为仙佛种,急修急炼出风尘(女仙、女佛,尽是坚贞为本。既为节妇,即仙佛种子矣。还在风尘中何益?此言节妇宜急修)。

童真修炼章第十六

王母台前贵女真,色空空色见分明。

浑沦元气无亏损,得法修之顷刻成。

王母台前贵女真,色空空色见分明(大有夙根者,见得色即是空,空即是色,修成女真,故王母特优重之)。浑沦元气无亏损(不必补漏),得法修之顷刻成(得了先天之法,一炼即成,言甚易也。此言女童宜即修)。

在家修炼第十七

莫谓家事纷难绝,坤维正气修急得。

从无入有养神胎,下田不结中田结。

莫谓家事纷难绝,坤维正气修急得(妇女皆有坤维正气,莫因家事纷纭,遂耽误一生也)。从无入有养神胎,下田不结中田结(结于下田者是凡胎,结于中田者是神胎。神胎是自己神炁所凝,不因外来,故谓之从无入有,此言在家妇女宜急修)。

心性根本第十八

四大名山众女仙,半推半节半参禅。

总依心性为根本,行满功圆便上天。

四大名山众女仙,半推半节半参禅(有以孝成者,有以节成者,有以参禅成者,途虽异,而归则同)。总依心性为根本,行满功圆便上天("心性"二字,修丹之本,男女都离不得。此首总结女丹经)。

女丹诗集补编

贞一子　女丹口诀
皖江陈撄宁　校订

收心　一

金丹道理最幽深，逐节功夫着意寻。
若是入门初下手，扫除妄念以收心。

养性　二

一颗摩尼是水晶，何期尘垢蔽精英。
但能静坐回光照，依旧天心夜月明。

养气　三

虽能住念尽初禅，息到冲和返自然。
养气方儿无别巧，同行同坐又同眠。

凝神　四

神是夫兮息是妻，休教异路隔云泥。
两相匹配归根窍，便是丹成鹤到时。

三命 五

光分黄白紫为三,女命生来不似男。
少上衰中成在下,关头一路要深谙。

气穴 六

气穴分明是乳房,休将脐下妄猜量。
炼丹不识阴生处,伏虎降龙欠主张。

知时 七

每到花开对月时,羝羊将要触藩篱。
劝君信至休迟误,莫待龙形出水湄。

斩龙 八

阳欲生阴出玉沟,火轮急驾莫停留。
巽风吹上红元府,倒挽河车仗逆流。

形隐 九

顺为凡体月经行,七七年龄老态呈。
炼到太阴形隐后,从兹仙体庆长生。

求丹 十

炼形化气筑基功,上品天仙事不同。
若问金丹端的处,日来映月破鸿蒙。

炼己 十一

生龙活虎战莲房，最怕心猿意马狂。
炼己未臻纯熟境，岂能安稳度陈仓。

顺逆 十二

顺则生人逆则仙，乾坤交泰是真诠。
临炉莫讶丹难结，到挽羊车自见天。

丹生 十三

恍惚窈冥情似痴，融和正是药生时。
丹田有信机缘至，准备功夫采玉芝。

采药 十四

猛睹先天一粒丹，其光灼灼似金丸。
巽风若不频催鼓，大药如何得过关？

升元 十五

日出扶桑大海东，火轮飞渡莫停功。
鹿车搬上昆仑顶，木汞自归神室中。

合丹 十六

艮男初归混沌窝，夫妻从此结丝罗。
六门紧闭勤添火，帐里春光要太和。

火候 十七

火记虽垂六百篇,未将真候写鸾笺。
最明莫过冲虚语,呼吸分明了却仙。

温养 十八

已看白雪种青砂,寒燠调停切莫差。
三十六宫春意足,羡君有路泛仙槎。

胎息 十九

工夫细密勿粗疏,神息绵绵合太虚。
借问养胎何所似？恍如父母未生初。

度数 二十

采药烧丹有后先,坎离艮巽倒还颠。
功完九九周天数,到此方为物外仙。

脱胎 廿一

十月胎圆度数周,阳神忽到囟门游。
一声霹雳冲天出,顶上争看白气浮。

乳哺 廿二

初产婴孩气未纯,仍吞木汞复元真。
伫看乳养经三载,变化通灵妙若神。

面壁 廿三

丹事虽完犹有功,冥心静坐洞天中。
忘形入定无年月,打破虚空见圣功。

冲举 廿四

炼到真空道愈高,丹书下诏步云霄。
从今永住瑶池苑,随着灵妃去早朝。

樱宁按:女丹口诀诗,共计二十四首,六百七十二字,今特别用心校正一百一十字,比原本为优,遂以付印。乙亥仲冬记。

第五篇

女丹功法琐谈

李锡堃 \ 原著
谢　群 \ 整理

群按：女丹，内丹学术语，指女性修炼内丹之方法。据丹书上说，男女人体的生理不同，男子外阳内阴，女子外阴内阳；男子以精为基，女子以血为本。于是在修养上在下手时就有不同之处。古往今来的丹经道书，专为女子编的功法甚少。本篇节选自李锡堃老先生《丹道养生功》一书，其女丹部分由师姐李孝全（李师之女）实证并撰写，是为女士们提供的练功方法，以期姐妹们得以祛病健身、增强体质。

金丹乃纯阳一炁，并没有男女之分；而修炼金丹之法，为什么又有男女之别呢？要回答这个问题，仍然需要从男女禀气之初谈起，而其源则在道。

《道德经》说："道生一，一生二，二生三，三生万物；万物负阴而抱阳。"这就说明了宇宙的万物都是由道所生的；而万物之中皆有阴阳。这便是自然的运化之理，这个理也就是道；而这个道理早在天地分判之前的混沌时期就存在着。道所生的万物中，自然包括人类在内；而人类正是万物之中最灵最贵者。人中的男女之体，便是由大道之化，阴阳二炁以行道，相互求索而来的。即大道造化人类之初，得乾阳之炁者成男，得坤阴之炁者成女。《周易》一书中所说的"乾道成男，坤道成女，"讲的就是这个道理。

大道造化出人类之后，人中既分男女，男人和女人就必然遵循阴阳二气的运动规律而相互求索,以求繁殖而发展,从而开始了人类生化的生命运动。关于阴阳相索而成男成女的理论,《周易·说卦传》中是这样说的:"乾,天也,故称乎父;坤,地也,故称乎母。震一索而得男,故谓之长男;巽一索而得女,故谓之长女。坎再索而得男,故谓之中男;离再索而得女,故谓之中女。艮三索而得男,故谓之少男;兑三索而得女,故谓少女。"

索者,求也,是主动的。所谓"震一索"者,实际上是"一索为震"。从立胎的角度来说,是指父母媾精之时,阴先求阳反被阳所包,即阳精包阴血,是阴入阳中为男。"一"者,初也,故震(☳)为长男。震以下的两个阳卦,坎(☵)为再索之中男,艮(☶)为三索之少男,也都是这个道理。因此,男子虽然为阳刚之体,却是外阳而内阴。

关于"巽一索而得女",其理同于阳卦,即父母媾精之时,阳先求阴反被阴血所包,即阴血包阳精,是阳入阴中为女。巽(☴)以下的两个阴卦,离(☲)为再索之中女,兑(☱)为三索之少女。所以,女子虽然属于阴柔之体,却是外阴而内阳。

以上情况说明,男女之分和形质的不同,是兆源于父母媾精之时,阴胜阳则生女,阳胜阴则生男。胜者必盛,这是明显的。至于造成阳盛或阴盛的原因,则是由阴阳的变化来决定的,而不是人为的。这个问题因为与练气功无关,故本文不予论述。

所谓"形质"不同,是指维持人体性命的根本物质和身体结构而言,即男为精,女为血;男体为阳,女体为阴;男乳无汁而小,女乳有汁而大;男性生命之室曰精室,女性生命之室曰子宫;男基凸而女基凹;男子阳从下泄,女子阳往上升。就阴阳的特点来说,男精阳中有阴,而女血则阴中有阳;阳主动而阴主静。就气质而言,男性刚而女性柔;男性急而女性缓;男念杂而女念纯。男主动,其气易泄而难伏;女主静,其气易敛而易伏。就修炼内丹而言,男曰炼精化炁,女曰炼血化炁;男精色白,故名曰白虎;女血色红,故名曰赤龙。男子炼到不漏精为筑基成,女子炼到不漏经为筑基成。

男精女血的足数,因其性别不同而年龄也有异。一般地说来,男16岁阳精足,女14岁开始行经。男性的性命运动,可参看本书《性命宗述》;炼精化炁之法,就是本书的三步功法,此不赘言。兹将女子的性命运行情况简述如下:

女子14岁开始来月经,亦称天癸至。《素问·上古天真论》说:"女子二七,而天癸至,任脉通,太冲脉盛,月事以时下,故有子。"到"七七,任脉虚,太冲脉衰少,天癸竭,地道不通,故形坏而无子也。"就是说,女子从14岁开始行经,此后便损之又损,至49岁天癸竭,月经就停止了。有些体弱的妇女,血海干枯比常人要提前些,故40岁出头月信就不潮了,这便是衰老的表现。

古圣先贤为了使妇女身体健康,故传下了女丹功法以救人。多年来,笔者在研究男子修炼之法的同时,对女丹功法也进行了研究,得知男女的形质所不同者,在于阴阳也,在于精血也。然而,要炼成纯阳之炁,方能使人们健康长寿,则男女是相同的。所以,研究女丹功法,就要从相同中去寻求不相同之处,这便是了解女丹功的重要一环。

女子是炼血化炁,而女身属于阴质,其血"本生于心而无正阳之气",也是属阴。两阴相合,其阴更甚,这就给炼血化炁增加了很大困难,非得用异于男功的方法不可。因为女子炼血化炁是由子宫血海而化,通常血海寒,行经时腹痛,就是因为凉气多,血寒而不能化炁,非得往血海之中投一热气流,才能达到化血为气的目的。否则,血不能化气而影响肝;同时,血海不得血中之热气以温之就是生血,其性寒,故需要得到回笼之气,这就是投入血海中的热气流。所谓回笼之气,就是血中所生化之气再去温养血机关,使血海加温。要达到这个目的,女功的筑基之功,就是要意守炁穴。

练功初期的筑基要意守炁穴,这是男女相同的,所不同的是炁穴的位置,男女不同。男子的炁穴在丹田,女子的炁穴则在乳房。前文提到,女子炼功筑基成的标准是不漏经,即斩赤龙。要想达到斩赤龙的目的,首先是找准炁穴的位置,这是非常重要的。所以,女丹经诗说:

炁穴无他即乳房,休将脐下妄猜量。人如不知阴生处,安得毒龙自伏藏?

这里所说的脐下,就是男子的炁穴,即下丹田。在《女丹合编·序》中列举了女子很难修成无病之身的多种流弊。其中流弊之一,就是以"男子脐下一寸三分中之炁穴,误指为女玄关者。"所以,白莲真人说:

男女金丹地不同,阴阳一理实相通。
清心寡欲为根本,筑基先要斩赤龙。

明确告诉人们,男女的炁穴不是同一个地方,不要弄错了。慈悲古母的女丹诗,则揭示了女丹功修炼筑基前的全过程,开头第一句诗,就是教导练功者要把注意力放在乳房。她指出:妇女练功时要:

回光返照两乳间,修神注在金锁前。
二日半后黄变白,移鼎换炉炼成仙。

这首女丹诗的前两句是说:两眼神光返观两乳之中的膻中穴,神则注于两肾之下,久久行之,自然河车运至中田以补破体。第三句诗是指练功的时间,要在月经过后二日半,血已变成黄色,这时就可净心用功,不久血变白色而赤脉斩,又回到处子之体了。第四句是说,斩赤龙之后就要必换功法,按照男功去炼,久必成真。正如女丹功诗所说:

情窦开时如破瓜,全凭土德长黄芽。
朝朝暮暮勤培养,自得长生不老花。

就是说,天癸至如同瓜破一样,已成走漏之体;便是,只要依靠五德之土(脾气)以长黄芽(这里指内丹药物),再由黄芽培养成金丹,长寿就有望了。

女丹功的入手处,为什么要在乳房及膻中穴呢？因为膻中穴与子宫相通,其位置在两乳头往里,二而归一为中,即两膻一中。气到了膻中穴,有了温度,自然下降到子宫内,血海的温度增高了,血才能熔化为气。行经时,外出的少,回笼的多,气返回到肝和心脏而温养。所谓"回笼",就是良气上行(而后所剩下的渣子随着月经排出,其血呈黑褐色),上边的血清都化成了气,上腾于膻中,再回到肝脏以造血。血足了再补心,心的功能强了自然有利于脾胃。这便是炼血化炁,元炁充足以补全身之亏,这正是女丹经所说女子阳从上升之意。

具体功法:首先按本功法的要求做好准备,盘膝安坐,全身放松,舌抵上腭,闭目收神,意守膻中穴,两手交叉捧乳,将右手劳宫穴对准左乳头,将左手劳宫穴对准右乳头,每一呼吸,双手手指各掐乳房一下。如此反复,最多不超过三百六十遍。双手停止不动,体内会有气动。有的人横交先开始,有的人竖交先开始;有时气会由下宫渐渐升到中宫,再由中宫渐渐升到上宫。气入上宫时,必须由督脉上升。这时,意不要上头,仍旧守住膻中穴,气自然会下降,回到两乳之间。在一坐当中,气动数次,经过一段时间,会感到胸部发热,上肢也有热感。身体的上部热了,气自然会下降到血海之中。这时,意念要减轻,做到似守非守,也可以用意念往下丹田稍微引一下,这样既能避免嗓子发干,又利于热气下降。

丹炁炼到这种程度,所需要的时间长短不同,因人而异。因为每个人所生活的环境不同,条件不同,体质的强弱也各有异,年龄也有大小之别,因而练功的效果就不尽相同;有的人练功一个多月,就会达到上述效果,有的人就有可能需要三个月的时间。在此期间,月经也会有所变化,平时月经多的人,有可能减少;而月经少的人,则会先增多而后渐渐减少;经期不准,或行经腹痛的症状,也会得到改善。同时,也会出现一些反常的现象,如白带增多,这正是血海之中的寒气向外排泄的现象,过一段时间就会自然减少,恢复正常。此外,有人会从阴道分泌出黄色带有酸臭味的浊质。这说明血海中不干净,如果不修炼,长此下去,子宫就会出现病变。如果感到乳房发胀,这不是病症,而是得炁的验证。

得炁以后,练功时会有快意;出现快意,就是来药。待快意达到高潮,刚要下降时,就要抓紧时机采药,千万不可错过。采药之法,为小口吸气。要有意吸而无意乎,将药从血海(子宫)采到绛宫。吸气最多不超过 24 口,是为意采心得。采药后,会感到"心中忻忻"。这时就不要再继续"有意吸无意呼"了,而是静守绛宫。采药后,也可以行小周天、大周天进行烹炼(小周天为烹,大周天为炼);气没有形成小周天,即气还没有炼通小周天,就不会通大周天;小周天炼通了,大周天自然会形成。但是,要注意使气自然形成周天,不要强求,因为强求则必然会调动后天识神,这样反而干扰了元炁的运行,所以求之不得。

女丹功的这段周天烹炼之工夫,与男功的玉液还丹相同。炼了一个时期之后,当意守乳房穴快意很快就来时,则不必再继续捧乳吸气,只是意守乳房穴,并不断采药、烹炼就可以了。采药后,就会出现由绛宫开始遍及全身的一片清凉舒适之感,这就是丹经中所说的"心中忻忻"。月经基本没有以后,就是不必练功不采药时,体内的热气也会不断出现,遍体清和之感一天之中常常存在,五脏六腑无一不适。

练功有了丹气之热以后,要注意防寒,防风吹,因为这时许多窍位已经开了,容易被邪风侵体。古人说"避风如避箭",讲的就是这个道理。另外,还应注意加强涵养性修炼,按照本书《功德》章的要求去做,以避免气恼忧思;要戒怒,凡事要自知自解;因为心中不净对练功不利,进步很慢,难以达到斩赤龙的目的。必须注意,来月经时不能练功,因为行经时阳炁已变为阴经,练功不但无益,反而有害。

练功要抢在行经之前。在月经到来之前两三天,会感到腰酸,小腹痛,腿软,不思饮食,这叫"月信",即月经将要到来的信号。这时要抓紧练功,化血为炁,经血自然会减少,这叫作"索龙头"。月经来时就要停止练功。月经过后两三天,待血变成粉红色,月经似有似无时,就抓紧练功,这样月经就干净得快,这叫作"擒龙尾"。这索龙头和擒龙尾之功,在坤道丹功中极为重要。所以,《西池集》中说:

>腾腾烈焰青龙舞,渺渺清波白虎蹲。
>虎尾龙头绦索系,擒归神室合真源。

在女丹功方面,这道诗强调了月信来时索龙头的重要性。

女功筑基斩赤龙,并不是一斩就成功,而是要连斩几次。即月经每来一次,就如法临期斩之;每斩一次,功也就提高一步。练功的效果如何,验证于月经的变化。一般的是,月经由少而多,由多而少,由少而无,不但红的干净,也没有白带,尽化为炁,其阳自旺,月经自绝,乳缩如男子。功效到了这个地步,则正是体现了有中还无之妙。而已经绝的妇女,久炼再来,一斩即化。则正是无中生有之妙。《女真丹诀》中说:

>功夺乾坤造化机,人人有个上天梯。
>阳生阴退无他诀,祇在神思不着迷。
>不着迷兮有主见,暗中提把无情剑。
>赤龙斩断两三番,方显佳人好手段。

所以,功炼到这个程度,筑基的任务就基本上完成了。

筑基完成之后,就是不在坐上练功时,如果出现下身发热发胀的感觉,这就是生药,应当马上练功采取,不要当面错过。正如吕祖所说:"七星宝剑西南挂,双林树下运转轮。"炁击尾闾时,就要请老师传授坤道"抽坎添离"秘诀,饮刀圭秘诀。总之,女功筑基异于男功,筑基成功之后,就和男功相同了。

关于练功的时间、女功与男功基本相同,即取子午卯酉四个正时。其中稍有不同之处,就是初练功时,男子不宜练酉时功;因为男子为阳体,而酉为阴时,有阴杂之气,对初练功者不利。而女子因为属于阴体,正与酉时相合,练酉时功可使同气相求,以达到滋阴补阳的目的。经验证明,妇女练酉时功的效果并不差。

练功的次数多少,要根据每个人的实际情况而定。一日之中,三坐四坐,功不厌多,但子时功每天必须练。因为每天的子时为阳升之时,练功的效果好。至于功中显象,与男功相同,此不多谈。须要反复强调的是:无论显什么象,都不要著。这是正道与邪道的不同之处,请读者注意。

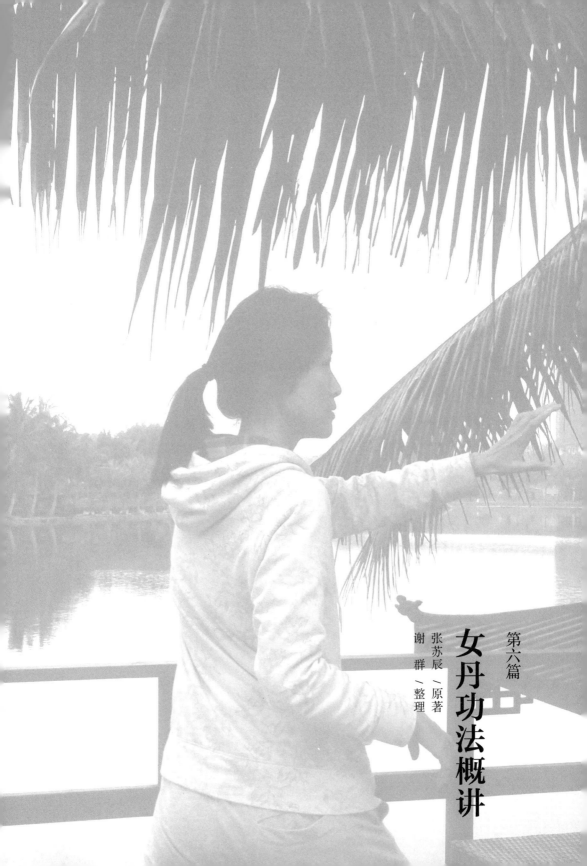

第六篇 女丹功法概讲

张苏辰 原著
谢群 整理

群按:这个按有点长,因为要从头说起,从上座说起。

不移一步到西天,端坐诸方在眼前。
项后有光犹是幻,云生足下未为仙。
——《悟真篇外集·悟真性宗》绝句第四

一天四座,一座两个小时,你打上三年了么?那大概要有些收获的:

如果您坚持不懈地,把双腿结成麻花状,跏趺坐了那么久了,那宝宝心里苦,大概两条腿基本上已经是半残废了……

如果每天是坚持不懈地四炷香烧完,老年痴呆症也差不多提前有了一些征兆……

前文说过了,这里就不说"识神"之大机大用了。

只说,紫阳真人当年是怎样"端坐"的呢?

不知道!

而且,知道不知道,这个不重要。

我知道的是:跏趺坐来自佛教。

关于佛教,旁观者清:确实是印度教的一个"变种"或曰"升级版"。

举一个例子,比如它的著名"护法"——"帝释天"(梵文:

akra），又称天帝释、帝释，就来自婆罗门教，在成文于公元前 16 世纪到前 11 世纪的《梨俱吠陀》(Rigveda)中，已有行踪。

也可说是乔达摩·悉达多，因为他个人的特殊身份，兼以"博爱""平等"的"超前"理念，身后的追随者们又用一些新的名词、概念，重新包装了一下印度教。

那么这个跏趺姿势，大家就明白了，就是肢体瑜伽的一种。

公元七世纪左右，大乘佛教在吸收婆罗门教咒语、宗教仪规和肢体瑜伽术的基础上，创造了一套极富神秘主义色彩的宗教实践方式，"无上瑜伽密教"完成作俑。在《佛说秘密相经》中，甚至提到莲华与金刚杵相合，"如是，当知彼金刚部大菩萨入莲华部中，要如来部而作敬爱""由此生出一切贤圣，成就一切殊胜事业。"这是男女性器官的暗示用词。

秘密大乘佛教，或称"金刚乘"或者"密乘"。此时的印度佛教已经被（它称之为外道法的）印度教取代了，意味着此时的原始佛教已经没有原始意义了。相对于强调"技术"的密乘而言，人们把大乘佛教的理论部分称之为"显乘"。

由于密教和婆罗门改良后的印度教界限的混同，这就注定了佛教在印度可有可无的命运了。

所以，佛陀很智慧地预言，在他去世后，旧势力仍会死灰复燃。

所以说"习气难除"，不仅是对人类而言，对于人类之"文化"和"传统"，也是如此。

瑜伽分为两种：冥想与动作，冥想和道家的丹道，在某种意义上可以并列。而肢体瑜伽，就是一种反关节的动作而已，没有什么奥妙，比起中国固有的五禽戏、八段锦和太极拳而言，实在不能相提并论！现在练瑜伽把个关节搞坏的，已经不是少数，由此我们知道，双盘,除了在日积月累之后,把膝关节搞出问题,它还有什么意义呢?你去网上看看当今太极拳的大家们换膝盖已经蔚然成风;融入了道家思想、讲究"以柔克刚"的内家拳,一旦演练过度或者架子放低,都会把膝盖毁掉,那你把腿脚掰成麻花"双盘"起来,不必要等老年,人到中年也就差不多废掉了。

那么,古代印度人为什么要去做这些反着关节的动作呢?

都是腰椎间盘突出,你为什么就那么突出呢?

因为他们一厢情愿地认为这样掰能把腰椎间盘突出弄回到复位,把衰老的肢体扳回无比柔软的赤子之原生态——古人以直觉思维面对自然的时候就是这么简单,但是后来的一些脑筋糊涂的盲从者,把扭曲如麻花的各种肢体姿势,赋予了神学意义,这就是印度教的"印"学实质。所以我说,修行之初,拜明师、访学者,把一些是非观念搞得明明白白清清楚楚,比不问三七二十一就上座,更有意义!

地道的中国式的修炼,一是"上古有真人,提挈天地,把握阴阳,呼吸精气,独立守神,肌肉若一,故能寿敝天地,无有终时,此其道生。"二是"南郭子綦隐机而坐。"

既然自称礼仪之邦,中国人是很讲究"坐有坐相,站有站相"的。

古代的"坐"与现代的"坐"并不一样。在秦汉以前,"坐"的概念比较宽泛,"坐""踞""跪""拜"等都属于坐的范畴,这是当时最合乎礼仪的坐姿。"坐",又叫"安坐""正坐""跪坐",就是贾谊为诸侯王写的"礼仪教材"《容经》中的"经坐"。成语"正襟危坐"里所说的"坐",指的就是这种坐法,即"席地而坐":以膝居地,小腿平置于地,臀部贴于脚后跟。据考证,安坐源于神灵安置受祭的特殊姿势"尸坐",古人"席地"是很隆重、很严肃的姿势,当时的贵族或者有身份者,在公开场合都是这么个坐法:先在地上铺开一张大席,叫作"筵",再在筵上铺一张略小的席,叫作"席"。坐在主要位置上的就是"主席",与谁绝交叫"割席"。古人在登席之前,要先脱鞋,然后跪在席上,两膝并拢,把臀部"放"在自己的脚后跟上,这是正式场合中最恭敬的姿势,至少在商代就已经通行,甲骨文中就有"危坐"的象形文字。更直观的,在妇好墓中,曾出土过一个玉人,这个玉人就是标准的"危坐"姿势。秦汉以前,除了礼仪性质的坐外,还有不少生活化的坐法,在非公开场合有箕踞、蹲踞等姿势。

"箕踞",则是古人最随便的休息坐姿。《说文解字注》:箕踞乃"臀着席,而伸其脚于前"。

一次,原壤张开两腿,坐等孔子,即"原壤夷俟"一说。据《论语·宪问》记载,孔子见到后用拐杖敲打着原壤的小腿数叨:"幼儿不孙弟,长而无述焉,老而不死,是为贼。"其大概意思是,你从小就不懂礼数,长大也是废物一个,老了白浪费粮食,是个害人精。《史记》也有多处描写"箕踞",荆轲刺秦王不中,身负重伤,"倚柱而笑,箕踞而骂"。这个描写很传神,表示的就是我不服。

不论是"危坐"还是"跽坐",坐久了肯定腿发麻,在非正式的场合,古人还有一些舒服的坐法。比如"倚坐",就是臀部着地,两腿向一侧屈曲,手臂可以靠在低矮的"凭几"上。

这就是《庄子·齐物论》中,一位高士"南郭子綦隐机而坐,仰天而嘘"的场景。

坐胡床的姿势与现代人常规坐法极为相似,古人称之为"垂足坐",目前能看到的最早胡床坐像,见于敦煌莫高窟北魏 257 窟连坐胡床。到了隋代,隋炀帝杨广歧视胡人,搞起"去胡运动",凡沾"胡"字的名称一律改掉,如大家常吃的黄瓜,名字便是从"胡瓜"改来的;胡床则易名"交床"。

第六篇 女丹功法概讲

在交床基础上，唐玄宗李隆基的随从还造出了专供其出游巡幸时坐的"逍遥座"。此后，交床不断改革，慢慢设计出了靠背、扶手，这便可以"倚"了，于是"椅子"出现，交床也因此改名"交椅"。明嘉靖元年尤子求所绘的《麟堂秋宴图》中，人们坐的便是有后背的交椅。交椅，不仅改变了古人的坐法，而且至今仍在影响人们的坐姿。

五代以后，人们的坐法已基本上统一为"垂足坐"——在坐姿上，中国古人从此实现了"现代化"。

中年因中风而研修丹道的明一子张苏辰老先生，因为身体的不便，他就是这样坐着完成了三步功夫的。

但是传统的坐法并没有因为"垂足坐"的流行、普及而彻底消失，相反，还被作为一种健身、养生手段为修行人青睐，有名的《二十四节气坐功图》，据传即是宋代著名的丹派领袖、"睡功"大师、道士陈抟所创，明代《遵生八笺》的作者高濂就曾积极提倡"坐功"，并辑录出陈抟的坐功图。从这套导引术中，观其里面的坐姿，其实都是很随意的。

所以，打坐时，怎么舒适，怎么耐坐，你就怎么坐。

我们探寻紫阳真人什么样的坐姿和中国人是怎样坐的并不重要，只是一个话题。

但是荒谬的理念和方法，会把学者引向万劫不复之地：

我从未见过任何大家，是以跏趺之姿成道的。

倒是，我家不远处有一个公园，每天清晨一位老太太就坐在草地中央"下神"，她就能双盘，更能和已经死去了三千年的印度的一个热衷瑜伽的王子"促膝谈心"，那种认真的态度，真正做到了"祭神如神在"。

张苏辰老先生是一位老修行，由隐者先生注释的《明一子内丹功经验谈》，发表在厦门大学和台湾大学联合创刊的道教学术研究期刊《道韵》第八辑（2001年2月），并被选入四川大学道教与宗教文化研究所主编《百年道学研究精华集成》第一辑，从网上搜索不难，这里仅就老先生对"女丹"的传授，有重点的说一下。

这里介绍的女丹功法，是应各地妇女询问，给练功的妇女提供一个练功的线索，扭转过去妇女练功难的看法。过去有些人把女功说得很难、很繁杂，也很隐晦，读起来如入五里雾中，找不到头绪，理不出层次，使人望而生畏。读了这篇文章后，有志于炼丹功的妇女，便可懂得女功并不复杂，也不神秘。只要刻苦练功，求得祛病健身，并不困难；增益智慧，开发潜能，也是可能的。下面分为三个阶段，介绍如下：

女子筑基功

筑基功是补充体质亏损的方法，这一阶段功法可以分为三步。

一、入坐：盘腿端坐，右腿在外，左腿在内（此为阴抱阳）。上身端直，双手指轻点在绛宫穴（两乳的中间），舌尖顶住人中穴，（口唇内、牙齿外）。全身放松，双目合并一起，观看鼻梁根处。眼珠尽量保持不动，观到眼前模糊不清时，再闭目内睁观看祖窍穴（双目中心）内的空虚之光，内观五分钟，再把两目合一之光，移到两乳中间的绛宫穴，观看穴中空洞之地。内观时要似观非观，用意不可过紧，意念过紧反而不利。如此练功，初练每次静坐不可超过二十分钟。练功三个月以后，可以延长至四十分钟，或一小时。

二、收功：双手捂在双乳上，捂一会后做双手导引，用双手中指，在双乳房的周围绕圈，从双乳外侧向内侧旋转，转圈由大到小，共转三十六圈,最后一圈,落在双乳的中央。意守绛宫一会,再把双手心搓热,干洗脸,轻揉太阳穴、百会穴,起立散步。

三、练功中用双目合一之光照视绛宫,照视日久,双乳出现轻微的温热感或有轻微胀感时,即为得药。两种感觉出现任何一种即可,不必等到两种感觉全部出现,即由意视绛宫改为意视双乳,用双目合一之光,照视双乳的空虚之境。双手捂在双乳上,轻轻地捂一会儿,等到双乳有了气感,再用双手中指,在双乳的周围绕圈,绕圈时双手离开双乳,不用揉按双乳动作,用意念领气随着手绕圈,体会内气运行的感受。所转的圈由大到小共转36圈,最后一圈,落在双乳的中央,意守一会儿,等气感基本消失时,再改为目视绛宫,凝视片刻。收功,即可自由活动。

注意事项:

女子筑基功,首先炼经血化气,斩断月经(古称斩赤龙),以补肾脏亏损。女命在乳,以乳房为气穴,为女性炼丹之处。用双目合一之光,照视乳房中间绛宫穴,亦即"凝神入气穴"之意。有月经的妇女,练此功到一定时期,会出现绝经和乳房缩小,是正常现象,不必害怕。已绝经的妇女,初练功时,也要由此入手,不必等月经再炼出来,只要有产药的景象,即可转入"炼液化气"阶段。但有月经的妇女,必待斩断月经,才能转入"炼液化气"。对于不愿绝经的青年和中年妇女,以不炼此功为好。炼到绝经后,继续修炼,即不再生育。如果需要再生育时,可炼恢复月经方法:先意守双乳,当双乳有气感时,将双乳的气感向下引至下丹田的两旁,然后再引至下丹田。意守下丹田,气感消失,即可收功活动。这样炼一个月左右,当两乳出现胀感,下丹田和阴部出现微热及胀感,月经即可逐渐恢复,并恢复生育能力。

炼液化气

男子丹法的这个阶段叫作炼精化气,女丹功的这个阶段叫作炼液化气,炼液化气须在斩断月经之后,方可修炼。这一阶段的功夫,可以分为七步:

一、调药及产药:坐式如初,双目合一之光照视下丹田,即为调药。当阴部及会阴穴出现微热感或内阴唇有微胀感,即为药生。

二、采药:方法有二。

1. 以神驭药(气)。将药摄归至下丹田,神气相依,神返身中气自回。神意在下丹田,气也随之而回到下丹田。

2. 配合呼吸。意与呼吸相随,即默数吸气的次数,意念注意吸而不注意呼,要求外气(即口鼻呼吸之气),与内气所行的路线,相反而行。吸时气从体外进入体内,是下行,是降;同时,内气随之从阴部升入下丹田,即摄归于下丹田。一般进行十息即可,这就是采药。产药而不采,就好像耕种时,有种而不用,虽运周天徒劳而无益。

三、炼药:用采药之法,将气摄归于下丹田后,再将摄回之气,摄入到脐下(即肚脐至下丹田之间),这叫归炉。药归炉后即要进行炼药。炼药时用文火,即呼吸要平稳,用双目合一之光,寂照炉内,静候炉中火发,感觉到脐下部有微热时,这就是丹头萌生。仍要寂照温养,越养微热,跳动越大。养到在下丹田旋动,仍要寂照动处。这是温养丹头长大的诀窍。

四、运行小周天:用二目合一之光,寂照下丹田,入静后感觉眼前有光闪过,耳内有鸣声,这是温养丹头旺盛的火候已至。要引药出炉,急将丹头引到尾闾处,鼻孔吸气,向上提缩肛门,丹头即可过尾闾、走督脉路线,上升夹脊,过玉枕,入百会,至祖窍(注意要避开鼻窍,从祖窍返绕耳后),再至承浆,过喉,下绛宫,经肚脐至下丹田,这就是小周天运行。

五、循行带脉:小周天气通以后 再将丹药由下丹田引升至肚脐,意守片刻,从脐中向右转回到脐中;再从脐中向左转回到脐中,从脐中回至下丹田收功。

六、小周天止火:炼到发现眼前有闪光二次,即是停运小周天的火候,即须停止小周天运行,不止伤丹。以后即可进行第三阶段温养大药功夫。

七、收功:下坐擦面熨双睛。先搓热双手心,趁热捂在双眼上,待热散后,两手同时向两侧分开,两眼随之用力一睁,如此连做五遍。然后转眼珠,左右各转九圈,能清神明目,不患眼疾。再把浑身上下搓摩一遍、轻揉双乳、绛宫,左转三十六下,右转二十四下。浑身干搓,先从头开始,至脚心,搓热为止。冬季穿棉衣,可以改为拍打全身。

炼气化神

完成炼液化气之功以后,小周天畅通可在下丹田结丹。丹是神与气相抱相凝之产物,起始丹形弱小,必须再进行温养采炼,养成大丹。这个阶段功夫,可以分为六步:

一、温养大药:坐式如初,舌尖顶住口内上腭天池穴,用两目合一之光照视下丹田,永存寂照不散,入静后自然形成内气升降呼吸。要进行内气聚散呼吸法,就是一升一降不离下丹田与肚脐之间。升时意念向下丹田中心聚敛,降时意念向下丹田外围扩散,一敛一散,巩固丹形,使丹形越养越大,养成大丹。这样练功,需要静养七天。每天静坐两小时,延长时间也可以。

二、采大药:静坐入静后,忽然发现眼帘有闪光一过,提示采大药出炉的火候已到。紧接着感觉大药涌动,上下冲动,肾脏热如汤煎,口齿叩动,身涌鼻搐,耳内有鸣,即是六根震动,引大药出炉的景象。急用意守尾闾,吸气提肛,向上一提,大药通过尾闾,上升脑中;意守片刻,舌尖向上一项,大药降入口中,紧闭口唇,以防渗漏。降入中田时,有鹫鸣之声。一意静守,紧跟着转左升右降卯酉周天三圈,以牢封于炉中。收功如前。

三、炼大药:采大药归炉后,要进行炼药。用双目合一之光,文火温养,轻松自如地寂照中田,永存寂照不散。这就是丹书上说的沐浴温养。

四、运行大周天:在寂照中田数日以后,忽觉有两道动气,从两个脚心同时上升,至尾闾合成一团,升至夹脊,停止不动;一意静守夹脊,待其动机,又动过夹脊,分开两道动气,流入两上肢,达到两掌心,停止片刻。回升到玉枕,合成一团,升至泥丸宫,复降入中田。从此大药充满中下二田,这是大周天通运的景象。

五、炼还丹:大周天通运以后,仍用二目合一之光。寂照中下二田合成一个的空虚境地。寂照到极处,有天然火候自然运动,不神驭,不息吹,运转七周,丹液满口,有鹫鸣之声,咽入中田。连续转九个七周,吞咽九口丹液。炼丹已毕,自然睁开眼睛,紧接着转左升右降卯酉周天三圈,把丹封固于炉中。要睁着眼,不带呼吸,只用意领眼随,从会阴向左侧身上升于脑,眼往上翻看,经脑中向右侧身下降于会阴,为一圆周。只转三周收功,自由活动。收功动作如前。

六、炼气化神:坐式如初,先用二目合一之光,照视中下二田合一的空虚境界,入静后有中脉升降运动,即是内丹上升于祖窍,下降于下丹田,升降十次为一轮,升降三轮,把内丹收在下丹田。再从下丹田向后、向上、向前转圈,共转三十六圈,从大到小,最后一圈,成为一点,落在中田中心。再转卯酉周天三圈收功。收功动作如前。

完成炼气化神之功以后,身体即可获得健康长寿。如果进一步修炼,即是炼神还虚,是高层次的功法,必须有真师传授才能炼成。

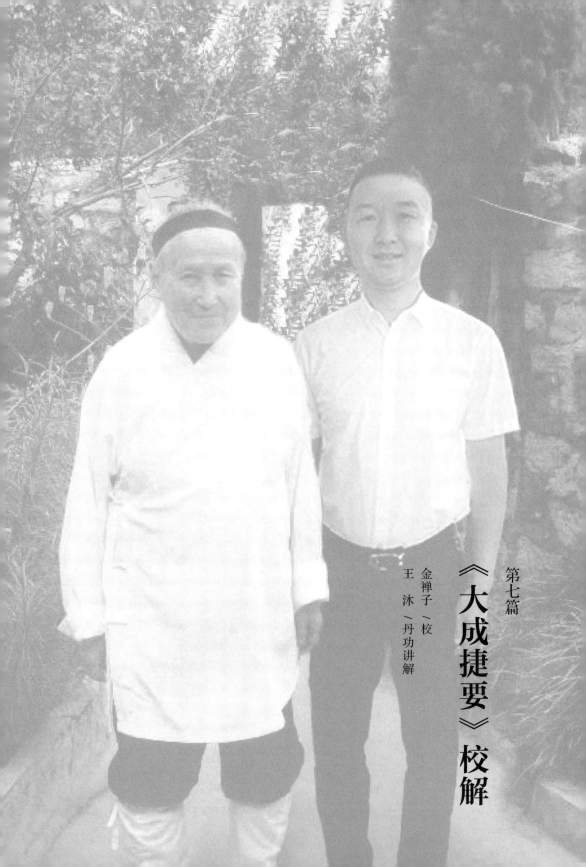

第七篇 《大成捷要》校解

金禅子 校
王沐 丹功讲解

《大成捷要》校注

金禅子

《大成捷要》缘起

有录师王乾一者,云游时至河南登封县中岳嵩山崇福宫常住,会马宇秀炼师,见其所藏《大成捷要》一书,言修性炼命真功甚为详确,抄录一通,携之来辽。一日出示静一炼师,炼师见而悦之,谓其:"节次功夫咸臻玄妙,而拟义立论,尤见精功,诚玄门之秘典也。"因相与公诸同志,付诸石印,以广流传。是书旨义,扫除繁芜,务撮标本,致虚守静,翕合先天,至于拨邪返正,真中流一壶①也。诸公之用心,志欲世界修人,皆以《大成》入手,免坠歧途旁门,漏习退彻三舍矣。

京都白云观戒秉珪子陈圆普　谨序

---

① 壶,指瓠类,系之可以不沉。比喻珍贵难得。《鹖冠子·学问》:"中河失船,一壶千金。"

《大成捷要》叙

上天下地,而人生乎其间。然天长地久,唯人不能与天地同其长久,亦人之一大缺憾也。人愿与天地同其长久,惟炼道者其庶几乎。系考道家之书,汗牛充栋,人不能逐一浏览,以至炼道者每辍于半途。今观《大成捷要》一书,实于炼道者大有裨益。是书精采各种丹经扼要之语,编为三卷,名曰《大成捷要》。俾读是书者,开卷明了,从斯炼道得所持循,不至惑于歧路,使知性命双修。涵养日久,发白复黑,齿落重生,自能返老还童也,寿与天地同其长久,当亦无难,是真天机秘文也。爰付剞劂,公诸同好,即此功德,亦与天地同不朽也。是为叙。

"民国"十八年十二月

勿矜子姚至果　撰于辽宁太清丛林

第七篇 《大成捷要》校解

劝刊《大成捷要》五言古句

奉天传至道,遵命调名贤。
九十六亿众,何日能收圆?
金公开普度,木母掌法船。
千真归三宝,万祖会一源。
说破密中密,打开天外天。
普告我佛子,云城会群仙。
衣钵今有主,授受非等闲。
玄关心心印,火候口口传。
行须周八百,功要满三千。
捐资成人美,舍财结大缘。
大小周天法,内外金液丹。
一切玄妙诀,尽皆著斯篇。
百日筑基固,十月胎养全。
三年乳哺毕,九载面壁完。
永作蓬莱客,逍遥不计年。
这个天仙理,托出一和盘。
刊板垂竹帛,大地尽瑶天。
猛回头,大海茫茫登彼岸;
急下手,虚空漠漠见青天。

《大成捷要》性命双修天机口诀目录

集古丹经弁言/清浊用火口诀/文火妙用/返还证验说/文火沐浴口诀/炼药天机/二十四节口诀目录/逐节口诀丹经目录/炼阴精分先后天/绝食腥荤香辣/道身证验说/武火轻重采药之危/文武风火妙用/百日筑基/双修纲领条目/武火妙用/收心炼己/关窍秘诀/采药天机/神蛰气海/最初还虚蛰气穴/回光返照/采小药天机/梦寐走丹/动静无偏/炼药气荡气滞之危险/产真种次第/种采炼养天机/真阳发生天机/卯酉沐浴天机/文火温养口诀/止火口诀/元神领元气升降口诀/文武采取烹炼口诀/六根震动天机/周天文武之妙用/武火煅炼/危险详说口诀/阳光三现天机/文火寂照/过关不真危险/采大药天机/产真种不老不嫩/十月养胎/大药过关天机/封固口诀/大药产生天机/甘露下降用火危险/安神祖窍用火口诀/七日混沌天机/三宝现象/玄关窍开/大药到顶实验天机/雷神监坛/采真种天机/蛰藏七日阴蹻复生/春水潮生/阳火阴符口诀/金液还丹/阳神迁过重楼/真意散乱危险/日月合璧/身外有身/小周天度数口诀/皈根复命/玉液还丹/神气皈根口诀/邪水潮生/真火炼形/六根不漏口诀/真空炼形/呼吸蛰藏大周天/走丹岐路天机/绝谷定慧/邪火潮生/三部八景/魔境危险详说/三年乳哺/五气朝元/神俱六通/九年面壁还虚/赤蛇透关/纯阳祖气助胎/安寝蛰龙秘诀/火焚禅坐/盗天

地正气/女功简便法/天花乱坠/赤蛇归身/道教源流谱/调神出壳/战内外阴魔/睡功秘诀/聚金光布五芽灵气气/超脱上田/附坤元经、卯酉周天/开天门口诀/珠落黄庭/调神出入

  时 天运己未年乙亥月丁亥日庚午时上浣誊录

咏修身丹道二首

其一
借假修真赖此身,此身自具一乾坤。
有人参透个中理,管许寿延万万春。

其二
取坎填离有妙方,自身自配自阴阳。
愈生愈化愈强壮,返老还童是药王。

《大成捷要》校注目录

上卷

第一章　集古丹经目录弁言

第二章　性命双修　纲领条目　心印口诀 秘旨灵文

第三章　性命双修　心印口诀　天机提纲 返还证验说

1.返还证验说 2.道身证验说 3.关窍秘诀

第四章　天元大丹　二十四节　口诀天机目录

下卷

第五章　道教源流谱

第六章　性命双修　心印口诀　天机秘文　百日筑基

1.百日筑基 2.最初还虚蛰藏气穴 3.绝食腥荤香辣 4.收心炼己口诀 5.回光返照天机 6.文武风火妙用 7.神蛰气海 8.动静无偏 9.武火妙用 10.文火妙用 11.种采炼养调外药天机 12.采药天机口诀 13.炼药天机口诀 14.文火温养口诀 15.清浊用火口诀 16.锻炼阴精以分先后天机口诀 17.文武采取炼养妙用 18.文火沐浴口诀 19.武火轻重采药之危 20.武火锻炼 21.文火寂照 22.梦寐走丹 23.玄关窍开 24.产真种不老不嫩天机 25.产真种次第天机 26.采真种天机口诀 27.封固天机口诀 28.卯酉沐浴天机口诀

第七章　性命双修　心印口诀　天机秘文　阳火阴符口诀天机

1.阳火阴符口诀天机 2.采小药天机口诀 3.元神领元气升降口诀 4.真意散乱危险详说 5.炼药气荡气滞之诀 6.周天文武之妙用 7.小周天度数天机口诀 8.真阳发生天机 9.阳光三现天机 10.神气皈根口诀 11.止火口诀 12.采大药天机口诀 13.六根不漏天机 14.六根震动天机第 15.大药产生天机真诀 16.走丹歧路天机 17.危险详说口诀 18.大药过关天机妙诀 19.七日混沌天机 20.过关不真危险天机 21.甘露下降用火天机 22.大药到顶实验天机 23.回风混合百日功灵口诀 24.胎息经注 25.胎息铭 26.赠剑仙二首

第八章 性命双修 心印口诀 天机秘文 十月养胎

1.十月养胎 2.安神祖窍用火口诀 3.蛰藏七日阴跷复生天机 4.金液还丹天机口诀 5.玉液还丹天机口诀 6.卯酉周天口诀 7.日月合璧天机口诀8.真火炼形天机 9.珠落黄庭天机 10.皈根复命 11.呼吸蛰藏大周天 12.魔境危险详说13.邪水潮生危险天机 14.邪火潮生危险天机 15.神俱六通 16.真空炼形天机 17.三部八景危险详说 15.纯阳祖气助胎天机 19.绝谷定慧天机 20.五气朝元天机 21.盗天地正气天机 22.三宝现象天机 23.赤蛇透关天机 24.赤蛇归身天机 25.雷神监坛天机 26.火焚禅座危险详说 27.战内外阴魔天机 28.春水潮生天机口诀 29.天花乱坠止火天机口诀 30.超脱上田危险 31.阳神迁过重楼天机口诀 32.调神出壳天机口诀 33.开天门口诀 34.身外有身收金光天机口诀 35.聚金光布五芽灵气天机口诀 36.调阳神出入天机口诀

第九章 性命双修 心印口诀 天机秘文 三年乳哺

1.三年乳哺 2.还虚面壁 3.睡功秘诀 4.蛰龙秘诀

附：坤元经

1.坤元经 2.女功简便法

第七篇 《大成捷要》校解

上 卷

第一章 集古丹经目录序言

　　道本一理,法分三元,天元、地元、人元是也;丹宗九品唯三成,初成、中成、上成是也。其三元丹经,分而言之,天元曰"大丹",地元曰"神丹",人元曰"金丹";合而言之,初成曰"金丹",中成曰"神丹",上成曰"大丹"。是三元皆有"大丹""神丹""金丹"之名也。在天元尽性了命,地元擒砂制汞,人元移花接木;在初成百日筑基,中成十月养胎,上成三年乳哺。而要天元大丹之旨,不外彼铅我汞,盗取互藏之天宝。其实皆是一阴一阳,配合混炼而成造化者也。盖此三元丹道,理同法异,作用原自悬殊。而世之修真悟道者,大都知其一不知其二者多矣。究之能列开门户、真知一端者,亦万中无一也。吾曾见有得闻天元大丹,而从天元了道者,则只知天元之尊贵,而不知复有地元、人元之玄妙;有得闻地元神丹,而从地元服食登仙者,则只知地元之尊贵,而不知复有天元、人元之奥妙;有得闻人元金丹,而从人元金丹了道者,则只知人元之尊贵,而不知复有天元、地元之旨归;更有崇尚人元,而尊为金液,藐视天元而为玉液者,是不知人元为接命之初乘、天元为了性之上乘、地元为服食之中乘。悲夫!试观古有得闻地元神丹,而兼闻天元大丹者,许旌阳真君是也;有得闻地元神丹,而兼闻人元金丹者,葛稚川真人是也;有得闻人元,而兼闻天元、地元者,吕纯阳、张三丰是也。至于南五祖,皆以人元金丹了道;北七真,皆以天元大丹登仙,而地元神丹无闻焉。他如崇释者,只知念佛诵经;奉圣者,只知敦伦守常。究之能专一,即能致精微，能至诚，即能格天心。只要能圆聚得一点真性灵光在，而皆不至于磨灭。所以，一心念佛者，能超生净土，诚心敦伦者，能流芳百代。都是历代仙师道祖，传经演法、立说垂训，各心得妙谛，必不能同归一辙。是在善学者，暗练揣摩，会其旨归耳。有专一元而立言者，有兼三元而立言者，有兼三元以立言者而侧重人元者，有兼三元以立言而侧重地元者，不得一概而论之也。如《金丹心法》《性命圭旨》《天仙正理》《仙佛合宗》《金仙证论》《慧命经》等书，是专指天元大丹清静修炼而言者也。如《金丹真传》《醒道雅言》《玄要篇》《敲爻歌》等书，是专指人元金丹阴阳修炼而言也。如《黄帝九鼎》《太清丹经》《地元真诀》《承志录》《渔庄录》等书，是专指地元神丹铅砂修炼而言也。若《道德经》《阴符经》是兼三元而言也。若《悟真篇》《参同契》亦兼三元以立言，而侧重人元者也。若《龙虎经》《石函记》亦兼三元以立言，而侧重地元者也。后世未来圣真，心乎至道者，得见此论，知道分三元，理本一贯，庶不至望洋而兴靡涯之叹也。要知丹经道书，虽曰汗牛充栋，除此三元一理先天大道以外，其余尽属九十六种外道、三千六百旁门，任他一切皆幻，总于大道不通。世尊曰："唯此一事实，余二即非真。"所谓"一事实"者，即吾人之乾元面目、固有真我、不着色相不落空亡之虚灵圆明性体是也。释氏曰"真空正觉"，道家曰"不神之神"。故人之所以断生死轮回者，全凭性命了当。至于人元金丹，乃接命之术，地元神丹，乃服食之道，而天元大丹乃性命双修之全体大用也。

吾今怜悯后学，指明经义，将历代仙佛祖师所传三元大道丹经分析开列于后，愿天下仁人君子、有忘斯道得遇师传者，好援古证今、前后印考，必须上下吻合，方不坠入旁门。而且斯集一出，使学者披古览今之下，一见即知作者之本意，归宗某家之著述，则泾渭立

第七篇 《大成捷要》校解

分,真伪立辨,而趋向可定,遵行无差,永不为异端邪说所惑矣。是为序。

天元大丹汇纂诸家经典节取至理名言丹经目录

《太上道德经》《上天梯》《黄石公素书》《太清中黄经》《三一九宫法》《理学宗传》《太上胎息经》《王少阳黄庭内外景经》《道藏集要》《吕祖宗正全书》①、《文昌帝君胜典》《三元真一经诀》《瀛洲仙籍》《关尹子文始经》《张三丰全集》《金丹大要》《李莹蟾心法九章》《少阳中和集》《道言内外》《三丰秘旨》《奇经八脉》《六祖坛经》《仙佛真传》《家宝全集》《道书全集》《郝祖太古集》《云光集》《如幻集》《精微集》《马祖圆成集》《性理大全》《李莹蟾中和集》《赵缘督仙佛洞源》《钟吕传道集》《玄学正宗》《刘樵阳玉真语录》《入道秘书》《玄奥集》《玄门宗旨》《八景飞经》《太极崇宗》《重阳脉望灵文》《重阳韬光集》《丘祖蟠溪集》《娑婆界》《三素云法》《龙门秘旨》《王重阳全真集》《遵生八笺》《王玉阳清真集》《重阳云中集》《张紫阳金简宝录》《二十四神行事诀》《云笈七签》《鸣道集》《关尹子定观经》《吕祖百字碑》《清微王品真经》《洞玄金玉集》《人生必读》《渐悟

---

① 应为《吕祖全书宗正》。是书共十八卷,是根据刘体怒三十二卷本《吕祖全书》,及邵儒珍所编六十卷本《吕祖全书》删定汇集而成。邵本《全书》台湾有藏本,并于1982年为台北皇极出版社据清乾隆间木刻版影印刊行。是书保留了邵本《全书》的原序,其云:"康熙中义陵刘氏,汇祖师经训,刻为一集,久之其板渐废,仁和王君履阶,属其友邵君儒珍,网罗散失,推而广之得六十余卷,可谓无美弗备矣。"此为彭启丰所序,启丰,彭定求孙,雍正进士,乾隆入兵部,其言刘本《全书》成于康熙,盖未详读此书,误以庚申为康熙十九年(1680年)。估计邵本《全书》当成于乾隆末,并增收了刘本所未收的内容。《全书宗正》减六十四卷为十八卷,即是对邵本《全书》除其伪误,去其重复所得。

· 341 ·

集》《行化集》《致富奇书》《刘祖太虚集》《生神玉经》《樵阳经》《孙祖五明经》《玄中直讲》《孔子家语》《规中指南》。

以上所引经书，举其所知，共七十部，采取其中至理名言、秘密奥语，以为天元大丹注释详解，其开示来学，以破千古之疑团也，可谓至矣。

地元神丹节取至理名言丹经目录

《太清观天经》《太清金液神丹经》《黄帝九鼎神丹》《九转流珠》《神仙九品丹经》《抱朴子神仙金汤经》《大洞真宝经》《修伏灵砂秘诀》《大洞炼真宝经》《九还金丹秘诀》《龙虎上经》《雷震丹经》《太上明镜匣》《上帝九品神丹秘录》《太上金鷇歌》《太古土兑经》《庚辛玉册》《渔庄录》《三元秘范》《浮黎鼻祖金药秘诀》《大丹秘旨》《南岳上仙炼丹秘诀》《湛母元君铜符铁卷》《八草灵交》篇、《天台咫尺》《许真君石函记》《金丹秘诀》《丹房须知》《陶填还金术》《地元真诀》《彭真人观华经》《火莲经》《黄帝神水经》《太上灵砂涌泉匮》《太上圣祖金丹秘诀》《洞天秘奥》《三十六水法》《灵砂九转大丹法》《火龙经》《金粟园》《圣祖长生涌泉匮》《轩辕黄帝述宝藏论》《白体圣胎灵砂秘诀》《黄芽大丹秘旨》《五金粉图》《金火指直》《承志录》《黄白镜》《秋日中天》《竹泉集》《葛洪抱朴子内篇》《七十二龙芽》《崔昉外丹本草》《淮南王鸿宝秘书》《黄白破愚》《黄白鉴形》《太微帝君长生保命丹》《金匮藏书》。

以上等书，举其所知，共五十九部，皆宗地元神丹至理名言、秘密奥语，注释详解之旨归者也。

人元金丹节取至理名言丹经目录

《黄帝阴符经》《石杏林还原》篇、《醒道雅言》《张紫阳悟真》篇、《孙教鸾葫芦歌》《金液还丹》《敲爻歌》《修仙程途》《薛紫贤复命篇》《无根树》《度人梯》《吕祖鼎器歌》《金丹真传》《周易悟真》篇、《一贯真机》《金丹五百字》《真金歌》《同尘集》《昌道真传》《魏伯阳参同契》《魏伯阳鼎器歌》《黄鹤赋》《九皇丹经》《玄机直讲》《易筋经释义》《度真人》《陈泥丸妙悟集》《崔希范入药镜》《周易实事》《吕祖指玄》篇、《沁春园》《张三丰玄要篇》《试金石》《九层炼心篇》《百句章》《试金石》。

以上等书,举其所知,三十五部,皆宗人元金丹之旨至理名言。合前天、地二元,共曰"三元"。皆古圣佛祖仙师所著,以及历代真人、隐士所传,昭昭可考,处处堪觅,有特得真传者,可一见即知也。

天元大丹逐节秘旨口诀宗古圣仙佛丹经目录

"五事之旨"(第一事,明先天三宝;第二事,明炼己还虚;第三事,明凝神气穴;第四事,明机动调药;第五事,明药产采炼)、"两个六候"之说,皆宗《天仙正理》《仙佛合宗》《唱道真言》《金仙证论》《慧命经》等书,皆指明天机口诀。

"炼心之旨",宗《唱道真言》。

"止念之旨",宗《青华秘文》。

"主敬存诚"之旨,宗《丹书十六字心传》及《慎独之功》。

"主静立极"之旨,宗周子《太极图说》。

"无极太极"之旨,宗吾师心传。

"调药文武采炼"之旨,宗《金仙证论》《慧命经》。

"玄关一窍产出真种"之旨,及《修真辨难》与《唱道真言》,亦宗前经。

"阳火阴符小周天"之旨,宗《天仙正理》《金仙证论》《慧命经》。

"火足止火"之旨,亦宗前书。

"七日采大药"之旨,宗《仙佛合宗语录》。

"六根震动"之旨,宗《天仙正理》。

"五龙捧圣"之旨,宗《仙佛合宗语录》及《八祖金丹心法》。

"过关以后服食得丹大蛰七日"之旨,宗《修真辨难》。

"收内药用卯酉周天口诀",宗《性命圭旨》。

"守中抱一"之旨,宗《仙佛合宗》《精一执中》之说。

"太阳炼形"之说,宗《性命圭旨》。

"日月合璧"之旨,宗《慧命经》及《心印经》。

"珠落黄庭"之旨,宗《性命圭旨》及吾师之心传。"灵光护法、雷神守坛、赤蛇透关、王王来临及中气一贯三田"之旨,皆得之心传。

"三华聚顶""五气朝元"之旨,宗《灵宝毕法》。

"纯阳祖气来助胎圆"之旨,宗《慧命经》。

"胎圆止大周天火"之旨,宗《金丹心法》。

"入定开慧通神达化"之旨,宗《五福因缘》《性命圭旨》《太清中黄经》。"调神出壳"之旨,宗《灵宝毕法》。

"收摄金光敛神入壳"之旨,宗《慧命经》及吾师之心传。

"三年乳哺千变万化之"旨,宗《金丹心法》。

"九年面壁炼虚合道"之旨,宗《性命圭旨》《慧命经》。

"百日筑基内有五层活子时",皆得之心传(调外药时,有机动活子时;产小药时,先有息住活子时,后有玉管双吹、痒生毛窍之活子时;运小周天有起火之活子时;产大药有火珠呈现之活子时。盖调外药之活子时无数,产小药与运周天之活子时不过三百之数。至于产大药之活子时,只一个,此皆百日筑基内之事也)。

"百日十月关中有七次混沌开基"之旨,皆得吾师心传(第一次混沌开基是玄关窍开、产出真种。第二次混沌开基是阳光三现、产出大药。第三次混沌开基是结道胎、一阳初生。第四次混沌开基是璇玑停轮、日月合璧,亦曰"二阳生"。第五次混沌开基是心灭尽、大定以后,三花聚顶、五气朝元。第六次混沌开基是深入涅槃、神俱六通。第七次混沌开基是高登彼岸、金光如轮)。

此以上口诀天机、秘密奥语,尽在以上诸品丹经;印印可考,心心相授,宗吾师之心传。若不明五个活子时、七次大混沌,后世未来圣真,任你讲得天花乱坠、地涌金莲,纵有刚志修持,难超三界之外而登大罗。古云:"只为丹经无口诀,教君何处结灵胎?"此《捷要》一册下卷详释,口诀天机尽泄无余,兹不复赘。

　　开荒下种亦多年,我佛灯光尚未传。
　　无缝塔前难了命,双林树下怎超凡?
　　有谁踏破窍中窍,唯我揭开天外天。
　　欲识玄关端的处,无中生有是真诠。

第二章　性命双修　纲领条目　心印口诀　秘旨灵文

务成子曰:儒教有"三希真修",曰:士希贤,贤希圣,圣希天;释教有"三皈大戒",曰:皈依僧,皈依法,皈依佛;道教有"三炼宝功",曰:精炼气,气炼神,神炼虚。夫道之初节炼精化气功夫,名曰"小成筑基"。欲出疾病,却衰老,延寿考,返童颜,当行百日筑基之功。明

"五事"则入首有准,辨"六候"而运行无差。调元精以炼外药,须凭风火文武之妙;采真种以炼小药,要假周天火符之玄机。火足药灵,龟头缩而丹放毫光,意采眸取,六根震而五龙捧圣。透三关、过九窍,永成金刚不坏之体,升乾鼎、降坤炉,定作长生不老之人。此百日筑基之功,已返到本体未破、乾坤交泰之地,名曰"人仙"者是也。

郁华子曰:次节炼气化神功夫,名曰"中成养胎"。欲知往测来,趋吉避凶,立功扬名,光宗耀祖,而行十月养胎之功。按"七禅"以皈寂灭,随"六机"以证圆通,守中抱一乃养胎之主脑。不分昼夜而并进,动应静蓄是炼丹之神机,无论始终而皆然。时时刻刻,勿忘勿助而养;绵绵密密、常定常照而温。将见真气上运、甘露下降,行卯酉之周天以收内药,分左右之升降,以固胎圆:或太阳当空,催逼久而玄珠下降炉中。或丹光如莲,开放极而金花上飘鼎外。或真火炼形,或赤蛇透关,或龙虎交战,或婴姹团圆,或龟蛇盘结,或仙佛来参,或中气周匝而生芒,或雷神施威而监坛,或现天堂美景以诱我,到处是琼宫阆苑,或见地狱恶形以惊人,随神头鬼脸愈出愈奇。要皆金丹之变化,或真或幻,总宜心死于见闻。直至铅尽汞干,二气住则璇玑停轮;阳长阴消,六脉回而日月合璧,自然饥渴永绝而气化纯阳。身能耐寒却暑,昏睡全无而丹光常明,心必达圣通灵,由是灭尽定极,心空性现,神俱六通,气充两仪,金莲匝地涌,白云满天飞,聚三昧真火攻百会乾鼎,雷声震震轰开紫府内院,电光闪闪调出入定阳神,产仙婴于凡躯之外,聚金光于法身之中,方谓渡过苦海,正是高登彼岸。此十月养胎之功,已返到乾元面目、固有真我之位,名曰"地仙"者是也。

太乙元君曰:三节炼神还虚,名曰"上成乳哺"。欲超凡入圣,成仙作佛,经纬天地,辅助造化,而行三年乳哺之功。是必炼神以还虚及能出有入无,要完六六乳哺之功,须明七七存养之道。依阳光之收放,准调神之出入。然阳神之出也,主乎动,动则宜暂不宜久,宜迩不宜遐;而阳神之入也,主乎静,静则贵久不贵暂,贵遐不贵迩。其功必由暂而至久,其效必因迩以及遐。盖愈静定斯愈笃定,而阳神愈坚,慧光愈明;亦愈调演斯愈纯熟,而阳神愈灵、变化愈妙。直至三年功成,性体老炼,觉得调神出壳之际,而阳神直以太虚为宅舍,极大地山河尽是我之家庭田园、游赏栖迟之所也。及收回入定之时,而阳神又以色身为寝室,合内院中宫尽是我之床枕几席、偃仰宴息之处也,将见举足千里、遍游万国、真空妙有、隐显莫测、通天达地、步日玩月、入水不溺、入火不焚、入金无碍,殆无入而不自得焉,阴阳不能陶铸而反能陶铸阴阳,五行不能变迁而反能变迁五行,阎罗不能制其死,帝释不能宰其生,纵横自在,出入自由。欲少留在世,则护国而佑民,建功而立业;欲超凡入圣,则凌霄而霞举,飞升而拔宅。无论在尘、出尘,皆能济世利物,辅正除邪,救旱救涝,消灾消劫。或说妙演经、日赋万言以阐道,或立法垂训,度尽众生而传灯,任其所为无不神通灵应,变化而莫测,即十百千万亿兆浩劫,永远住世亦不生不灭,即分形散影,百千万亿化身,遍满三千大千恒河沙界,亦无穷无极。此大丈夫得意之秋、功成名遂之日也。人生至此,宁不快哉?此三年乳哺之功,已返到性全坚刚、神化无方之位,名曰"神仙"者是也。

尹大真人曰:予观汉唐宋元,历代诸仙,多从此处超脱、尸解而去。然神虽妙而形不妙,不能浑于无极,虽曰"名登仙籍、逍遥洞天",而少却末后一着,炼虚合道功夫,要知有些欠稳处,不得究竟。吾今演出千佛秘藏、万祖心印末后一着、最上大成,此九年面壁之功,已返到无余涅槃、大觉金仙之位,其见趣可谓度尽群仙矣。此下卷详解，兹不复赘。

众真曰：世人不知顺此机而应事接物，贪尘缘以丧精神，劳筋骨而致衰老，卒至病死坠入轮回，人尽是沉苦海，而大无觉路。由是迎此机而风吹火炼，调元精以育真种，运周天而产大药，养成气母，永镇下田，撑法船而高唤迷津。此存养气之功，乃古圣先贤、佛祖仙师所心心相印、口口相传，而不许轻易妄泄于非人也，今则尽泄于此书矣。孔子云："知我者，其唯春秋乎；罪我者，其唯春秋乎。"而汇纂是书亦然也。

第三章　性命双修　心印口诀　天机提纲　返还证验说

第一节　返还证验说

太上曰：七返九还之法，下手兴功，先将上窍离中真阴（元神是也），送入内金鼎气穴之中，与下窍坎宫真阳（元气是也）配合，以神合气，以气育神，使神气混一，绵绵密密，存无（元神）守有（元气），渐入化机，久久坐忘，结成胎息。胎息定则呼吸住，而真种产矣。每日如外夫妇交情媾精，苏绵美快，切不可着它，水火自然既济，龟蛇自然蟠结，发运四肢，贯通百骸，真气熏蒸，如火之生焰相似，此真阳祖气透三关、过九窍时也。只要水火均平，不可太过、不及。火过则伤丹，不及丹不成。此是小周天火候。调和协宜，喉息自然倒回元海，外阳自然缩入腹里，真火自然上冲，浑身苏绵美快无穷，腹内如活龙动转。真气升降，一日有数十样变化，婴儿姹女自然交欢配合。此是采阴补阳一节。修炼我身内玉液还丹，乃筑基炼己，积我固有之法财，终日逍遥，昼夜常明，而为长生久视之初阶也，不过是气满、精盈、神全而已。奉劝学道志士,诚心参访宗师,恳求心印口诀,诀破一身内外两层真天机(内天机产在坤炉,外天机发于乾鼎),明白下手速修,炼己待时,候一阳生。筑基时,一阳生于九地之下,结丹后一阳生于九天上,择地入室(人迹罕到之处、鸡犬不闻之所),炼此龙虎大丹,外边又要知音道友护持,不许一个闲杂来往,恐怕惊散元神。古人谓:"接命之处,正是伤命之时也。"先言和光同尘,今言僻居静处者,何也?炼己于尘俗,使对景忘情;养气于山林,是炼虚合道。要知超凡入圣,乃尘世希有大事,必须一尘不染,万虑皆空,丝毫不挂,一刀两断,永作世外之客,不起寰中之想,终无退悔之心,忘形无我,持空炼神,浑身藏府、骨肉血脉都化成青气,透金贯石而无碍也。当此之际,七窍生光,昼夜常明,心如止水,身若太虚。这才是气满神全、法财广大也,方可炼此龙虎大丹,去夺身外天机,下手擒拿,采吾身外真铅,先以龙伏虎,次驱虎就龙。若会攒簇,不失时节,湛然摄起海底之金,使其透尾闾,贯夹脊,上泥丸,化为金液降下重楼,直入水晶宫中,与我身内木汞配合,不过半刻时辰,攒簇已定,真火冲入四肢,浑身骨肉火烧刀割相似,最难禁受,就是十分好汉到此无一分主张。虽如此说,总要咬定牙根,拿稳主意,忍人所不能忍,为人所不能为,舍死忘生,忍一时刻之苦,享亿万年之福,防危虑险,沐浴身心,铅汞投而水火交,顷刻之间,浑身骨节关窍如炒豆子一般,一齐暴开,周身炁血,都会说话,就在身上闹成一堆。舌根下有两穴,左为丹井,右为石泉,此正是廉泉穴随骨脉一齐暴开,心火下降、肾水上涌。功夫到此,舌下灵液如外水泉一般,昼夜咽纳不完,滋味甚异,比糖蜜更强十分。又有至妙者,临炉下手之初,地将产其金莲,天先垂乎宝露,忽然一点真汞下降,透心如冰之凉,即运一点神火随之,攒簇于交感宫内,浑然一团,湛然常明,如千千战鼓之鸣、万万退雷之吼。此是自己一身百脉气血变化,切莫惊怕,只要咬钉嚼铁,死心不动,定静至极,于虚空中或见龙虎交会、天地交泰、日月交宫,或见众仙、诸佛来贺丹成。功夫至此,一切苦乐景象尽皆发现,切不可认它,恐着外邪,坏我功修。莫问是真是幻,我自见如未见,闻如未闻,一味死心不动,守定真性阳光,阴魔自然消散,铅汞自然和合。三日才生大药。三日内最难过,遍世界都是魔境,四面神哭鬼号,八方杀气狼烟,直闹得天昏地暗,此正是"大开关"功夫。到此十个九个都吓杀了。切记此皆三尸作祟、阴灵幻化,切莫理它,不惊不怕,才是道器。盖已汞虽化成神,却是阴神,阴神最灵,能千变万化,现出诸般境象害我功修。纵有坚志恒心,他岂肯善善降伏?前人说得好:你会六通神,才能脱生死,不然休想成道。此是金液还丹,混沌两日半,气气相通,窍窍光明,气满神全至极,忽然活泼泼地,逆出太阳流珠,脱壳入口,百万龙神,尽皆失惊。此是七返九还金液大丹入口,始知我命由我不由天也。仙经云"这回大死今方活",又云"一战而定太平",即是此等地位。不死之药,脱入口中,顷刻周天火发,骨胎化作一堆肉泥,阳神脱体撒手无碍。专心致志,持空养虚,以虚养神,神化为虚,虚化为神,千变万化,名曰"全真"。厌居尘世,逍遥洞天,自有三千玉女来侍,终日蟠桃会上饮仙酒、戴仙花,四大醺醺,浑身上下彻底玲珑,天地交泰,日月交光,风云际会,龟蛇蟠结,千灵听命,万神受使,紫光腾腾,瑞气霭霭,此是五龙大蛰法也。如此守中抱一,炼之百日。此百日,乃十月养胎前三月之百日也,玄关自开。此玄关乃太阳真火开顶门之玄关也。婴儿现相,金光罩体,现出天地日月、龟蛇龙虎,皆是铅汞余气结成护法神将。到此地位,口中才干得外汞,又能使干汞①化为紫赤金,而为住世之宝。再来之六个月,体是银膏,血化白浆,浑身香气袭人,口中出气成云。此是炼丹成熟,一块干汞,人服之永不死矣,亦能治死人复活。炼至十月胎圆,阳神脱壳,一身能化千万身。养至十二月,夺尽天地全数,能化出八万四千阳神,个个通灵达圣,隐显莫测,变化无穷,步日月无影,入金石无碍,水火不能焚溺,刀兵不能损伤,鬼神不能窥其奥妙,帝释不能宰其生死。此大丈夫功成名遂之时也。浑身气机无不是大药,鸡餐成凤,犬饵成龙,凡人服之皆得长生。此理鬼神也难明。仙云"内丹成外丹就",言修内,即兼乎外也,何须更劳炉火哉?盖积精累气,养得气满神全,金光发现,昼夜常明,则内丹就而身外之丹亦呈象矣。此内真外应,必然之理也。待默朝上帝,授以天爵,万神朝礼,能拆天补地,摘星换月,驱雷转斗,呼风唤雨,举心动念天神地祇无不听命。这福德胜是三辈天子,智慧赛过七世状元。凡俗愚夫福薄缘浅,皆以先入者为主,自以为已得真传,其实坠入旁门而不知迷,入歧途而不醒,反自高自是,满假傲慢而不堪亲,一见其声音颜色拒人于千里之外,高人贤士犹望望然去之,而况仙圣乎?吾勉学者,未遇明师时,当虚心下气,积功累德,诸恶莫做,众善奉行,自然感动真仙,得遇至人、高明贤士,笃志恳求,必能诀破

---

① "乾"虽然常和"坤"字组词成"乾坤",象征天地、阴阳等。但"乾"字本身还是现代简体字"干"的繁体。丹道有"铅尽汞干"之说,薛道光《悟真注》:"凡铅,是后天地生,滓质之物也。真铅是先天地生、真一之气也。夫人元阳真气,逐日飞散,无由凝聚以结圣胎,故圣人炼真铅取而伏之,凝结成砂。逐日用火,渐渐添汞,汞渐渐多,铅气渐散。抽铅添汞,其妙如此。十月火足,六十卦终,铅气飞浮,如明窗中射日之尘,片片飞浮而去。九载抱一,元气浮尽,只留得一味干水银也。铅尽汞干,化为金液大还丹也。体变纯阳,与天齐年。故曰'用了真铅也弃捐',用铅不用铅之语,岂虚语哉?闻道至此,当以心盟天曰:师恩难报,当成道以答师恩,若负师言,是负天地也。"

一身内外两层真消息、三个大天机,指日可与仙佛并驾齐驱矣。

第二节　道身证验说

九灵老人曰:静中忽闻异香满室,舌涌甘泉,心火下降,肾水上升,黑夜隔壁见针,上达天堂,下通地府,顶上红霞旋绕,眼中电光闪烁,或一气偶冲于心,耳闻狂风飙烈,雨声淋漓,仙音天乐声韵嘹亮,真气后升、甘露下降循环不已,青天朗月,雪拥晴空,龙虎际会,日月交光,内观藏府朗如烛照,通体上下如水晶宝塔。金光罩体,寒泉沥沥,温气绵绵,皆非幻化,尽是真功做出实验,一一皆须认之。降下咽入丹穴,不可吐损,是乃金丹之根。或肾中真气发泄,上透泥丸,下至涌泉,耳闻千千战鼓、万万雷鸣,狂风揭地,电光掣天,周天火发,上下通红,穿筋透骨,四肢八脉处处流通,或迷醉三五日,恍惚之间忽闻天语,觉得心花大开,地理山河了如指掌,过去未来、天上地下、一切事情无不周知。有时毫光发现,冲出丹房,忽然一性跳出身外,便嫌四大秽污。此乃阳神出壳之兆。须急收回,照依前诀演之三年,自然能成千万亿化身也。以后百日不食不饥,一日百餐不饱。当十月温养、金液还丹之际,觉得尾闾有物直冲命门、夹脊双关,历历有声,逆上泥丸,如有物触脑状,自上腭颗颗降入口中,状如雀卵,味似阳酥,香甜软美,徐徐咽归丹田,一连九日咽纳渐绝。自此以后,五脏清虚,闭目内观脏腑历历如烛照,渐次有金光万道灿烂透出身外,其丹光如火轮云霞上下盘旋缭绕、笼罩禅座,渐渐引阳神入于大定。而为超凡入圣之实验,非比喻也,乃真景象也,仙师亲证此异,不敢语人,盖非常人所能见闻之事也。有仙缘道骨而得遇是书者,则宝之秘之可也。

第三节　关窍秘诀

夫人身后有三关：尾闾、夹脊、玉枕是也。尾闾在夹脊尽头之处，其关通内肾之窍，上行乃是一条髓路，名曰"曹溪"，又曰"黄河"，此阳气上升之路。直上至第七节，与内肾两相对处，谓之"夹脊关"。又上至脑后，谓之"玉枕关"。此身后三关也。人身前有三田，泥丸、土釜、华池是也。泥丸为上丹田，方圆一寸二分，虚间一穴，乃藏神之所。其穴在眉心入内一寸为明堂宫，再入内一寸为洞房宫，再入内一寸为泥丸宫即上丹田。眉心之下，而口中有二窍，即口内上腭，谓之"鼻梁金桥"，又曰"上雀桥"。舌下亦有两窍，下通气管喉咙。盖领下硬骨为喉，乃内外气出入之处也；领下软骨为咽，乃进饮食、通肠胃之所也。其气管有十二节，名曰"重楼"，直下接肺窍以至于心。心下有一窍名曰"绛宫"，乃龙虎交会之处也，直下三寸六分名曰"土釜黄庭宫"，为中丹田，左明堂、右洞房，亦是空间一穴，方圆一寸二分，乃藏气之所、炼丹之鼎，外与脐门相对，约有三寸六分，故曰"天上三十六，地下三十六，自天至地八万四千里，自心至肾八寸四分：天心三寸六分，地肾三寸六分，中丹田一寸二分，总计八寸四分，合天地之全数，人身一天地也"。脐门内号"生门"，中有七窍，下通外肾。外肾乃精气走之处。脐之后、肾之前中间一穴名曰"偃月炉"，又曰"气海"。稍下一寸二分，名曰"华池"，乃下丹田藏精之所、采药之处。左明堂、右洞房，亦是虚间一穴，方圆一寸二分。此处有二窍，向上一窍通内肾，直下一窍通尾闾，中间强名曰"玄关"，无中生有之处。炼精炼到精满气足，自然产出真一之气，玄关自开。又云"人身中有修炼金丹三窍"，不可不知：上窍离宫心位，外阳而内阴，中藏元神为性，汞龙灵山是也；下窍是坎宫肾位，外阴而内阳,中藏元气为命,铅虎气穴是也,以及命宫、坤炉、生门、密户皆此一处。人能凭真意元神下凝命宫,自然超生了死。此上二窍中间又有养胎一窍,是空洞之所、虚无之窟,乃人身之正中。在心下脐上、黄庭之处,中丹田是也,此人一身之关窍也。

第四章　天元大丹　二十四节　口诀天机目录

第一节　还虚天机:蛰藏气穴

第二节　调药天机:风火妙用

第三节　产药天机:玄窍真种

第四节　炼药天机:周天火符

第五节　止火天机:马阴藏相

第六节　采大药天机:斩断六根

第七节　过关天机:五龙捧圣

第八节　收大药天机:卯酉周天

第九节　结胎天机:大蛰七日

第十节　七返天机:玉液还丹

第十一节　九还天机:金液还丹

第十二节　太阳当空天机:日月合璧

第十三节　得大丹天机:珠落黄庭

第十四节　除热天机:火焚禅位

第十五节　璇玑停轮天机:丹光常明

第十六节　超凡入圣天机:食绝睡无

第十七节　胎圆止火天机:神俱六通

第十八节　脱胎天机:超神内院

第十九节　入定上田天机:轰开顶门

第二十节　出神天机:天花乱坠

第二十一节　调神出壳天机:打破色身

第二十二节　收摄金光天机:形神俱妙

第二十三节　身外有身天机:三年乳哺

第二十四节　炼虚合道天机:九年面壁

仙真曰:百日筑基,十月养胎,三年乳哺,九年面壁。廿四节心印口诀、三十六层危险,此册下卷详释,兹不复赘。

下　卷

第五章　道教源流谱

粤自鸿蒙初辟,五老治世,道祖统理乾坤,而无世不出;儒宗则维持纲常,而代有传人;佛祖则逍遥西天,亦历劫显化;唯道祖金光玄玄,主宰昆仑,阐扬玄风,治世五行,培养两仪之正气,裁成一元之仙真,自混沌开辟,不能一概而论之。

初黄帝访道崆峒,广成子授以至道,而得跨龙飞升。至周末太上老君转劫降世,度儒化释,传道尹喜,而为三教之宗、万真之主也。故时至东汉,金母将伏羲所演太极八卦、先天之灵文,及老君所传复性立命大丹之秘旨,默授予青州王玄甫,及道成以后,金母赐号为"东华帝君"。帝君誓愿洪深,欲广开法门,永垂道脉,因于本朝桓帝永寿丁酉年,传道于正阳祖师钟离权。至唐朝武后天授二年,正阳祖师传道于纯阳祖师吕洞宾。时吕祖方十四岁,事师七年之久始闻道,至咸通十三年道始成。后至五代,梁太祖乾化辛未年,正阳祖师又度燕国宰相刘操(号"海蟾子")。时操亦六十四岁矣,事师五年,至六十九岁始闻道,七十余岁道始成,随混迹于青城,又自号"青城丈人",后度八十三岁张伯端(道号"紫阳",因开南宗一派,故有"南五祖"之称)。石杏林、薛子贤、陈泥丸、白玉蟾、彭鹤林,皆其最著者也。至宋太宗时,吕祖同海蟾、麻衣游华山,遇陈抟习"蛰龙法",因传出神玄机,遂端坐羽化而去。至于北七真,乃钟、吕二祖师于南宋高宗三十三年己卯岁,同到终南山之甘河镇,度重阳祖师王孚中,及受先天大道。已毕,举首忽见东方现出七朵金莲开花结子,因问其故,祖师笑曰:"岂止七朵金莲而已,将来必有万朵玉莲房也。"俟后重阳祖师于孝宗乾道年间,传道于马丹阳、孙不二、丘处机、王处一、刘处玄、谭处端、郝大通,以为七朵金莲之兆。此七真之中,唯丘祖大开普度之门,后携无数弟子归天,上帝封为"天仙状元"。而马祖亦阐真一之化,故于光宗绍熙庚戌年,传道于宋披云、李大乘、赵蓬莱、韩清甫。此四人道成以后,惟宋披云能咏其心传,自号"黄房公",于元朝成宗时,西游至蜀,传道于李太虚。太虚授之张紫琼。紫琼授之赵缘督。缘督子于元时明帝天历己巳年,度卢陵之陈致虚(字观吾,号上阳子)。其闻道以后,欲炼无资,遍觅有缘,游至西粤地,獠人强求其道而不得,将观吾以酒灌醉,置之鼓中,投之大洋,惊动天妃,命海神阿护送至南滨,遇田侯奉命来祀天妃,于水中救出,问明被难之由,带回京师,助以资财,随得了道成真,自念"予不死于水鼓之中,致有今日,是天将假予以传道也",于是遍访有缘,大开道门,所传弟子超凡入圣者二十余人,至元末顺帝至正癸未年,声闻于上,顺帝使命征聘,真人知其国运将终,预先示化,遁入灵墟而去。以上叙马祖丹阳一脉所传,受其道随止而弗传。初元朝延祐元年,有张三丰访道参玄几近三十年,均无所遇,徒劳勤苦,性命惶惶,不得一遇至人以了生平之愿,乃西走秦陇,挹太华之气,纳太白之奇,走褒斜,度陈仓,见宝鸡山泽幽邃清秀,乃就金台观而居焉,慨至道之难闻,遂日夜焚香以告天,求天助道也,时六十七岁矣,因感陈抟老祖弟子火龙先生,传授至道及炉火外丹,因得超凡而入圣矣。待至明朝嘉靖年间,又有虎皮座张静虚真人,访道于西蜀之碧阳洞,得遇符阳祖师丘长春传授至道,随止洞中修炼成真。祖师命静虚真人下山,复开普度之门。真人访遍天涯寻觅有缘,至万历己卯年,仅度李虚庵一人而已。虚庵真人又于万历丁亥年,度曹还阳兄弟二人。还阳真人于万历甲子年,度伍冲虚。冲虚真人为龙门丘祖第四传弟子,道成以后,著《天仙正理》《仙佛合宗》等书。而斯道随大明于世,至我皇清雍正年间,有寂无禅师出世,上接丘祖真传,扬玄风于释门。至乾隆年间,又有华阳禅师遇合从、冲虚二祖师,随得宗其道,而咏其传,著有《金仙证论》《慧命经》以行世。蔓延至今,传遍华夷,赖此超凡入圣者不可胜数,是将应万朵玉莲房之兆也。已况晋时,许旌阳真君亦有明谶言:"一千四百年后,当出三千天仙、八百地仙,但看豫章江中有一道仙佛地脉,流沙现出,此其时也。"此谶言语出自龙沙宝谶兰公堂石碑。其八百地仙已出于前名,而刘樵阳乃八百之首也。童谣云:"沙壅豫江口,神仙满街走。"而时至今日,适逢其会。此时豫章江中现一沙滩,名曰新洲也。盖普度群迷,虽云"万劫奇遇",犹恐玉、石之不分而收原结果,故属一元佳期,不无龙蛇之混杂,将见邪与正各立门户、著书立说以行世,真与伪互相传道、开坛演教以度人:有守山根而为玄关者,是不知玄关为无中生有之妙喻,不炼真阳,必终归空亡;有贪采战而求女鼎者,是不知女鼎为借花献佛之玄机,无得于人而先失于己;以及渔利狂徒借炉火而入骗局,疗病小术、学导引而勤吐纳,尽属外道,难以悉举,类皆旁门,不能殚述,怎比"先天尽命"之学,大背吾党"存理养气"之功。有志真修实悟者,可不详审明辨而定其趋向乎？吾于太上所传无极大道,得自静觉祖师心印口诀、先天之灵文,苦无资财伴侣,不能静修密炼,又有父母衣食累身,不能坐进此道,恐大道失其真传,上辜师父一片乳哺之恩,钦将至理口诀著于竹帛,下表弟子半生饥渴之苦,使今世文人学士,借此书以成圣,后代佛子仙种,赖吾言以登真也,则吾亦有余荣矣。是为之著书并留谱云：

劝君莫虑无知音,自有同心合德人。
只管中流作砥柱,何愁孤树不成林。
时来自有风云会,运转岂无龙虎吟。
好个霾消天气朗,一轮红日照乾坤。

第六章　性命双修　心印口诀　天机秘文　百日筑基

第一节　百日筑基

初节炼精化气功夫,名曰小成筑基。

尹喜真人曰：夫筑基之功,调药补精,炼精化气。收心以还虚,即收神固精养气之诀也。夫身内精气充实,骨髓坚强,方可入室下功,而求返还之道也。养气固精,及止念方敬,观心存诚之功,从晨至暮。涤滤洗心,退藏于密,回风混合,心目内观,主静立极,不使有一毫之累,留于方寸。涵养于不有不无之中。外无所着,内无所思,空空洞洞,虚虚灵灵,心不得随缘而放驰也。"昔日逢师传口诀,只教凝神入气穴",正谓此也。气穴即命门,正在脊骨第七节之下,脐后肾前,前七分,后三分,两肾中间,左属水,右属火。其中空悬一穴,上通泥丸,下贯涌泉,为先天大道之祖,逐日生气之根,产铅之地。而千变万化之道,神妙莫测之机,尽从此出。故曰:"此窍非凡窍,乾坤共合成,名为神气穴,内有坎离精。"道家曰气穴,医家曰命门。命门旺,十二经皆旺;命门衰,十二经皆衰。命门生,则人生;命门绝,则人死矣。

第二节 最初还虚蛰藏气穴

守阳真人曰:入室下功,而求返还之道。必须静室端坐,返观内照,凝神入于命门之地。知而不守,先存后亡,虚心凝神,不着色相,不落空亡。虚灵不昧,存养寂照,以三炷香为度。但觉呼吸和缓,空洞畅快,即是真正存神达化之功。行不过七七日,水火交而真阳产矣。凝照三月,方可近内渐凝渐住而结丹。凝照百日,方能透关过窍。心止于脐下,曰凝神。气蛰脐下,曰胎息。心息俱伏藏于脐下,守其清静自然,曰勿忘。其顺清静自然,曰勿助。总以虚空为藏心之所,以昏默为息神之乡,三番两次,澄之又澄,沉之又沉,渐渐心息相依,神气融合,不觉恍然阳生,而人如醉矣。

第三节 绝食腥荤香辣

上阳子曰:入手下静,先绝食腥荤香辣之物。盖腥荤之物,味主沉浊,食之必至后天之气粗而难伏。香辣之物,性主轻浮,食之必至先天之气散而不聚。要知存乎理者,禁食腥荤香辣,专持清斋素食淡饭,以除原味。不食过饱,过饱则伤神。不食过饥,过饥则伤气。饮食要调合得中,饥则加餐,食可则止。此节即饮食之道,后世修真,不可不知也。

第四节　收心炼己口诀

正阳祖师云:入手修真,总以炼心为主。专看念头起时,坚持正觉,使杂念扫除,而皈于一念。主静立极,还虚入定,扫除三心,灭尽四相,直待心地静后,性天清凉,凝神入定,一心默守阖辟之机、出入之数。一呼气机辟开,一吸气机阖住,神存气穴。存想呼吸之气,由督脉上,如红日上升乾顶。似皓月,由任脉下,降坤炉。一数记十数,十数记百数,千万之数无差。摄心在数,务令念不散,意不乱,心息相依而同行,此是心猿牢拴,意马高拴,古人云:"真意往来无间断,知而不守是功夫。"着意头头错,无为又落空。从有心化为无心,使心体空空洞洞,虚虚灵灵,则无生灭。欲除妄念,先持正觉,有觉自然无念,无念积习纯熟,可致无梦。无梦则心死神活,现在之大事也。盖心不炼则神不定,性光必摇。意不炼则情不死,而命根不固。必须灭尽心头之火,消尽无穷之欲。时时一真内守,处处万缘皆空,而性天清凉,方不为欣喜所迷,此炼己之功耳,故曰,"未炼还丹先炼己",炼己纯熟而后还丹。收回来须放下,久久行持,焉有不存者乎。

第五节　回光返照天机

白玉蟾云:内炼之道,至简至易,唯欲降心火入于丹田耳。盖丹田乃坎宫属水,心乃离宫属火。火入水内则水火交,而真阳产矣。古人谓之心肾,非坎离也。正阳真人曰:降心火,是南辰移入北辰位。石杏林云:以神皈气内,丹道自然成。刘海蟾曰:我悟长生理,太阳伏太阴。许旌阳云:与君说破我家风,太阳移在明月中。王重阳祖师曰：初筑基之时，先将上窍之神，沉潜在下窍气穴之中。心息相依，使真意常觉。一呼一吸，往来造化炉中。久久纯熟，自然火从脐下发，虎向水中生，不归中而自皈中。初守脐下一窍，回光返照原是一团黑球，如月之阴魄，纯阴之地。日月被此离火凝照，巽风吹嘘，自然黑中生白，水里火发，温暖之气，旋绕气穴，而为真阳初动，无中生有。又曰：纯阴之下，须用风火锻炼，方得阳气发生。此皆发明存养一点虚无元神，下藏于气穴之内，谓之"送皈土釜牢封固"是也。先天元神虚灵性光，安于其中，如龟之藏，如蛇之蛰，勿忘勿助，若存若亡，久而呼吸相含，神气相抱，自然玄关窍开，而真种产矣。

第六节　文武风火妙用

丘祖云：入手功夫，每当半夜子时以后，虚极静笃，天然醒觉，一阳来复，外肾兴起之时，元精吐露，外药发生之际，即当行调药之功，运动风吹火炼之玄机。夫风者，呼吸之气。火者，虚灵之神。文者，无为之风火。武者，有为之风火。盖无为之文风文火，用在调外药前后两头。而有为之武风武火，用在调外药元精正旺之时。盖真气动时，最易下流顺出，必用真意眸光，凝入命宫气穴之中，主照统摄，真气即下行，而化为元精。非呼吸之息，以风助火，以火销金，而元精必不能复化为元气，归宿坤炉本宫之中矣。然用呼吸之息，在丹田之中，一出一入，必须提起精神，目光窥定，一意不散，万缘皆空，鼓动巽风，扇开炉焰，使息息皈根，方合猛烹急炼之神功。而炉中之意，切莫著于呼吸，只专意于元气，不过借呼吸之机，以为采取烹炼之旨也。

第七节　神蛰气海

吕祖云：当行神住下田之功，将虚无元神，轻轻送入真人呼吸之处，蛰藏于坤炉之中。主静立极，沉之又沉，静之又静，不有不无，先存后亡，直将身心沉静到无何有之乡。此时一点真意，虚灵性光，潜藏于深渊九泉之下，伏而不动，化为无有，如龟藏蛇蛰，神气相抱，永镇下田，谓之"己土一到，即入杳冥"者也。后天息住，先天气接，玄关窍开，而真种产矣。

第八节　动静无偏

赵蓬莱云：清静无为之功，动静失宜，则有阴阳偏盛之患。盖动极当静，不静则阳盛而伤神。静极当动，不动则阴盛而伤气。总在戊己二土交合成圭，动静循环，而不临于一偏，则得之矣。古人云：世有性功足，而命功亏，纵能养至丹田如朗月，必不能炼至龟缩不举；世有命功足，而性功亏，纵能炼到龟缩不举，必不能养至丹田朗月生辉。惟双修无偏，性命功均，功到时至，则无阴阳偏盛之患，自然马阴藏相，而丹光生辉、丹田如皓月之印者乎。

第九节　武火妙用

郝祖太古真人曰：当武火烹炼之际，鼓动巽风，扇开炉焰，心力提起，目光射定，一意不散，万虑皆空，存想丹田气穴之中，火焰腾腾，光耀烈烈，如分金炉中一般，抽动风匣，炭燃焰生，以为采取烹炼之具，将向外发生之慧命金精，摄赅本位，直至机回气转，外肾消缩净尽。然后再烹再炼，元精尽化为元气，自有一阵天朗气清之景。

即当止住,武火之真候也。

第十节　文火妙用

华阳禅师曰:此调外药中间用武火锻炼,元气皈宿本宫,即当止住有为之风火。再用无为之神火,时刻温养,以真意轻轻主照,若存若亡,勿令间断。安神于气穴之内,知而不守,使自然之吹嘘,绵绵不绝,念兹在兹,先存后亡,而入于混沌杳冥者也。吹嘘之气,乃后天之呼吸,引动先天之气机。神不离于气穴,自然往来无穷。行住坐卧,不离方寸之地,盖文火温养,是处常也。武火锻炼,是达变也。又曰:武火烹炼,文火沐浴,炼精化气,俱是文武二火用事者也。

第十一节　种采炼养调外药天机

重阳祖师曰:入手调药补精,名曰勒阳关。有种采炼养,四字口诀。夫种者,凝神入气穴,使心力目光,返观内照,凝聚下田,静之又静,沉之又沉,直沉静到无有之乡,深入寂灭场,入于混沌,忘人无我,谓之虚极静笃是也。只待混沌开基,元气发动,化为元精,冲动阳关,胀满难禁,令人姿情纵欲,此归坚持正觉,速行采炼之法。若有迟误,外药走脱,精败气耗,而静功难行,岂不悲哉。又云:主修真之士,必须先虚心实腹,方可祛病延年,长生住世,仙道岂有不成乎。

第十二节　采药天机口诀

马祖丹阳问曰:所谓采者何也？祖师答曰:直待混沌开基,一阳来复,外肾兴起,活子时到此,即回光返照,神住气穴。一呼一吸之巽风,逆吹命宫之离火,扇开炉焰,而炉中之意,切莫著于呼吸,专意于元气。诀曰:要知采时之呼吸,而吸则有心,呼出无意,心力提起,目光射定,一丝不挂,万缘皆空,是用吸不用呼。而呼出乃后随之而已。或十息,或数十息,以外肾消缩净尽为止。阳物绝无动机,谓之采药皈炉,元精归还本位也。又曰"时至神知",始举即采则易伏,倘睡浓觉迟,阳壮性烈。不能强采久战,以伤其气。只凝神照定阴晓一脉,将身心放下,忘形无我,使息息皈根,自吹自嘘,待旺际将衰,欲回未消之际,不过吸提三五息之顷,即将元气收回净尽,药即皈炉,即当止住采取之武火,接行半文半武之火,锻炼之法也。

第十三节 炼药天机口诀

刘祖问曰:所谓炼者何也?答曰:药即皈炉,速行锻炼之法。炼药真诀是呼吸并用。神存气穴,停其自然之息,以烹以炼,升则有心,降则有意,吸谓采取,呼谓烹炼。总要悠扬条畅,切忌猛烈短促。以三十六息为度,或七十二息亦可。将丹田气机扇开,炼得丹田自吹自嘘为止。从有心,以至于无心,由有为之呼吸,以至于无为之吹嘘,元精尽化为元气,皈宿于命宫,谓之炼也。此时炼药以后之文火,要多做百十息之久,方可宴息而卧,归入混沌。若罢功太早,而真精不能尽化成气,终有走失之患者也。

第十四节 文火温养口诀

王祖玉阳问:所谓养者何也?答曰:止住有为之呼吸,用自然之吹嘘,熏蒸温养,始而有觉有照,而无为也。虚心安神于气穴,时时以真意守之,缓缓以呼吸嘘之,似炉中火种,绵绵不绝,悠悠常存,心息相依,神气相注,不存而自守,不息而自嘘,神气皆皈静定,不知不觉,入于混沌杳冥中矣,此谓之温养。又谓之沐浴,文火是也。如此夜夜勤行,日日寂照,少年不过月余,中年不过百日,衰老不过期年,自然而然,不知不觉,无中生有,天机发动,方到呼吸,顿然倒回气海。玄关窍开,真种产出之时,接行周天火符,炼成大药,超凡而入圣矣。

第十五节　清浊用火口诀

果老张祖曰:此一节,有清虚中来者,用吸舐撮闭之功,采药皈炉,方可行周天火符,以清道路。有从梦寝中来者,气清而神昏,用半文半武火以采之,有淫欲中而来者,此神气昏浊,纯是后天,纯用武火采炼。此清浊之妙用也。总而言之,心力目光提足,用真意吹嘘为武,有觉而无念为文。若不然,阴精锻炼不化,必然在内作怪,人生疾患,静功难行矣。

第十六节　炼阴精以分先后天口诀

悟明子曰:盖先天元精之子时,身已向晦宴息,而寂静无为也。来自虚无杳冥之中,无天地人物,空空洞洞,虚虚灵灵,而冲动阳关,乃是元始祖气,纯是先天之英华而无渣滓,可谓真药物。即当采取皈炉,接行周天火符,以烹以炼,结成金丹,方能超几而入圣矣。盖后天媾精之子时,心犹牵缠根尘,来自梦魂颠倒之中,有天地人物,而冲动外肾,为精欲交感所变之阴精,不堪为药物。必须用风火采皈,猛烹急炼,运动武火之神功,扇开炉焰,务使化而为气,方不为害。其烹炼之法,以呼吸之凡火,引动命宫之真火,再以性中之神火主之,使三火腾光,发焰于炉中。而丹田内,一呼一吸,息息往来,归于乾鼎,神存气穴,目无转睛,阴精顽金,焉有不化者乎？此调药炼药之真天机,而为炼精化气之真口诀也。

第十七节　文武采取烹炼妙用

宁玄子云:文火温养,绵密不绝,而无始终。武火锻炼战守以时,而有起止。至于巽风,又专侯一阳来复之际,而有文有武之妙用。其采取用吸不用呼,乃烹炼则呼吸并用。但离火温养,必无太过之弊,妙在若存若亡之间。而橐籥亦无不足之患。切忌猛烈短粗,总要悠扬条畅。常觉其气,息息达于命蒂,方保无患也矣。

第十八节　文火沐浴口诀

张三丰祖师云:天元大丹一段静功,火候之次第,文武之妙用,必须真师口授方能自用无疑。如元阳未生之时,存之以神,嘘之以息,常教绵绵不断,息息皈根,乃得文火沐浴之功。谓之炉中火种,又谓之回风混合,及其阳生。以武火采之于外,复以武火炼之于内,谓之"勒阳关",调外药是也。药既皈炉,化而为气,神息仍然相守相注。凝神入定于气穴之中,依灭尽定,而寂灭之。直至混沌之极,自然有来复之机。机动即调,调过再入混沌。久久行持,无论昼夜下手行功,精满气足,自有玄关窍开,真种产出,皆当文火种之,武火炼之耳。

第十九节　武火轻重采药之危

广成子曰:采药皈炉,失于武火。轻重不均必倾危也。盖武火太轻,则呼吸浮而不能皈根,以至阴精累积腹中,停蓄不化,终有走失之患。若武火太重,则呼吸粗而不能调畅,以至外吸冷气入内,停蓄腹中,难免肚腹疼痛,大便溏泻之患。要知武火不是着意于口鼻,并不是呼吸猛烈,只是将心力提足,眸光窥定,一团真意,盘结凝聚,而不知有他,存心结想丹田之内,如分金炉火一般,鼓动巽风,即是抽动风箱,扇开橐龠。不过借后天之气机,一呼一吸,息息皈根,激动先天之气机,使二气鼓荡于丹田之内,盘旋于气穴之中,自然阖辟相应,悠然橐龠自鼓,如同冲出炉焰。以烹以炼,总要以神合气,以气会神。只觉丹田内,炼得如金汁银浪,晃晃滚滚,似皓月之印,阴精复何有哉?

第二十节　武火锻炼

轩辕黄帝曰:药既皈炉,仍用武火锻炼,盖采药之阖辟,重在吸。是用吸不用呼,曰呼短吸长。是吸则有心,呼出无意。其中有升中降、降中升。而炼药之阖辟,是呼吸并用,往来均停。而呼吸皆出于有心,此乃升中降、降中升,半文半武炼药是也。要知武火烹炼,全在一南一北,上下交入,而和合四象;文火沐浴,不即不离。中宫温养,而攒簇五行。此调外药天机,尽泄无余矣。

第二十一节　文火寂照

韩祖湘子曰:文火温养,是自然之吹嘘。只有凝神气穴,绵绵不绝,念兹在兹,行住坐卧,不离这个,而吹嘘自不离于丹田,此谓之文火温养。吹嘘之气,乃后天之呼吸,引动先天之气机。神不离于气穴,自然往来不穷。一呼一吸,是两个往来为阖辟,是凡夫后天之气机。阖辟者,神气往来举动之意也。

第二十二节　梦寐走丹

火龙先生云:或有沉寐之时,外阳不举,意自走泄。是何故也?此炼精时,用风火不足,熏蒸不到之故耳。此乃火候有不到之处,是断而不续,而无绵密之功。或神昏贪睡,知采而不知炼。阳精收摄不尽,知炼而不知养。是阳精熔化不完,不能尽返成气,则火寒丹冷。梦寐中多阴魔来扰,使有走泄之患。或巽风太过,而离火不足,或意住口鼻,外吸冷气入内以致肚腹疼痛,大便溏泻,皆火候不精之故也。锻炼之际,要神住于内,心忘于外,而真意总不离乎丹田、气穴之内。盖劳心则神驰而无主,劳力则气散而精耗。若心力劳碌,睡坐不安,则神气不交,而有真精欲脱之患。心火即上炎,肾水必下流。总要先放下身心,大休歇一回,定静一时。古人云"欲静其心必先安其身",然后虚心凝神于下田,当速以武火锻炼三十六息,然后凝神气穴,入于混沌杳冥之中,不然真精必外泄而不固矣。又云:虚其心,使心不动,以养其神。惜其力,使力不疲,以养其气。神得所养则凝,气得所养则聚,既神气不散,而大丹焉有不结者乎。

第二十三节　玄关窍开

崔希范云:玄关透露,真种将产,贵乎知时。无中生有,真种产出,即其时也。然又不可太早急以采之。太早则药嫩气微而不灵。也不可太迟,太迟则药老气散而不聚。必须不老不嫩,方是采取真时。何谓老？玉洞双吹①已过，阳物兴起已衰是也。何谓嫩？一吼气住，呼吸倒回元海之际是也。又云：当收心炼己，炼精化气，真种产出，即回光返照，精气于下田。然不可着相于外而用照，亦不可着内而用照。盖着内着相，皆落空亡。唯知而不守，神潜太虚，方能默符化机。一念不起，万缘皆空，一灵真性，寂然不动，巍然独存，谓之收回来，须放下是也。

第二十四节 产真种不老不嫩天机

丘祖真人曰：先天真种，本来无相。因神气交感，混合已极，不知不觉，忽然丹田融融洽洽，周身苏绵快乐，痒生毫窍，身心无主，丹田温暖，气机渐渐流动，阳物勃然兴起，顶门有冷气吹入。而气穴之中，忽然一吼，呼吸顿断，离于口鼻，倒回元海。只觉得下田之中咚咚有声，惊战移时，忽又停住不动。只觉得气息浮起，或透出鼻息，或未透出鼻息，或至喉而返。忽又吼的一声，呼吸顿然倒回气穴，不

---

① 也叫"玉管双吹"，见李锡堃《丹道养生功》：玉管双吹大周天的发展趋向是：由虚到实，由窄到宽，由短到长，由不接到全接。归初，圈有空隙，有不接处，炁也较窄，是为虚象。以后，炁逐渐变粗扩大，以致两胁都接上，即炁在背胸全面升降。有时，心肾直通道逐渐扩大到整个内腔，热炁像在热水桶中那样整体上升到头，又整体下来，而形成大周天。大周天的发展过程有点像小周天：先是转圈，然后不转圈，任督中三条线合成一条线，任督不感觉有炁运行，没有周天转，只有中间一个热通道，一升一降；然后，不升不降，甚至天地合一；这是天地之真交，又叫天地之正交成清交。有时，这个热通道两头会联动，也就是昆仑顶和会阴上下联动，上边噔一下，接着下边噔一下，这叫"无缝管两头吹"。这是大周天真通的表现，如是是真动，动几下，一静就可能进入胎息。有时，昆仑顶、脚踵和中间的会阴三点联动，这也是"无缝管两头吹"。大周天发展到最后，督脉似乎像一根橡皮管子，尾闾开足了，整个骨盆区似乎没有了，不感到有上桥和下桥，全身温温，有意、无意也是周天，高峰时，身前身后都满是炁，这才是真正大周天，才是周天的实象，才叫得道。这时，就可进入胎息了。大周天足了，才能进入胎息；不足，进不了胎息。大周天尚有炁行感，胎息就没有炁行感，光有温温之热。

出不入,咚咚有声,惊战移时。一连三次五次,或六七次而后已。丹田空洞无际,上无覆,下无基,中含一物,此乃是药苗。气机将嫩之时,切不可动念采取,当还虚以待之。其心息如磁石之相翕,神气如虫蛰之相合。如在母腹未生之前,恍恍惚惚,我自不肯舍彼,彼自不肯离我,相亲相恋,扭结一团。不知不觉入于混沌。其中景象,似施似翕而实未见其施翕。似泻似漏,而实未至于泻漏。其妙真有,不可言语形容。此时四肢百骸,皆不能动转。无非耳能听人之语,护道之侣谨谨看守,千万莫惊入定之士。接命之时,便是伤命之处。少焉,痒生毫窍,肢体如绵。恍惚之间,心性复灵。上则呼吸复起,下则阳物复兴。丹田之气,自下往后而行肾管之根、毛际之间,其痒生快乐。所谓气满任督自开,琼钟一扣,玉洞双吹,鼻息复出。时至气化,药产神知,这才是玄关窍开,真种产出。正是不老不嫩,身中自然之化机。顺行之际,正是逆运之时,千万不可错过。速用吸舐撮闭四字真口诀,凝神入气穴。采药归炉封闭严密,运动周天火符之玄机,转大法轮之妙用,以烹以炼,结成金丹大药。三百周天数足,而为超凡入圣之基,此精满而返到乾体未破之时也,又云"呼吸倒回元海",蛰藏八九十息,或一二百息,方有气息冲出,此是真正火候。行到妙处,若不得火符之玄机、调药之口诀,万万不能也。

第二十五节　产真种次第天机

李太虚云:玄关窍开,快乐之景,有一连开二三十次而后止,有一连开一二十日而后止。久暂原自不同,人之神气,皆日主动,夜主静。气至神知,运一周天真气愈炼愈旺,气动机愈勤,日夜并进,时刻不懈。一日行过三五周天,以至十余周天。则功将彻昼夜而无休歇。渐渐觉得精尽化成气,其动机日日减少。昼夜之间,又渐渐退至三五周天,觉得气机随动随消,不能充满玉茎,阳兴即衰,随兴随采,运行周天。万不可神离下田,走泄神气,三宝分离而无用矣。谨慎行持,功勤效速,而炼精化气,做出真景实验也。玄窍开一次,行周天火符一次,谓之颠倒阴阳,三百六十息。久久马阴藏相,火足药灵,龟头缩回,周天数足,而阳光三现,接行七日采大药之功矣。

第二十六节　采真种天机口诀

刘海蟾祖师曰:此时采真种,小药以皈炉。有吸舐撮闭之妙焉。吸者鼻中吸气,以接先天也;舐者舌舐上腭,以迎甘露也;撮者紧撮谷道,内中上提也;闭者塞兑垂帘,回光返照,紧闭六门。下不闭住,则火不聚,而金不升。上不闭住三关,则神外驰,而药不凝。除去撮字,余皆并行。而撮字用在气机将回之时,神返身中,除却杂念,气自回矣。

第二十七节　封固口诀天机

伍冲虚真人曰:药既皈炉,须用真意封固,停息以伏神气,即是运周天子时之头,故曰"子时有沐浴之候"即此也。封固者,闭塞耳目口三关,有凝神聚气温养之义也。停息者,非闭息也,是不行采药鼓嘘之法,将神气随呼入,俱伏于气穴,略停一息之倾,盘旋于丹田之上。待息起,随呼出接吸之际,以神驭气,由督脉后升并行,用真意率领元气,自坤腹逆上乾鼎,则小周天进阳气为采取,即是周天子时之第一息,用在六阳时,周天火符自此而运起。以呼入为浴沐,文火者是也。六阳时数足,午退阴符。然而首中先天气机,用真意率领元气,从昆仑呼入,由任脉降下坤炉,为烹炼,用在六阴时。正是乾鼎之元气,随真意由上腭,下重楼,降于气穴之内。呼出为沐浴,文火者是也。

第二十八节 卯酉沐浴天机口诀

萤蟾子曰：安排鼎灶炼玄根，进退须明卯酉门。旦暮寅中知火候，沐浴分胎卯酉门。沐浴者，乃是炼丹之正功。卯酉门者，是沐浴之位也，夹脊黄庭也。盖沐浴是成仙作佛最紧要，最玄妙之功。沐浴是还虚入定、休息无为之功也。沐浴之中，而有进退之理，可不用升降之功。璇玑一时停轮，盖金丹未结以前，非沐浴不能凝珠呈象。而仙胎既结以后，非沐浴不能出神入化，沐浴为炼丹之总括妙用。沐浴者何也？进阳火后升之沐浴，神住夹脊为卯时，默记吸数三十六，谓卯时足矣。退阴符前降之沐浴，神住黄庭为酉时，默记呼数二十四，谓酉时过矣。沐浴皆是有觉而无念也，寂然不动，而无为也。古云谓"大休歇一场"，文火温养之义也。虽无为而不昏沉，虽有数而不勉强。沐浴以毕，神意率领元气，如此进阳火，退阴符，必须行满周天数足。源头清楚，元气方保无有走脱之患。进火退符，卯酉沐浴，周天恍惚，金丹终有走失之患。修真之士，须要小心心谨慎，方免危险之弊。沐浴潜藏总是空，此沐浴真空之实景也。又云：周天火符三百六十息息息皆有沐浴。后升之时，呼出为沐浴。前降之时，吸入为沐浴。乃是凡夫后天之呼吸，皆是自然之理，何必勉强哉。沐浴天机，泄无尽余矣。

第七章 性命双修 心印口诀 天机秘文 阳火阴符口诀天机

第一节 阳火阴符口诀天机

寂无禅师曰：药既封固，即当速运周天法论，子时进阳火后升，至巳时止。午时退阴符前降，至亥时止。进阳火中间，有卯时沐浴。

第七篇 《大成捷要》校解

退阴符中间,有酉时沐浴。所谓有妙用者何也？盖自子至巳,用在神住下田,呼文而吸武。自午至亥,用在神住上田,呼武而吸文。卯时之沐浴之,用在神住夹脊,呼吸无心,默记三十六吸。酉时之沐浴,用在神住黄庭。呼吸无意,默记呼数二十四。是卯酉二时,息运无为之文火,而心定有觉有照,而无为也。此阳火阴符沐浴之位也,筑基之功,非此火符别无漏尽之本,而马阴不能藏相者也。①

---

① 伍冲虚《仙佛合宗》："周天者,如日月行天,一昼一夜行天一周也。"柳华阳《金仙证论》："天上有十二支之辰位,炼丹亦有十二时之火候,故六阳用进,六阴用退。冲虚子曰:'子至巳六时为阳,阳合乾,故用乾爻乾策。乾爻用九,而四揲之为三十六。故阳火亦用九,同予四揲。午至亥六时为阴,阴合坤,故用坤爻坤策。坤爻用六,而四揲之为二十四。故阴火亦用六,同予四揲。阳时乾策二百一十六,除卯阳沐浴不用,乾用实一百八十也;阴时坤策一百四十四,除酉阴沐浴不用,坤用实一百二十也。合之得三百息周天之数也,闰余之数在外。盖三百数者,实非三百息,皆比喻辞也。'"所言闰余者,即是如同年,并非三百六十日,而实为三百六十五有余;月,并非三十日,而实为三十日有余;日,并非十二时,而实为十二时有余一样,行周天亦并非正好一周,而是比一周略长,故谓闰余,此闰余即"归根还于下丹田之处,亦有温养沐浴之位也"。《道乡集》："丹经每谓周天必数三百六十息,方足一周之数。余谓但行一周,即足三百六十之数。至中间三十六、二十四等说,均是设辞,并非令学者遇阳生时,真数三十六;遇阴降时,真数二十四也。至换卦抽爻,亦是此义,不过虚比,安有爻象之可言哉？因一阳初动,气到尾间即曰复卦,又曰子时。再升为二阳,在时为丑,在卦属临。再升而为三阳,在时为寅,在卦为泰。再升而为四阳,在时为卯,在卦属大壮。因其阳亦极盛,故此时有沐浴之说,不过停而不行之谓也。稍停即有动机,复上升而为之五阳,在时为辰,在卦为决。再升而至玉枕,在时为巳,在卦属乾。六阳备足,故有变也。由乾而变为遘,在时属午也。由斯渐渐下降,而遁,而否,而环,而剥,而坤,又归根复。其实十二时与十二卦,均是虚比,不过气到何处即为何时何卦,并非真有时有卦也。"《天仙正理》对阳爻一百八十阴爻一百二十的解释是"名是事不是"。丹经谓小周天的度数,云子时起火,即子时即气到尾间,后升六阳共二百一十六息,前降六阴一百四十四息。《大成》言当升之时万不可降,当降之时万不可升,中间卯时、酉时还有沐浴——学者当识,周天要自然妙行,凡三百六十周天数息三百六十回者,等等,皆是比喻之辞、理论之说。

第二节　采小药天机口诀

圆通禅师曰:前言炼精化气之实验,玄关窍开,而其种产出。上则呼吸复起,下则冲动阳关。玉洞双吹,时至神知,即用吸舐撮闭口诀。采小药真种以皈坤炉,详未发明透彻。今言先天真一之气已动,切不可出静。速凝神气穴,目光照定,心力提足。一意不散,万虑俱宁。用吸字往上提,用舐字舌舐上腭,用撮字紧撮谷道,用闭字闭住三关,耳、目、口是也。神返身中,目光窥定气穴玄关一窍,用吸不用呼,吸乃后随之而已。吸吸归入乾顶,采小药以归坤炉。只可后升,不可前降,此乃采真种之真口诀。直待外肾消缩净尽,须用真意,封固严密,接行周天火符之玄机,进阳火退阴符,以烹以炼,结成大药,服食过关,超凡而入圣矣。

第三节　元神领元气升降口诀

张虚静云:子进阳火,用真意封固已毕,元神领元气,存想一轮红日,由督脉而后升。自坤腹移上乾首,当升之时,千万不可降,只等二百一十六吸数足。午退降符,元神领元气,存想一轮皓月,由任脉自乾顶降下坤炉。当降之时,万不可升,只待一百四十四呼数足。古曰:颠倒阴阳三百六十息,小周天火候满足,复入混沌,文火温养寂照下田不动,依灭尽定而寂灭之,只等玄窍开,真种产,而复行周天。真气发动,全凭真意之主宰、呼吸之催逼,方能结丹而超凡入圣矣。

第四节　真意散乱危险详说

抱朴子曰：火符之义之利弊，不可不知也。一在念不可起，念起则火炎；一在意不可散，意散则火冷；一在目不可外视，外视则神驰而伤魂；一在耳不可外听，外听则精散而伤魄；一在呼吸不可骤，骤则散漫无归；一在呼吸不可停，停则断续无力。忽断忽续，或燥或寒，种种弊端为害。若不小心心谨防危险，万无一成。然念起不必是外驰，就起阳火中，稍有妄想，便为全起。意散不必是神昏，就起火时，稍不经心，便为意散。外视非邪视也，而时闭时睁，便伤其魂。外听非乱听也，而知风知雨，便伤其魄。骤非躁暴之骤，心欲速成，便是揠苗助长。停非留住之停，意欲坐获，便是守株待兔。欲除此数弊，法在运炼周天时，振起精神，奋其志气，一念不起，一意不散，内不知有我，外不知有物，主敬存诚，一志凝神，使一灵性光，率领元气，循行任督，无勤无惰，毋忘毋助。进阳火，如赤日之后升。退降符，似皓月之前降。随息上升下降，历历如见，不黏不脱，不即不离，不缓不急，不有不无，安安闲闲，绵绵密密，空空洞洞，悠悠荡荡，速无躐等之弊，缓无停滞之患，刚柔得中，神气合一，上下一贯，前后同轨，我只一念皈乎中道而行，自然恰好，至当无过不及，而无泛滥流窜，停留濡滞之弊也。

第五节　炼药气荡气滞之危险

觉真子曰：炼药时不失于气荡，即失于气滞。盖气荡之失，或因心生懈怠，或因神运太速，以致真气泛滥无羁，而不能由中道以升降，难免流窜经络之患。抑气滞之失，皆因用心过执，元神迟钝，真气停留，既不能运行自如，怎得冲和调畅，故不免拥塞濡滞之患。周天度数,失于太过不及,必倾危也。太过则有迫炉而出之患,不及难免龟身不缩之疚。法在参明内外三事、次第并至。第一事,火候无差,除无火无候外,要恰恰运满三百周天之数;第二事,马阴藏相,龟身缩入腹里,绝无举动,再无生精之理,而真气只觉在阴跷脉中,有时一动二动,但萌于内,而不能达于外;第三事,阳光二现,掣电于两眉之间,此正是止火之候。不然休想成道。修真之士,谨慎小心,参明透彻三事口诀,方能超凡入圣而无虑险哉。

第六节　周天文武之妙用

李希庵云:小周天法论,有文武之妙未言。当六阳后升之时,呼出为文。当六阴前降之时,吸入为文。子午卯酉,四正时之沐浴亦为文。言真意寂照于下田,上田夹脊黄庭之间,安心养性,还虚休息而无为也。所谓武者,当阳火后升之时,吸进为武。发阴符前降之时;吸退为武。一志凝神,一念不散,元神领元气,运行于前任、后督之间,而有作有为也。遂曰:有作而火不燥,有为而息无象,方合天道自然之玄机。古云:"人心若与天心合,坎中真铅出世来。"正谓此也。

第七节　小周天度数天机口诀

钟离祖师曰:进阳火,退阳符,是后天之呼吸,引动先天之气机。封固已毕,第一吸进阳火,子升三十六吸,为一时。丑寅二时,再行七十二吸。一时三十六,共三时,一连行一百零八吸。到卯时沐浴,神住夹脊,默记吸数三十六,有觉有照无而为也。谓之大休息一回。数足三十六,再行辰巳二时,七十二吸,共五阳时,一百八十吸,卯时不算,沐浴若在其数,六阳时,共二百一十六吸。古曰"乾用九",四策四揲之数,皆是呼吸之体也。总曰:四九三十六吸,积得阳爻二百一十六吸,曰后弦长。进阳火神住下田,退阴符神住上田。午降二十四呼,为一时。未申二时,再行四十八呼,一连行三时,共七十二呼。到酉时沐浴,神住黄庭,默记呼数二十四,亦谓之休歇一场。亦是有觉有照,而无念也。默记数足二十四呼,再行戌亥二时,四十八呼。五阴时,得一百二十呼,沐浴不在其数。酉时算上,六阴时,共一百四十四呼。古曰"坤用六",亦四揲四策之数,亦是呼吸之用也。古曰:四六二十四呼,合得阴爻一百四十四呼,曰前弦短。周天合度三百六十数,乃乾九坤六,斡旋无差误者,仙道乃成。差之毫发,失之千里。沐浴谨防危险,我自一丝不挂,万缘皆空,有何难哉。万古不泄之天机,吾今演出周天这度数,炼药之秘诀,度尽群生,以满心愿。若后士学人,知之不可轻而言也。张紫阳祖师何以三遭天谴乎?又云:非此火符,别无结丹之理。而火珠不能现形,再无入圣之天机。修真之士,阅尽丹经千万篇,自古火候无人传。所以火候至尊至贵,为口口相传,心心相印,万古不敢轻泄之,秘密天机,知之者可不慎哉。

第八节　真阳发生天机

达摩祖师曰:玄关窍开,真种产出,封固沐浴,进火退符,三百六十周天数足,不使进退之间,必有太过不及之患。吕祖还丹,三次未成。丘祖还丹四次皆败。火候细微,若有运炼不到之处,丹必出炉走失,而前功尽废矣。以至马阴藏相,阳关一闭,火足药灵,龟头缩回,丹放毫光,言小周天火足丹熟,当知止火之候,要知大有危险在焉。盖火未足而止火,则大药不生。火已过而止火,则真气不聚,必倾危也。龟头未缩入腹里,不得认为火足。纵有外光发现,必非大药之苗也,多属妄想而发,火候未足。若真能马阴藏相,龟头缩回,丹放毫光,如云中掣电,虚室生白之状,初发现于眉前,久则自下田上达于目,光明闪灼,即阳光一现之景到也。掣电于两眉之间,阳光一现火候未足,淫根未缩,几遇阳生,即当采炼一周。以至采炼多番,周而复周,静而复静,务期圆满三百周天之限数而后已。直炼至龟缩不举,阳光二现。静定之中,忽觉坤田之内,丹光上涌,外达于目而生辉,直将二目催开,光耀闪灼,一连二三次而后已。或丹光涌出,明如金钱,赤如火珠,从大眼角流出,累累成珠,一连二三颗,滚滚下滴,落在身上似觉有声,①到此阳光二现之时,只要龟缩不举,纵有生机,亦不外驰于肾管,而生机只内动于气根,故气机在内萌动。或一动或二动,亦所时有,万不可复行周天之火,速宜入定,含光静养,凝神默守,只等阳光三现。景到时至,接行七日采大药之功,方

---

① 就此问题,我征询过良师益友,这个"吐",大家怎么看?《大成》的吐槽是否太过于精彩:"或丹光涌出,明如金钱,赤如火珠,从大眼角流出,累累成珠,一连二三颗,滚滚下滴,落在身上似觉有声",这篇作文是以文采胜场呢?还是中间缺失了文字呢?这本书和《性命圭旨》一样,是个汇编本,也是手抄本,抄来抄去,再付以印刷,经手颇多,环节颇多,缺文少字甚至遗失段落也不为怪,要不怎么有善本之取呢?真种还丹时,潜行口腔,刺激了唾液腺,引出满腔"玉液"——鲜如王浆一般的"高级口水"。同样,那么若大药过目,触及泪腺涌出了"高贵的泪水""一连二三颗,滚滚下滴,落在身上似觉有声",这还说得过去,而光团落"在身上,似觉有声",说不过去哦,甚或似和"玉柱双垂"一样,为偏差之象。所以,当年钱学森先生关注人体科学研究时,告诫要建立"唯象气功学",就是说学术体系要建立在现象之上。现象包括身心两方面的,而且是无限地接近客观的真相,带有自己主观意识的"真相",传播出去,那真是个灾难。但是,修炼又确确实实是个从"主观"入手到"客观"结束的过程。这里面就存在着,学者应当具备很好的、全方位的审视能力。既不能随便否定古人、他人,也不能人云亦云,见云是雨。故,保留质疑。

能登仙级而上大罗也。

第九节　阳光三现天机

华阳祖师曰：阳光二现，火足止火，虽不行周天升降之火，时刻不可须臾离火。常常温养，刻刻凝照，以待阳光三现。或隔一日，或在对时，而丹光仍同前呈现。自丹田涌出，上丽于目，掣电于两眉之间，一连二三次而后已，谓之大药产生之时，正是"西南路上月华明"。阳光三现，即速止火。若不知止火，阳光四现，则大药走失，而前功废矣，真可悲哉。修真之士，须要小心谨慎，到此三现，即当止火，速行采大药之功，方保无失矣。①

第十节　神气皈根口诀

力默子曰：要知采大药之际，神不皈入大定，则丹不结。息不蛰藏于元海气穴，则珠不现。心息俱要垫藏于丹田之内，纵息有时出，而心则无时离，一连七日，不分昼夜，心力眸光，守定气穴，直守至后天呼吸之气，蛰藏元海，隐伏不动，则先天真一之气，自然凝结成丹。状如火珠，大如弹子，产于坤炉之中矣。盖采药之旨。总要二目阳光窥定玄关一窍，瞬息不离，一连七日，直使神皈大定，而真气自凝，金丹自结矣。

---

① 生物能、神经电穿越头脑，刺激视觉神经和松果体引发光明一片，就是所谓阳光现。精气如温泉般下行，由上颚入口，此谓"服食"。静极复动，又周流不息，又上过泥丸宫，又光明。周而复始，精尽化气，所以何止是三现？所谓三件河车，九转还丹，即每动辄有起止火候。久之三田贯穿，一脉光明，虚极静笃，皈于大定，一灵独觉，转入化神。

第十一节　止火口诀

乾阳子曰：不知止火之候，亦不知采大药之景，故曰"万无一成"。吾今怜悯后学，传出止火之候，正在龟缩不举，阳光二现之时。传出采大药之诀，正在月华明净，阳光三现之际。不误景初至，而即止火，以失之速。亦不待景四至，而后止火，以失之迟。不速不迟之间，二现止火，三现采药，断无有不得龙虎大丹者也。此万古不泄之天机，有缘得遇者，可不珍之秘之哉。

第十二节　采大药天机真诀

尹喜真人曰：行采大药之功，初采以真意眸光，凝聚丹田，玄关窍开之处。轻轻寂照，绵绵看守，过三日方可加意采取。心力要提足，目光要窥定。其呼吸之气，任呼吸自运，不可着意于呼吸。单候呼吸一住，而大药即产。呼吸不住，则大药不生。除一日二日三日之前，守之速而不能得丹。于五六日之间，守之迟，亦不能得丹。前三日不有不无，若存若亡，轻轻寂照。后三四日，瞬息不离，如猫捕鼠，似龙养珠，一念不起，一意不散，而六根震动之景而呈现也。所谓六根者，耳、目、鼻、舌、身、意也。必须先将六根斩断，然后方得震动之景。真意眸光，专视谨守下田气穴之上，必须紧闭六根，使六根不漏，以聚大药之生机也。

第十三节　六根不漏天机口诀

太乙真人曰：所谓紧闭六根者何也？下用木座抵住谷道，所以身根不漏。上用鼻夹牢封鼻窍,所以鼻根不漏。凝耳韵切莫外听,所以耳根不漏。唇齿相合,舌舐上腭,所以舌根不漏。塞兑垂帘,回光返照,寂然不动,目不外视,所以眼根不漏。一念不生,一意不散,六欲不起,六尘不染,所以意根不漏。既能紧闭六根,大药焉能有不生之理。神气不漏,命根必然固矣。

第十四节　六根震动天机

冲虚真人曰:六根不漏,自然有六根震动之景,次第呈现。将见以神主乎气,以气育乎神,直养至神气大定皈真,混为一体,结成金丹大药。自然丹田如火热,两肾如汤煎,眼内吐金光,耳后若风生,脑中鹫鸣,以及身涌肢战,鼻搐之类,皆是震动之景呈现。以后真意已定,而真息即住,大药即产。盖此以上七段功夫,入圣天机,教外别传,吾今演出千佛秘藏口诀,后世而不敢妄泄于非人也。

第十五节　大药产生天机真诀

太上曰:盖大药发生之时,而气穴之内,有惊战旋动情状,或一日二日不等。忽然觉得丹田气穴之内,一动二动之机,微带疼痛之意,直待动过数次以后,渐渐觉得丹田之中,现出一物,游行旋转于脐间。大如弹子,热如火珠。再寂再照,再静再定,直静至空定衡极,神藏气蛰之余,自抖然呈现,滚滚转转,上冲心位。而心位不贮,下趋阳关,阳关闭而不开,滚转谷道,谷道有木座抵住,即隐藏于气穴,伏而不动。若用意勾引,便入导引之旁门。若不用意勾引,又违相随之理,此两失之矣。就不前不后,毋忘毋助,若存若亡。只等大药动而后引,不可引而后动。以待动过三次,真意大药相依而同行,方能透三关过九窍,入泥丸落于黄庭,故曰"服食"。此五龙捧圣之天机也。①

第十六节　走丹歧路天机

汉张良曰:大药呈现于气穴。须知气穴之下尾闾地界,有四通歧路。上通心位,下通谷道,前通阳关,后通尾闾。其尾闾一关,天生七窍。正中间,有上中下三窍,是黄道督脉正路。左右四窍,是赤道督脉歧路,皆髓实呼吸不通。谷道一窍,虚而且通,乃是气液通行之热路。尾闾与谷道一实一虚,名曰鹊桥。尾闾关、夹脊关、玉枕关,与夫鼻上印堂,皆髓实填塞,而呼吸不通。鼻下二窍,虚而且通,乃呼吸往来之常路。印堂与鼻窍,一实一虚,名曰上鹊桥。盖上下鹊桥,皆能走泄真气,须要小心谨防危险之道。故曰,下用木座,上用鼻夹,一意不散,万缘皆空,有何难哉。

第十七节　危险详说口诀

紫阳真人曰:要知百日采炼,七日过关,正多危险。药产有时,玄关窍开,即其时也。不知其时,当面错过,是失时之危险。采药有候,玉洞双吹,即其候也。不知其候,则不得真种,是候过危之险。

---

① 参阅《道乡集》:至大药过关,乃自古不传秘密天机。虽有五龙捧圣之喻言,芦芽穿膝之巧比,折芦过江之假托,均未敲破骨髓。余不惜苦口,为君等再言之。如五龙捧圣者,五即土数,龙即真意,圣即大药也。概言以真意而采取,捧过三关九窍,至乾顶而后降中田,正所谓"乾坤交罢后,一点落黄庭"也。从此,守中下二田为一,存养十月,身外始有身矣。然大药上升时,虽用意领,勿着于意,顺其自然之机,机动则随之动,机静则随之静。以定静守,以温照侯,自有当动当静之机来。此机一来,则随其机而已,不沾不脱,斯为真诀。

后升前降,分赤黄二道,督脉正中,即是黄道,两旁为赤道。倘茫然恍惚,不见其循由,是周天升降之危险。进火不知坤炉,坤炉为起火之处,乾顶为止火之地,是进火而可之危险。退符不知从上田起,至下由止,是退符危险。关窍开通不真,真气已聚而复散,升降不由黄道,上下流窜于周身,是过关之危险。三关已过,而危险在上鹊桥渡矣。而服食以后,归入黄庭,接行七日大蛰之功。若不小心心谨守,妄自出静,神驰于外,大丹即泄于此。步步向前,俱有许多危险在焉。直至乳哺三年以后,方能免夫危险矣。

第十八节 大药过关天机妙诀

纯阳吕祖曰:当大药过关之际,金丹在气穴,复动三次,当用真意引圣胎,自尾闾穴上升,如蛆行,似火熏。又似热气盘旋,自腰而起,拥上夹脊,此时要想夹脊,有红黑二气,分拥丹走。自然火龙护右,水龙护左。慎勿开关,竖起脊骨,默守圣胎,直待热甚气壮,渐次开夹脊,放气过关。一意想就,水龙护左,火龙护右,青龙、白龙、黄龙拥丹上行。以意引过,直抵玉枕,乃仰面脑后,掩闭玉枕上关。默守玄珠,慎勿开关,待热极气壮,忽然开关,以意引入脑宫,以补泥丸髓海,以意守之,名曰"三花聚顶"。略停一息之倾,只觉口中甘露下降,状如雀卵,颗颗降下,似糖密累累下滴。鼻窍关,须要谨慎,随觉随咽。过重楼,一意送入黄庭。待大药降完,接行卯酉周天一遍。然后行七日蛰藏之功,死而复生。自此以后,不行采炼小周天之法论,亦不行进火退符、七日采大药之玄机,当行玉液、金液还丹卯酉周天,左升右降,十月养胎之功矣。

第十九节　七日混沌天机

薛道光祖师云：大药过关，服食以后，谓之大河车，又曰"五龙捧圣"。服丹以后，必须先行卯酉周天一遍，团聚大药。然后主静立极，行七日大蛰之功，深入寂灭，大休歇一回。混沌七日，轻轻寂照，绵绵若存，不即不离，文火沐浴，忘形无我。外不知有身，内不知有心，时刻不可有一毫之杂念，守中抱一，直至死而复生，如睡醒初觉，换过后天卦爻，露出先天根苗，此时非用侣伴调水火，安能保其全哉。

第二十节　过关不真危险天机

李虚白云：过关不真，服食模糊，则有真气散漫、元神无依之患。盖真正过关服食真功，而中宫必有胎息。异常闻见，静定之中，而任督二脉，必有化景。或督脉化为天梯，或任脉化为宝塔，或中宫化为丹炉，或中下二田，化为虚空大界，别有天地，非同人间。即一日之间，有数十种变幻，奇见奇闻，等等不一。此乃真过关，服食之真景实验也。若过关杳茫，服食恍惚，而中宫必无胎息真觉。任督二脉，必无化景。中下二田，必无天地虚空大界之景象。势必寂然无所闻，茫然无所见。乃是真气散漫，元神无依，岂不危哉乎。诀曰：运炼周天时，速而不荡，缓而不滞，后升前降，协宜关窍，开通真切，有何危险哉。

第二十一节　甘露下降用火危险天机

曹还阳曰：盖真能过关者，当服食之际，金丹从上田降落，口中自觉得圆陀陀、光灼灼,浑然一团,聚在舌上。此际切记耳目口三关闭塞,勿行发通,静候还丹入口。随觉随咽,送下重楼,皈宿中宫,接行卯酉周天一遍。即凝神入定,静养七日,深入混沌,而圣胎方能凝胞。若丹入中宫,不急凝神入定,以行结胎之火,则胎息无主而不灵。后虽入定行火,终不得号为灵胎。或入定而定中多驰,则时离时合,难得十月果满。历十月而果不满,必为幻胎,而阳神不就。故曰"未炼还丹先炼己",炼己纯熟而后还丹,则心死神活也。盖养胎之际,总(要)无乍离乍合之患。初百日,总要神气混一而不离。离而复续,则火不成火,而胎不成胎矣。中百日,神气要全归大定。以不息为息,不火为火,方为真息真火。倘犹知有息,而不能定,犹知有火而有觉为行,是未入虚无寂灭大定之境。难免幻胎之弊也。或守胎息而着于守,生守之之妄想。不行火而全然不行,则失行火之真理。是只静不动,只空不色,而落于小成之果矣,未百日行灭尽定极之功。无出神之景,不得起出神之念,又不许心着闻见,离定而出静。不然纵十月辛勤,亦只成尸解小果,而欲脱胎神化,飞升冲举,不亦难哉。

第二十二节　大药到顶实验天机

正阳祖师曰:五龙捧圣,大药过关,若气壮之人,一撞三关即过,升至泥丸。气弱之人,必须三次方到顶门。三关已过,升至泥丸,而九阳之气,到了九天之上,其头有颠鸾之状,其身似麻酥之样。如凭虚御风,快乐无边,满面如蛛走蚁行,痒痒欲搔,散之印堂,次到鼻柱眼眶,两颧两腮。牙关口内津液冲满,咽纳不尽。此时口合懒开,身沉懒动,入于混沌,化为无有,并不知身在何处。自然息住脉停,真气充满，而不思食。初一月，息脉不住，则谷不绝，即能减食。三月而谷自辟，四月以后，永绝烟火，乃真不食，故曰"气满不思食"。至此谷不绝，而阴气难消。阴气不消，则阳不纯。而犹思食，犹是有生死的凡夫，无定力也，不得谓之气满。直至寂照功勤，自然到神满不思睡，气足不思食。功夫至此，心无生灭，常寂常照，息无出入，不来不住，只觉有一团祥光，在不有不无之中，此乃凝胞之象，如在母腹相似。虽有鸣锣响鼓，并不知耳。此时正要侣伴护持，过三七日，理宜唤醒。若不唤醒，恐元神于静中出舍，坠入轮回。须从阴跷穴点之，阴跷穴即气穴也。或轻轻拍背，呼其名字，方能复生。功夫到此，而印堂自有月光常明。只用死心守中抱一，此光自然常明两眉中间，似电光闪灼，此时身命自坚矣。从此元气不能走泄，方能在世长年。百日筑基，周天玄妙之万古不泄天机，吾今演出，千佛秘藏之口诀，尽皆泄矣。若得明师指示，至人口授，方能超凡入圣，而登大罗天仙矣。

    天朗气清金鸡鸣，吾今服药欲长生。
    吾今不饥复不渴，赖得神仙药有灵。
    铅汞鼎中居，炼成无价珠。
    都来两个字，了尽万家书。
    此是元皇诀，度尽世上迷。

第二十三节　回风混合百日功灵口诀

心印经曰：回风者，回旋其呼吸，气之喻也。混合者，因元神在心，元气在肾，本相隔远，及气生而驰外。神虽有知，而不能用者，无混合之法也。故此经，示人用呼吸之气，而回旋之。方得神气皈根复命,而混合之,方得神宰于气,而合一。倘无回风之妙用,则神虽在宰气,亦未知气曾受宰否？此为炼金丹至秘之至要者。若用至于百日之工,则灵验已显,气已足而可定。神已习定,久而可定。故小周天回风法之火,所当止也。自此以下,皆言小周天火足当止。又曰："不刻时中分子午,无爻卦内定乾坤。"

第二十四节 《胎息经》注

胎从伏气中结。

脐下三寸为气海,亦为下丹田,亦为玄牝,世人多以口鼻为玄牝,非也。口鼻即玄牝出入之门。盖玄者,水也。牝者,母也。世人以阴阳气相感,结于水母。三月胎结,十月形体具,而能生人。修道者,常伏其气于脐下,守其神于身内。神气相合,而生玄胎。玄胎既结,乃自生身,即为内丹不死之道也。

气从有胎中息。

神为气子,气为神母,神气相逐,如形与影。胎母既结,即神子自息,即元气不散。

气入身来为之生,神去离形为之死。

西升经云:身者神之舍,神者身之主也。主人安静,神即居之；主人躁动,神即去之也。神去气散,安可得生？是以人耳目手足皆不能自运,必假神以御之。学道养生之人,常拘其神,以为神主,主既不去,宅岂崩坏耶。

知神气可以长生,固守虚无以养神气。

道经云:我命在我,不在天地。天地所患,人不能知。至道能知,而不能行。知者,但能虚心绝虑,保气养精,不为外境爱欲所牵,恬淡以养神气,即长生之道毕矣。

神行即气行,神住即气住。

所谓意是气马行止相随。① 欲使元气不离玄牝,即先拘守至神。神不离身,气亦不散,自然内实不饥、不渴也。

若欲长生,神气相注。

相注者,即是神气不相离。玄纲云:锱铢阳气不灭,不为鬼,纤毫阴气不尽,不为仙。元气即阳气,食气即阴气也。常灭食节欲,使元气内运,元气若壮则阴气自消,阳壮阴衰则百病不作,神安体悦可觊长生矣。

心不动念,无来无去,不出不入,自然常住。

神之与气,在母腹中,本是一体之物。及生下,为外境爱欲所牵。未尝一息暂归于本人。知此道,常泯绝情念,勿使神之出入去来,能不忘久而习之,神自住矣。

勤而行之,是真道路。

修真之道,备尽于斯,然圣人言,不可妄求。凡胎息,用功后,关

---

① 此段语句不通,参考《长生胎元神用经》:"吾以神为车,以炁为马,终日驱驱而不倦。常存想神与元炁相合,随意而动之不倦,故为车马也。"

节开通,毛发疏畅,即但鼻中微微引气,相从四肢毛孔中出,往而不返也。后气续到,但引之而不吐也。切切于徐徐。虽云引而不吐,所引亦不入于喉中,微微而散,如此内气,亦下流散矣。

第二十五节　胎息铭

三十六咽,一咽为先。吐唯细细,纳惟绵绵。坐卧亦尔,行立坦然。戒于喧杂,忌以腥膻。假名胎息,实曰内丹。非只治病,决定延年。久久行之,名列上仙。

> 看花容易绣花难,绣到难时莫惮烦,
> 处世为人多缺陷,千魔无改成佛仙,
> 百折不回作圣贤,争名夺利少周全,
> 直待空中云雾散,扬眉吐气见青天。
> 欲整锋芒敢惮劳,凌晨开匣玉龙泉。
> 手中气概冰三尺,石上精神蛇一条。
> 奸血暗随流水尽,凶顽今逐溃痕消。
> 削平浮世不平事,与尔相将上九霄。

第二十六节　赠剑仙二首

其一

三清剑术妙通灵,剪怪诛妖没影形。
白雪满天浮太白,青龙离地走空青。
飞腾万里穷东极,化作长虹下北溟。
出入纵横无阻碍,归来依旧守黄庭。

其二
　　剑术如君妙入微，手操神技碧空飞。
　　春秋二气兼生杀，龙虎两条并德威。
　　斩尽魔光乐清净，醉来酒气立崔嵬。
　　驱电主电无多日，天上虚皇诏汝归。

第八章　性命双修　心印口诀　天机秘文　十月养胎

第一节　十月养胎

次节炼气化神功夫，名曰"中成养胎"。

魏伯阳曰：养胎之时，须幽栖静馆，闭户潜修，远鸡犬、妇女，避秽污触犯，勿令左右有声。养胎之功，当以元神为胎仙之骨，以大药为胎仙之肉，以元神为大药之主人，以大药为元神之宅舍。若有元神主照而无大药服食，纵能入定出神，而不能脱胎现象；若得大药服食而无元神主照，虽能通关透窍，势必旋得而旋失。唯是大药服食以后，总以元神为大药之主，总以大药为元神之依皈，相与混合而不离，必须先把耳目口鼻、四肢百骸，尽归于虚，如未曾托生，一样无有。只凭一点虚灵性光，安居于丹田中宫之内，以温以养，若存若亡，不有不无，常寂常照，炯炯不昧，巍然独存。古云："火候无为合自然，自然真火养胎仙。"心无妄想，久而守中抱一，自然阳气日日发生，运行于正路，点化神中之阴，阴神自然渐渐消灭。而念虑不起，使阳神愈旺而愈明，以至昏睡全无，而能长生住世者也。

第二节　安神祖窍用火口诀

许旌阳真君曰：十月养胎之密旨，总以安元神于祖窍之内，杳杳冥冥还乎太虚，若存若亡，不有不无，文火以养之，调和得中。而无燥、寒之患。若失之于燥，则有火焚禅坐之危险，而阳神无依皈，全在有觉、无念之间。盖有念则火燥，无觉则火寒，火寒则有鼻垂玉柱之危，而坐化尸解。总以真意不散，含光默默，真息绵绵，寂寂惺惺，神光普照。此十月养胎之真火候也。药物调停，悟之甚易；火候消息，行之最难。古人云："真意往来无间断，知而不守是功夫。"要知结丹在气穴，养胎在黄庭，居一身之正中。黄庭乃虚无之灵窟，此结丹在下田，而不能移炉换鼎迁入中田，将来必出阴神而为鬼仙矣。

第三节　蛰藏七日阴跷复生天机

沧海老人曰：五龙捧圣、大药过关、甘露下降、服食以后，当行七日大蛰之功。外想不入、内想不出，于正念中只知有元神轻轻寂照，绝不知有呼吸绵绵往来，方合不有不无之文火温养也。养胎之机，非元神常常主照，元气不能日日发生。若真能神蛰气藏、深入混沌、大蛰七日，如气绝身死一般，七日之外，方有来复之机。玉液依旧复生，名曰"七返九还"。七日之外，仍然不醒，可以用钟磬在耳边击鸣，再用手掌缓缓揉拍其背心，呼其名字，或从阴跷穴点之，自然还阳。此时不可出静，恐火冷丹力迟也。阴跷穴即命门，气穴是也。七日之外，若不唤醒，恐元神静中出舍，坠于六道轮回，世人以为坐化尸解，岂不知非也，而前功废矣。

第四节　金液还丹天机口诀

三茅真人曰：养胎以入定为主。若静定日久，自然觉得坎中一点热气，上冲心位，当用真意引过尾闾，由夹脊透玉枕，入泥丸，如有物触脑。自上腭颗颗下降口中，状如雀卵，味似阳酥，化为金液，沥沥如淋水之状，香似醍醐，味似甘露。速当以意迎之，徐徐咽下重楼，以目送之于炉鼎之内，畅于四肢，美在其中矣。一连九日，咽纳不绝。如此一回，即行卯酉周天以收之。收取净尽，速以凝神入定，静养寂灭，此是小坎离交媾之妙也。

第五节　玉液还丹天机口诀

张三丰祖师曰：自此以后，渐渐又入于大定，有时日月停轮、璇玑不行。每到杳冥混沌之极，天机自动，坤宫忽然如雷震之声，腹中如裂帛之状，真气上冲，周流六虚，飞上泥丸，月窟生风，眉涌圆光，化为玉液，降在口中。如冰片之香，似薄荷之凉，随觉随咽，沥沥降下重楼，当用真意送入中宫。如此七日，咽纳不尽，即运卯酉周天以收之。待玉液降完即凝神入定，守中抱一。金液玉露还丹之景，皆从静极无心中而动，千万不可当面错过，此大坎离交媾之妙也。

第六节　卯酉周天口诀

钟离祖师曰：一点金液玉露，自上田落于黄庭，急行卯酉周天以收之。须用真意眸光从坤脐至乾顶，左升右降四九三十六而定，右升左降四六二十四而定，此卯酉周天之度数。日月之升降，收尽真阳，战退群阴，名曰"收内药以固胎圆"。大周天火符数足，日月停轮，自然现出一粒玄珠而超脱也，又云"金液玉露"。日日后升前降，每次降讫，当行一遍卯酉周天以收之。还丹已毕，自然息住脉停，而现出日月合璧之景也。此乃是丹放毫光,化出真景之实验也。

第七节　日月合璧天机口诀

紫青真人曰:还丹以后,皈入中宫温养圣胎。久久熏蒸。若坐至静定之极,不省人事,气息全无,六脉皆住。大定之中,只觉得有风从天降下,灌入泥丸、两目之中,径透通身,百节齐开,骨节如断,心冷如冰,丹田似火。切勿恐怖,只用凝神入定。此时金木交合之际,三宫气满,二气俱足,神气大定,恍如醉梦,万火万水,千颗电鸣,万道霞光,只死心凝神入定。久之定极,真铅之气化为一轮明月之象,真汞之气化为一轮红日之形,此乃铅汞相投。静定之中,忽见一轮明月,缭绕不定,现于目前,须用真意留而待之。静定之久,不过三五息之间,又觉有日光发现,来与月光相合,日月交光之中,合发金花二朵,状如仙丹,金红赤色,五瓣分明。此乃是三华结成胎息,名曰"玉蕊金花"。得见此景,当着实牢把念头。此日光与月光,伴归一处,悬于印堂之上,即当运动真意,凝聚收敛而蛰藏,以鼻吸入丹田虚危穴,自然后升前降,皈入中宫,与仙胎混而为一。急行卯酉周天左升右降、右升左降,用采取之功以收之。仍须静定,深入寂灭,还于太虚,使丹光在印堂昼夜常明,名曰"圣日圣月照耀金庭"者也。

第八节　真火炼形天机

张三丰祖师曰:日月合璧以后,有一大难。大定之中,忽觉右脚底下,涌泉穴内,如冰冷之疼痛上来,穿腿过膝,痛至两肾中间,过三日方止,名曰"芦芽穿膝"。直待痛极,透过玄窍过夹脊至泥丸,即将印堂一轮红日,吸入中宫,降下丹田,以意送至疼痛之处,用目光一绕,则红光一结,似火珠之形,直尾闾穴倒转上升,或再发三昧真火以攻之。此时浑身骨节,如炒豆之声,爆开响炸不绝,骨肉火热刀割相似。十分好汉,到此无一分主张。再发再攻,三攻以后,三百六十骨节之神气,一直冲上泥丸,头中霹雳一声,顶门开也。此时如鹰捉兔,如猫捕鼠,铅龙汞虎死抱不放,头如石块之硬,腹如炉火之热,不可言状。浑身血气,都会说话,就在身上闹成一堆。忽然甘露下降,即用一点神火,攒簇于交感之中宫,乃是金液玉液,结成黍米玄珠。降下黄庭之际,到此内观五藏六府,历历如烛照,只觉烧得通天彻地,都是红光。充塞流注,而变为纯阳之躯矣。此时一身无主,切记不可心生恐怖,此乃阴神不肯受真阳降伏,化为诸色境界,害我向道之心。只有死心不动,深入大定,万魔自退。急在眉间,存想黑球一团,其大如拳,觉得冷气逼人。即当以意吸入中宫,自然似甘露滴心,得其清凉自在,此正是十月结胎,得药之景也。须要留心记着,某月某日,得玄珠大药,是为男子怀胎矣。下大功须是守中抱一,入定百日,处于静室。外无所着,内无所思,虚空同体,守定一灵性光。凝聚中下二田,昼夜不离,化为一个虚空大界,行五七日,自然心定气和。大开关功夫到此矣。①

---

① 参阅《道乡集》:……如芦芽穿膝。芦芽即喻大药,穿膝即穿过三关之意。千比万喻,总是说明述关服食之正功,过江者亦采药过关之义。须知芦上达摩即是真意,芦即大药,江喻三关。采药用真意,过关亦用真意,但踏芦过江而不沉溺者,亦正不沾不脱之妙用也。沾则沉,脱则离。既无舵舱,又鲜橹桨,一芦浮水,能不任其行动自如乎! 故芦行吾行,芦住吾住。

然芦之行住,究谁使之行,谁使之住耶? 抑其行也不能自行,必待水势流动,而后顺之行。亦不能自住,必待水势平静,而后随之住。亦如大药不能自行,必待真意宰之,呼吸吹之,大药始能过得三关。

唯过关时,有两处危险,上下鹊桥是也。盖以药至尾闾,欲从便道而出,吾当以法器抵之。药至明堂,欲从双孔而泄,吾则以木夹备之。防危至当,药无走失,始不负心苦一场也。至于养胎脱化等,参看问答条内,自能贯彻,一字一珠,君其珍之。

第九节　珠落黄庭天机

兰祖云：金液玉露还丹以后，日月停轮，璇玑不行，铅尽汞干。而乾顶之中金精贯顶，银流冲天，聚火载金，猛烹急炼。霎时间龙虎交战，金炉火散，黄芽遍地，自然出现一粒黍米玄珠。存养久之，渐渐长大，色如丹桔，必须借内外真火，催落黄庭，降下土釜之中。动机由此而定，幻化由此而安。百千万亿浩劫，皆有此一粒元始宝珠，而能超脱也。宝珠者何也？龙吟虎啸，阴恋阳魄，阳抱阴魂，合一于上田，铅精汞髓，凝结如丹桔。此时乾鼎之中，玄珠成现，矿去金存。外借太阳神火，内聚三昧真火，内外夹攻，而一点金液，复落黄庭处。见此实效，当行卯酉周天以收之。收讫，即凝神入定，而为胎息凝抱之始也。厥后渐生渐大，其色渐明渐赫，唯定之一机。机由我立，化由机生，一机万化，玄珠而为变象之祖也。此玄珠似乎在外，闭目却分明。似乎在内，开目极清白。真有不内不外者存，通乎幽宾，贯乎阴阳，而为万化之祖也。珠落黄庭，乃是明心见性之真功实验也。

第十节　皈根复命

致一子曰：珠落黄庭以后，必须凝神死心入定。前言只知有元神，轻轻寂照，绝不知有呼吸绵绵往来，方合不有不无之义也。若坐至静定之极，不醒人事，气息全无，六脉皆住，小静一日，混沌无知，如气绝身死一般。中静三日，大静七日，不可疑为坐化，是神气皈根复命之时，结胎养元之始也。正要侣伴护持，千万不可惊动入之阳神。修士亦不可因机而动，妄自出静。更当由气住凝神入于大定，将见先天一气，自虚无中来矣。古云："人有生死，因有呼吸。苟无呼吸，自无生死。"无呼吸便为入定，由息住，而胎稳如山。用功久之,小静一百日,中静二百日,大静三百日,万象凭虚生感化,昼夜凝神于其中,而神丹即凭虚而结矣。若不能入定皈于虚无,永无结丹之理也。

第十一节 呼吸蛰藏大周天

左玄真人曰:初行大周天火候,神住息停,身心入定,不过蛰藏八九十息,半刻之顷为一周。渐渐又入于大定,蛰藏一百八九十息,一刻之顷为一周。蛰至一千三百五十息,一时之久为一周。蛰一万三千五百息,一日之久为一周。以至入于大定,或十日一月,或百日十月为一周,而元神元气,随呼吸之气,俱化为一团灵光。无昼无夜,普照常明。日魂月魄,一时停轮,如命将绝,然绝后复生,乃见化功。如同死后,又有复生之验,此系立命之正子时。当铅汞相融,万虑俱寂,入于混沌之窍,一不小心谨守,神离窍中,丹走鼎外,接命在此,伤命亦在此。死心入定,凝神于窍中,而为紧要之口诀。古曰:"当初一念转动,坠入苦海。我今一念主静,渡过彼岸。生死轮回,皆是一念耳。"其初非息火猛烹急炼,而乾金不能出矿,其继非神火绵密温养,而金不能变化。四大威仪一空所有,时时返照,刻刻内观,火候到时,自然性月当空,则阴尽阳纯矣。

第十二节 魔境危险详说

白乐天云:入室下功之时,而三魂七魄,三部八景,三尸九虫,五藏六府,一切阴神,在人身中,皆不耐静。每到定极之际,变化出幻景。或见红蛇,或见王母凤辇龙车,朱雀玄武,景象不一。天师仙子,玉女真官,音乐嘹亮。奇禽怪兽,异状异形。仙女对对,前来论道。白面书生,相为问答。长幡宝盖,接引迎迓。天书圣章,诏临宣谕。生前死后,父母妻子,变化万般,现试不一。认即入于魔窟,为魔所诱,而前功废矣。须要垂帘塞兑,死心不动,万魔自退。或时开两目,发出神光,闪灼照耀,即为我之慧剑。加意一摄,收入气穴。惟深惟寂,不视不听,任彼妖魔,变化来扰,我只一概不理,坚持正觉,自然魔景消散。倘或智慧踊跃,自歌自舞,口发狂言,题诗作赋,说妙谈玄,自言已得无上妙道,要知皆是识神伎俩,三彭鼓弄。若稍有喜怒忧惧,悲伤情形,即是神已摇动。哭了又笑,喜尽复悲,皆是元神已动,未能守住丹田,为三尸所使,急宜禁止。勉强入定,不得听其狂妄,时时警省,刻刻把握,庶免坠入魔窟,而废我功修。或见白翁,乘龙乘鹿,呼我名姓,当以心却之,切不可应声也。或见三官来考功过,宗亲尽受刑逼,当以心却之。切不可动忧惧、悲悯之情也。若认为真实,即惊醒如梦相似,必坠我功修,而真可悲哉。

第十三节 邪水潮生危险天机

黄石公云:养胎入定之士,静中或见水生,而不能使之退。此皆因自然之吹嘘间断,元神不守乎舍,温养不到,而丹田火冷,丹不光现。故有此阴魔之景。然而阴景之变象,变自多端,要皆不离乎水象。而黄庭中之丹不杳然矣。法在聚我三昧真火而锻炼之。凝神于中宫,注意于胎息。以眸光射定,武火吹嘘,存心结想,一团真火,烈焰腾腾,满鼎神光,照耀周身,熏蒸四大,则阴魔坏景自然消灭,而中宫之丹光复明矣。

第十四节 邪火潮生危险天机

李虚庵云:养胎之士,于静定之中,忽见火生,而不能使之灭。此患多因饮食有动火之物,或因热水沐浴身体,引动丹火,到处流光,炎焰焚身者有之。其幻景亦自多端,要皆不离乎火象。或觉心热,烦燥发渴饮水不休,倘不知制伏,亦同走丹之患。诀曰:存心结想,面前一团黑球,其大如拳,即以真意凝聚,而留恋之。想就此景,其凉如冰,用意以吸,即回光返照,引入中宫。而邪火自然消灭,心地自然清凉。其想面前黑球,吸入中宫,不拘三次五次,总以热气邪火退尽为止。从此安乐太平,神清气爽,方保无失矣。

第十五节 神俱六通

罗状元真人云:前有六根震动之景,日月合璧以后,有神俱六通之验。深入大定,混沌无知,心窍豁然开通。上观天堂,下视地狱,三界十方,一览无余,此是天眼通也。能闻十方之间,如在耳边,天上地下,闻神人言语,是天耳通也。渐入大定,灵觉透露,能知十方众生他心内隐微之事,此乃他心通也。又能知我生前死后之因无数劫来,是宿命通也。再静再定,复寂复灭,陡然心花开放,予知吉凶,又能隔壁见物,及风云雷雨之所,此是神境通也。合前炼精不漏,到马阴藏相,是漏尽通也,名曰"六通",是前采大药,六根震动之变化也。神俱六通以后,复有真空炼形一法也。

第十六节 真空炼形天机

葛仙翁曰:养胎入定之士,或有身体困倦,胸脯刺痛胀闷,吐出紫血三五碗，其病渐退，不必惊虑。此乃平日，用力劳伤心血之故耳。以后凡有痼疾沉疴，无不俱消。或脐中刺痛，两胁如锥扎，六府如裂帛，或如大斧劈脑，或心觉恍惚，坐卧不安，大小便下出恶臭血块，异物有五样颜色或九窍出浓，臭秽难当。此乃以去胎毒积秽。待他去完，便出香气满室。或眼中出毒难开，须用人乳洗点，日夜迷闷，百节疼痛，骨节粉碎，周身大汗，不得惊怪，乃真超脱也。此时如龙脱骨，如蛇蜕皮。或周身火发，疼痛难禁，透骨穿筋，终日迷闷，一连三五日，不省人事，休得恐怖，任凭天断。只用死心入定，自然神涌慧生，而六通顿足。六通以后，而身中三部八景，诸神皆现象，而为我护法神王矣。

第十七节　三部八景危险详说

太乙元君曰：神俱六通以后，而身中三部八景，即二十四真诸神皆现象而为我护法神王。所谓二十四真，乃六根八识、三魂七魄也。皆有名字。上部八景：脑神觉元子，字道都。发神玄文华，字道衡。聪神通仲众，字道连。目神虚鉴生，字道微。舌神始梁峙，字道岐。齿神灵谟盖，字道周。口神盖历辅，字道柱。鼻神冲龙玉，字道平。中部八景：喉神百流放，字道通。肺神素灵生，字道庚。心神焕阳昌，字道明。肝神开君童，字道青。胆神龙德拘，字道放。左肾神春元真，字道卿。右肾神象地元，字道生。脾神宝元全，字道骞。下部八景：胃神同朱育，字道辰。肾中神兆腾康，字道还。大小肠神蓬送留，字道厨。胴中神受亨勃，字道灵。胸膈神广英宅，字道仲。两胁神辟假马，字道成。左阴右阳神扶留起，字道圭。右阴左阳神包表明，字道釜。又云：身中有九宫真人，不可不知也。心为绛宫真人，肾为丹元宫真人，肝为兰台宫真人，肺为尚书宫真人，脾为黄庭宫真人，胆为天灵宫真人，大肠为长灵宫真人，小肠为玄灵宫真人，膀胱为玉房宫真人。至道不烦诀存，真泥丸百节皆有神，不能一一概而论。修真之士，须要小心谨慎。到此时，见诸神现象，必须见如不见，闻如不闻，死心入定，方保无失矣。

第十八节　纯阳祖气助胎天机

殷长生曰：日月合璧以后，静极之际，忽觉有二道纯阳之物，从涌泉穴透出，穿膝过股，蓬蓬勃勃，滚滚上腾。至于下田，会聚一处，我再发三昧真火以攻之。纯阳之物由背后督脉，穿夹脊，过玉枕，直贯泥丸。过重楼，降下中宫，混入仙胎之中，相亲相恋，合为一体，自然真气薰蒸，周身融和，寒暑不侵。每于曦驭未升、旸谷晞微之时，①凝神静坐，虚以待之，内舍意念，外绝尘缘，顿忘天地，粉碎形骸，自然太虚空中，有一点如露，如电之阳光，勃然入我玄关，透泥丸，化为甘霖，下降五内，我即鼓动巽风以应之，使其驱逐三关九窍之邪，扫荡五脏六腑之垢，焚身炼质，煅滓销霾，抽尽秽浊，变换纯阳之躯矣。

第十九节　绝谷定慧天机

缘督子曰：变为纯阳，如果心牵世味而食不绝，则阳不纯，即有阴魔来扰之患。盖有一分食在，即有一分阴来。如欲阴尽阳纯，必

---

①　"日出旸谷"见于《诗经》，旸谷是太阳出生的地方，《尚书·尧典》："分命羲仲，宅嵎夷，曰汤谷。"古人传说太阳早晨从东方的"旸谷"出发，晚上落入西方的"禺谷"。一天之内，从东端，中经天穹，进入西极。这里不是指具体时辰，丹道喻指活子时。

须窥破世味，斩断尘缘，方能顿足生慧，而绝谷不思食矣。如能绝食速，则得定出定亦速。若绝食迟，则得定出定亦迟。而能绝食入定者，若念头不住，心多感思，火寒丹冷，元神不能守乎气。则又化为呼吸之气，变为交媾精。人心不绝，欲念不消，终不能绝食，难皈大定，尽败前功者有之。直待金液降完，璇玑停轮，当加净肚除梦之功，直至世味永绝，昏睡全无，息脉俱断，则胎圆而神全矣。太和元气，冲满于中，而不见有饥，五蕴皆空，六通顿足。慧光稍开，须有前知，不可妄用其慧。慧而不用，慧乃愈生，若(不)韬光，妄用其慧，定招外魔。如云遮日，而慧光消灭。即无前知，则通而不通矣。

第二十节　五气朝元天机

纯一道人云：盖养胎入定，心不牵世味，凝神深皈寂灭，乃能性命合一。自然重生五藏，再立形骸。无质生质，结成圣胎。一心主静，万缘俱息，外想不入，内想不出，终日混沌，如在母腹，方为活死人也。此时心中阴气将尽，世有可乐之事，则心不动摇。而心经真气自然吐露，化为红色云霞，朝与昆仑之前。肝中阴气将尽，世有可怒之事，则肝不动，肝经真气吐露，化为青色云霞，朝于昆仑之左。脾经阴气将尽，世有可欲之事，则脾不动，脾经真气吐露，化为黄色云霞，朝于昆仑之顶。肺中阴气将尽，世有可悲之事，则肺不动，肺经真气吐露，化为白色云霞，朝于昆仑之右。肾中阴气将尽，世有可恐惧之事，则肾不动，肾经真气吐露，化为黑色云霞，朝于昆仑之后，名曰五气。所谓朝元者，不须用法依时，其气静极自然上朝，将见青气出自东方，笙簧嘹亮，旌节车舆，左右前后，不知多少。须臾南方赤气出，西方白气出，北方黑气出，中央黄气出，五气朝于上元，氤氲盘旋,千万不可看他,死心入定,古人云:"神居窍而千智生,丹入鼎而万种化。"吾心之灵,感天地之灵,则内真外应,外真内应,浑然混合。这段工夫,全以至静为主,不动为宗。老子云:"人能常清静,天地悉皆归。"则太虚空中,自然现出一轮太阳,与我丹光上下相映,合而为一也。

第二十一节　盗天地正气天机

上阳子曰:下大功处于静室,外无气着,内无气思,功深日久,朝元以后,息脉俱寂。忽觉心火下降,肾水上腾,五藏生津,百脉流通,心经上涌,鼻闻异香,舌生甘津,已绝饮食,昼夜不昧。夜间隔墙观物,予知前事及未来吉凶。夜间真气发生,顶上红霞缭绕,眉间涌出圆光。此是仙胎药力初生,是关窍处处开通。此时若五谷不绝,则阴气难消,阳难得纯,疾病易生,犹是一凡夫者也。总要内外两忘,铅尽汞干。腹中常常如雷鸣电掣,风云发泄,饮食或多或少,鼻流浊滋不止,口出臭秽,呕吐如黄沙相似。或美或不美,前后俱升炼谷如弹丸,腹中泄出,如小豆汤相似,臭秽难当。次后泄下酥酷油腻,鼻闻异香,诸人皆觉。又大小便,下出五方颜色如朱砂一般,此是盗天地万物正气之验也。若不谨守,深入大定,则元神出舍,真气走矣。而丹台无主,心生懈怠,三尸齐起,六耗皆来,搅乱心君,静坐生疑,恐怖不安,睡卧惊悸,恶境无穷。不知警省,勉强入定,心动神驰,身坐丹走,而前功废矣。

第二十二节　三宝现象天机

泥丸翠虚真人曰:日月合璧以后,而上、中、下三田之中,现出三座莲台。莲台之上,盘膝端坐三个婴儿,此乃金丹之化机,变出之幻景,切不可着他。速以冥心入定,以至灭尽定极,金莲从黄庭产出,上透顶门,直冲霄汉,散作金花,开极自谢,缤纷降下,即凝神入定,以意留之。而金花仍皈仙胎之中,育我仙婴也。

第二十三节　赤蛇透关天机

庄周先生云:赤蛇透关,是金液还丹、日月合璧之变化。而心君大定,丹光化为赤子,初现之时,形如丹蛇,其光照人,忽然破空而来。金液入顶,满顶银浪金汁,晃晃滚滚,现出赤蛇一条,从顶门而入。口吐祥光,若炬火之声,蹿入周身,驰骋于骨节之间,无处不到。即当死心入定,任其所为,须臾即不见矣。人若惊动,则赤子不能升入泥丸,难出昏衢。若丹蛇飞来,心不惊恐,能与神人共语。大定之中,见西王母,乘凤凰之辇,前有三朱雀引路,神鬼仙佛,一切与你答话,千万不可共语。不答,则王母怒而不止,言讫自去。总而言曰,眼见耳闻皆是假,都不可认真。或龙虎交战,婴姹团圆,龟蛇盘结,仙佛来参,皆是幻象,不可认为真实。若理他,心动神驰,而败我功修,总要神凝气住,皈入大定,方能超脱而入驿矣。

第二十四节　赤蛇归身天机

陈虚白云:赤蛇透关,要知此际,是空中太阳,被我丹光引来,要归身中,育我仙胎。下降之时,缓急不同,切莫惊怖,待降入身中,即化为无数火箭,穿札周身,总要死心不动,镇静以毕,渺然即不见矣。自然窍窍发出毫光,心死而道成矣。

第二十五节　雷神监坛天机

白骨真人云：日月合璧以后，中宫丹光洋溢流注，扬辉散彩，从背后夹脊，透出顶门，祥光大如车轮，光彩射目，护住禅坐，而昼夜常明，若雷神监坛。皆因人心炼死，道心养纯，性体静定园明，而识神闲而无倚，化为雷公，恐吓于我，害我功修。仍死心镇静不动，皈入大定，识神自然化为护法神王者也。

第二十六节　火焚禅坐危险详说

尹大真人云：盖养胎以死心为主，深皈大定为宗。若胎圆之时，心动神摇，引起丹田三昧真火，七窍吐焰，遍身火光烈烈。若不及早禁止，霎时间，有火焚禅坐之倾危也。其法即当速用真意目光，存心结想，面前太虚空中有一团黑气，大如车轮，其冷如冰，凉气逼人。想就此景，即用真意吸入腹中。镇静不动深皈寂灭，顷刻之间，天朗气清，仍皈大定，而寂灭之。想此黑球，不拘三次五次，总以邪火退尽为止，方无焚身之患矣。

第二十七节　战内外阴魔天机

黄房公云：养胎入定，或现天堂美景，琼宫阆苑，地狱恶象，神头鬼面，或真或幻，愈出愈奇，任他千变万化，总以死心为主。内外阴魔，及一切阴人幻景现象来扰，而不能驱除，法在见如不见，听而不闻，一心内守，一志凝神。默诵金光神咒，则魔自退。如闻见不去，速炼火焚身，魔障自散。焚身之法，存心结想，空中太阳，被我丹光引来。丹田之内，又有一团真火，滚滚上腾，透出顶门，使二火交光，轰轰烈烈,漫天幕地,皆是炎焰火光,万物尽被我焚烧,直至烟消火灭,天朗气清,一切魔障,自化为无有矣。

第二十八节　春水潮生天机口诀

混然子曰:养胎入定,寂照日久,忽然觉得丹田如春水潮生。即当守定自然之内息,与无为之神火,以烹以炼,其水自然化为热气,由两胯内边,流至涌泉。须要神注两踵,真息随之下透足心。如此片时,涌泉穴定静,即用意返照尾闾,默默守候,忽觉得有一物上冲,来自尾闾,似棉陀,如馒首,又似气块,沉滞难行。专心一志,猛烹急炼,自有一般热气,透过尾闾,穿返脊,滔滔入泥丸。至此泥丸宫中,自觉得水声响震,滔滔不绝,久之水声自止。息神住其中,持守片时,舌抵上腭,三关紧闭,静候金液满口,流入气管,下重楼,心地清凉。对境忘情,入于大定。或见喜怒忧惧,万不可心动神摇,死心入定,永不出静,守定性光,直证胎圆,阳神出现,大地山河,如在掌中。如神气不能合为一体,势必气留身中,神游身外,终为投胎夺舍之阴神,不得复为阳神。圣胎将圆,色身万不可出定。圣胎既圆以后,法身不可久留壳中而不出,以失神化之机,则又是一凡夫耳。总要神气合一,方无分离之患也。

第二十九节　天花乱坠止火天机口诀

轩辕黄帝曰:胎圆以后,灭尽定极之余,露出性光。静中外视,紫霞祥烟满目,顶中下视,一团金光罩体,不可着他。死心入定,自有金莲从地起,白雪满天飞。金莲从地涌出,上透九霄,自然化为雪片,从天飞来,缤纷而下。以意留之,仍皈身中,育我仙婴,乃十月胎圆止火之候。一旦天花乱坠，不知止火，婴儿又有火焚禅坐之危险。天花乱坠，是出定中宫，迁入上田之景到也。必须止火以化神，不须再用寂照之功。只用一味还虚心住于无，俱入于虚无，而火主得止。又入定出定，出定者，离中田迁入上田。入定者，凝神于天谷泥丸，使耳目重开，聪明再启。出定之时，在止这日，倘在止火前出定，神必迷荡而远矣。若在上火后出定，神又顽钝而不灵矣。

第三十节　超脱上田危险

南极老人云：圣胎初脱，由中宫超入上田。上田乃是天宫内院。若无正觉主宰，不知不觉，当五色五音，蜃楼海市，宇内之奇观，杂投猝至。繁华内院，一切境界，仙佛诸神，千万不可交谈片语。百出相尝，真人一坠其间，鲜不昏沉而死。真人既死，前功废矣。真可悲哉。必须心定性定，死心不动，万股景象，闻如不闻，见如不见，真人方保无失矣。昔刘祖插花真人，当神超内院，迷人繁华之境，而不能出昏衢以登彼岸，所以有花街炼性一节。大周天之火候，从还丹至此，是真是幻，一概不理，必须死心入定，方保万无一失者也。

第三十一节　阳神迁过重楼天机口诀

广成子曰：当阳神由中宫迁上田，必须从十二重楼经过。重楼一关，诚其重矣。唯是默然端坐，若有知无知，若用力不用力，但存一息千里，千里一息之念，才是倏忽过重楼功夫。功夫至此，其细如丝，神亦难传，自领自悟耳。真人过重楼超内苑，此时天门将开未开之际，心若昏沉，阳神将杳然而飘荡。唯灵真不寐，昏默中有所把握，将阳神迁出中田，寂照于上田泥丸之中。速引入灭尽定而寂灭之。即凝神于泥丸,不着意于上田,以阳神寂照于上田,存想三田,化成一个虚空大界,无边无际,无内无外,空空洞洞,明明朗朗,阳神迁到囟门之时,千万不可下视,恐神惊怖,恋壳而不敢出,此是第一层色身。虚空大界打不破,难出昏衢。自待内真外应,二火交光,天门自开矣。

第三十二节　调神出壳天机口诀

刘樵阳云:阳神由中田迁上田,混合静定,待静极之际,忽然霹雳一声,轰开顶门。即当闭目冥心,凝神入定于天谷内院,觉得身体如在虚空,神气飘然,明朗不昧,逍遥自在,而色身之五官百骸,自不见有,冥然不知有尘世之累,只觉真我在虚空大界之中。到此际,五气自然结为彩云,拥护法身,此时演调神出壳之功。或见音乐嘈杂,喜气盈盈,金童玉女,左拥右护。或驾火龙,或乘猛虎,自下而上,所过之处,楼阁观宇,人间帝王,一切魔境,不可着他,必须见如不见,闻如不闻,无人大过于我。只管乘驾上升,左右前后,官僚女乐,随行侍从,留恋而不忍离,虽然终是教我过门不得。如此升降,不厌其数,积习纯熟,一升而至天宫,一降复归旧处,上下往来,绝无滞碍。自下而上,如登七级宝塔,如上十二琼楼。一级而复一级,候雷声响震,电光闪灼,红光遍界。紫焰弥空,二火交光,响震一声,顶门大开,一念思出天门之外,迁出凡躯,而身外有身矣。

第三十三节　开天门口诀

魏伯阳曰:阳神迁于顶门,此时静中内观,顶中有三昧真火。静中外视,顶上有太阳神光。须用真意寂照凝聚,使上火下射,下火上炎，内外夹攻，以烹以炼。百会乾顶，如一池银浪，满顶金汁。两火交攻，雷声震震，轰开紫府内院。一霎时间，觉得红光遍界，紫焰弥空。迅雷辟房响震一声，顶门开也。如生小儿一般，呼吸动静，囟门未合，其大如钱，其薄如绵。头骨似崩，盖骨烧化。顶门初开，大斧劈脑，疼痛难忍。切勿惊骇，疼过三日自然痊愈矣。

第三十四节　身外有身收金光天机口诀

慈航道人云：神既迁到顶门之上，顶门如同天门，脑宫即是天宫。切勿惊怖，只管放心大胆，一志凝神，存思法身。一念思出天门之外，随即闭目往下轻轻一跳，如梦初醒，而身外有身矣。阳神初出之时，居于色身之旁三四尺许，凡身外所有一切，万不可起视听之心。无论三亲六故，祖父妻子，诸仙佛来参，天书下诏，王母来请，或真或幻，一切境界，皆当置之度外。一切莫认，一切莫染，切不可着他。只死心不动，绝虑忘情，一味入定，不睹不闻，静以待之。顷刻之间，而自己身中即透出一道金光或白光，大如车轮现于面前。即用真意，将法身移到光前，凝聚留恋。真意一定存想金光渐渐收敛，金光即缩小如寸许，状似金钱。即将此光用意一吸，收入法身之中。而法身即入于丹躯性海之内，收回本宫。仍依灭尽定而寂灭之，深入大定。古人云：金光为化形之妙药，千万不可错过，过此时如金光散去未收，再无有矣。终有留形之说，不能化为无形者也。

第三十五节　聚金光布五芽灵气天机口诀

太极真人曰：阳神初出凡身，形仅三寸。盘旋左右，回顾禅坐，立即收入上田神室，寂灭静养。九九次，方布本身五芽灵气。此五芽之气,即静极之后,五气朝元之为也。照耀空中,化为五色祥云,然后再将本性灵光,运动真意,射入祥云之内,化为一团金光,大如车轮。而阳神端居金光之内,其丹光余气,悉化为天魔外道、百般景象,引诱阳神。若稍着声色于闻见,阳神即一去而不返,入于魔境。转生六道。世人以为坐化小成之果,非也,而前功尽废矣,真可悲哉。此皆因炼己未绝,心无真死之过也。必须一意守定金光,死心不动,一切魔境,不着自退,待魔境退尽,金光缩小,须用真意,照定金光一吸,连法身收回性海本宫,混而为一,静定之,久之以后而复出之。此阴魔皆化为真神,现我面前,与色身一样,方保无失矣。邵康节云:但阳神出日,升降纯熟,须择黄道良辰之日,天朗气清,乃可调神出壳。如护小儿一般,大雾莫出门,大雨莫行路,时刻调理,不可一时心有懈怠,恐阳神一出而不回也,入于轮回,而前功废矣。

第三十六节　调阳神出入天机口诀

陈希夷老祖曰:阳神一出而不返,皆因炼己未纯之过耳。阳神出去,必须一意守定金光,死心不动,其魔不着自退。阳神不可轻出轻放,应速去速回。又恐见自己色身形壳,如一堆粪土相似,而阳神不肯复入。必须从旧路出入,不可回视,恐阳神见而生惧,俗曰"回头不认尸",总要演习纯熟。出则一步,即速收回本宫。九九数足,再学二步,收回本宫。以至九九数,向后皆同此意也。调至三年,先去西方,次出东方、南方、北方。上下统演三年,总过境不染,见物不迁、收纵在我、来去自如。一进泥丸,色身便如火热,金光复从毛窍间发出。倘一见可惧则怖生,一见可欲则爱生,流连忘返坠入魔道,而难成正果。总以死心入定为主,喜惧哀乐不动为宗。此乃十月胎圆之旨,三年乳哺之功,下卷详释,兹不复赘。

　　　　静中阳动金离矿,地下雷轰火逼金。(四节火候)
　　　　阳文阴武无令失,进退抽添有驭持。(五节火候)
　　　　漫守茶炉看火候,但安神息任天然。(六节火候)

第九章　性命双修　心印口诀　天机秘文　三年乳哺

第一节　三年乳哺

三节炼神还虚功夫,名曰上成乳哺。

老子曰:乳哺者,调养训练之谓也。阳神初出,圣体尚嫩,欲其慧光凝结不散,必须调养,乃能坚固老成,法力无边广大,乃能神通变化。盖乳哺者,炼神入定之谓也。初出定之阳神,易于摇动,调养入定之久,方能镇静而不妄动。故定而又定,合乎自然之虚空,乳而又乳,养成真空妙相之圣体也。

白玉蟾云:行三年乳哺之功,七七存养之道,是必炼神以还虚,凝神而入定。初调神出壳,旋出而旋入。依灭尽定而寂灭之。一定七日再调,出而旋入,仍依灭尽定而寂灭之。一定二七始,再调,出而旋入。一定三七始,调出旋入。一定四七始,以至于五七、六七、七七始,调出而旋入。渐次调养,三年而后已,也总依阳光之收放,准调神之出入。当神居上田,灭尽定极之余,总先布阳光,透出顶门,然后一念思出,随光超脱于身外。如欲敛神入壳,先将毫光收入法身之内,然后阳神由旧路复归色身上田之中。仍依灭尽定而寂灭之。调出旋入,灭尽寂灭,三载以后,性体老练,方保无有惊恐之患也。

彭鹤林曰:前所谓一定七日,非谓七日,与七七日之内绝无动机。纵有阳光透出之景,即当以意留之,收入法身之内。依灭尽定而寂不灭之。必定到当出定之期,先将阳光透出身外,而阳神即随光调出顶门,亦不可在外久停。当看调养深浅,若乳哺三年,方保无有失迷之患也。

达摩祖师曰:阳神调出旋入,若风吹则颠,日侵则燥,在内在外,俱以不见风日为安。调至三月以后,知觉稍开,宜防惊恐。或出或入,俱按常期,收纵往来,不可任意。故三月前,一日出神三次,夜必不可出神。半载以后,一日出神五次,年后一日出神七次,只在身边运动。二年以后,不拘日夜次数,洞内洞外,可以暂离色身。三年以后,则一里、十里、百里、千里、万里,一时可到也。

东华帝君曰:其调神之始,一七、二七、三七而放出,一步、二步、三步而旋入。或五七、六七、七七而放出,一里、二里、三里而旋入。一年、二年、三年而放出,百里、千里、万里而旋入。调养三年之久,不可久留在外,还有一定九年之功。又云:调神出入,待天朗气清,无风云雷电,方可演神出壳。三年以后,性体老练,以太虚为宅舍,天地山河,尽是我之床枕。举步千里,遍游万国,出有无入,通天达地。入金石无碍,分形散影,百千万亿化身,遍满三千恒河沙界,乳哺功成,名曰"神仙"者是也。三年乳哺之功,总而言曰,阳神调出旋入,演习纯熟,圣体老练,总以在内者多,在外者少。三年功成以后,当行一定九年还虚之功,面壁大成,名曰"带肉金仙"是也。

第二节 还虚面壁

炼虚合道,九年功夫,名曰"面壁大成"。

吕祖曰:炼虚功夫妙在忘形。无人无我混沌中有一点真气,身热如火,心冷如冰,气行如泉,神静如岳。虚其身心,去其作用,而听诸大道自然之运行。是我非我,是虚非虚,造化运旋,人能达到忘形地位,阳神与太虚同体,谓之炼心。阳神无象,故曰炼虚。而九年之功,炼虚之妙,变化无穷,可以踏霞驾云,粉碎虚空,浑身飞去,谓之大罗金仙矣。然此一着最不容易,千万人中,难得一二人也。

太上曰:还虚一着,是将从前千磨百炼、分形散影、通天达地之阳神,复归于旧躯,收入性海天谷内院。将色身炼化,浑入法身之中。又是性命合炼,复将阳神送入性海,退藏祖窍太虚无极之位。要将色身炼铸陶熔得不有不无、非色非空、无内无外、不出不入、无始无终,如龙养珠、蛰藏而不动,如鹤抱卵,安眠而不起。沉之又沉,静之又静,从前所修所证,百千万亿化身,乘龙跨鹤,步日玩月,千变万化,一齐收入无生国里,依灭尽定而寂灭之。必须大死一场,谨谨护持,毋容阳神再出。盖阳神百炼而愈灵,千炼而愈静。炼之而复炼之,炼炼不已,则阳神之慧光神火,收之愈密,斯放之愈普。隐之无可隐,斯显之无可显也。将阳神蛰藏祖窍之内,定极灭尽之余,或百日,或十月,而一炉神光,兀兀腾腾,满鼎真火,炎炎烈烈。自内窍透出外窍,由大窍贯入小窍。无内无外,无大无小,透顶彻底,光光相烛,窍窍相映。而人也物也,莫不照耀于神光中矣。是则是矣,犹非其至也。

王少阳云:倘然不能充塞乎天地之间,即未满东鲁圣人,参天两地①之分量也。再炼神韬光,销归心下肾上,金鼎黄庭祖窍之中,一

---

① 亦作"参天贰地",为《易》卦立数之义,引申为人之德可与天地相比。《易·说卦》:"参天两地而倚数。"孔颖达疏:"倚,立也。既用蓍求卦,其揲蓍所得,取奇数于天,取偶数于地。"

切莫染,仍依灭尽定,而寂灭之。寂灭即久,或一年,或三年,形神渐至浑化,色空渐归真常,直至空定衡极,灭尽无余之际,而神光又自渐渐发露,如云电烟霞,从太虚无极窍中,洋溢蓬勃,滚滚而出,贯于上窍下窍,大窍小窍,窍窍皆有神光也。光明沿彻,照耀十方,上彻天界,下彻地界,中彻人界,三界之内,觉得处处神光充塞,若镜之互照,三界之内,觉得处处神光充塞,犹帝珠之相合。重重交光,历历齐现,而神也鬼也,莫不照耀于神光中矣。妙则妙也,犹非其至也。

寂无禅师曰:倘然不能遍入尘沙法界,是未满西天圣人毗卢遮那佛之分量也。再敛神韬光,销归秘密玄窍之中,一尘不染,仍依灭尽定而寂灭之,寂灭日久,直至一年九载,空定衡极,灭尽无余之际,神光充足,法相圆满,色空俱泯,形神俱妙。其敛也,至精至彻,纳入芥子而无间;其放也,至大至刚,包罗须弥而无外,将见无极神光,化为太阳红光,恰似赫赫日轮,从太虚无极窍内,一涌而出,崩开分散,灿烂弥满,无边无量,为万道毫光,透彻于九天之上,贯通于九地之下。若千万昊日,放大光明,普照三千大千世界,而圣也贤也,仙也佛也,及森罗万象,莫不现于太阳红光中矣。然至则至矣,而犹未尽其妙也。

上阳子观云:倘然不能照耀四大部洲,及三十六天以上,是未满道运虚空之分量也。再敛神韬光,依灭尽定而寂灭之。或百年、千年,一劫、万劫,直至虚空粉碎,与道合真,将见复放,无量宝光。直充塞于四大,得与贤圣诸仙佛相会,自无始分离,今日方得会面,彼此交光,吻合一体,广无边际。颂曰:诸仙佛似一大圆镜,我身犹如摩尼玄珠,仙佛法身入我体,我身常入仙佛躯。此九年面壁之功,已返到无余涅槃大觉金仙之位。待功行圆满,天书下诏,九祖升天,上朝金阙,封以真诰,授以天爵,名曰天仙者是也。

致一子引水一子诗曰：阅尽丹书万万篇,末后一着无人传。慨炼虚合道,面壁之功难遇也。总而言曰,最后还虚,凝神气穴,不过忘绝凡情,至此末后还虚入定,不过忘却仙情而已,依灭尽定而寂灭之。不出不入,忘人无我,三千大千世界,大地山河,尽归于虚,死心归入大定,或百日十月,三年九载,百年千年,千劫万劫,直待四大崩散,虚空粉破,无形无迹,此乃带肉大觉金仙万劫不坏金刚之体,书著于此,永无秘诀也矣。

华阳禅师曰：予观汉唐宋元明清诸仙,元不从此处而超脱也。后世学人,佛子仙种,得遇斯书,细阅数遍,即能得诀达窍。而欲成仙作佛,不必登山涉水,寻师访道,只用有财有侣,真心修炼,即能超凡而入圣矣,古人云："任他三千六百旁门九十六种外道,总与太上存理养气尽性至命大道不同。"丹经万卷,俱藏头露尾,此册二十四节真诀,三十六层危险,口口相传,心心相印,句句可考,细究此书,无不成矣。自古至今,仙佛真人,大成天机,隐而不发,今则尽泄于此书,指点诸字,所注捷要一册,话语虽浅,义理情真。天机口诀,句句明言,勿轻视天宝,慎哉慎哉,免遭天谴,妄传非人,雷诛火焚,可不慎欤。

  闭户潜修不计年,著书立说阐真诠。
  剖符泄密通天地,采古酌今契圣贤。
  劈破鸿蒙寻妙妙,打开太极见玄玄。
  待看功满行圆后,留个芳名万古传。
  混沌生前混沌圆,各种消息不容传。
  劈开窍内窍中窍,踏破天中天外天。
  斗柄逆旋方有象,合光返照始成仙。
  一朝捞得潭心日,觑破胡僧面壁禅。

打破虚空消亿劫,既登彼岸舍舟楫。

阅尽丹经万万篇,末后一句无人说。

广成子谓黄帝曰:至阴肃肃,至阳赫赫,赫赫发乎地,肃肃出乎天。我为汝遂于大明之上矣,至彼至阳之原也,为汝入于杳冥之门,至彼至阴之原也。

第三节　睡功秘诀

诀曰:东首而寝,侧身而眠,如犬之蜷,如龙之盘。一手曲股肱枕头,一手直摩脐腹,一只脚伸,一只脚缩。收神下藏丹田,与气交合,水火互相溶溶,则神不外驰,而气自安定。必要未睡心先睡,目致虚极,守静笃,神气自然皈根。呼吸自然育清,不调息而息自调,不伏气而气自伏。陈希夷留形于华山,蒋青霞脱质于王屋,此睡法之旨,非引导之术,乃主静立极之功也。至醒来慢慢展转,此时一念未生,心似虚空,若能放下大静一场,其效验有不可形容者。又上古有宴息法,每当晦时,耳无闻,目无视,口无言,心无累,息无喘,形无动,那一点元神真气,相依相连,如炉中火种相似。久久纯熟,自然神满不思睡。所谓睡魔,不知从何而去矣。

陈希夷睡诀三十二字,名蛰龙法。其词云:

龙归元海,阳潜于阴。

人曰蛰龙,我却蛰心。

默藏其用,息之深深。

白云高卧,世无知音。

第四节　蛰龙秘诀

诀曰:道在守本命、暖外肾。回光内视,神住丹田,先向左边侧身而眠,左手托腮,右手紧握外肾,左腿全屈,右腿半屈半伸。神凝下田,默数呼吸出入之数,三百六十息。心息相依,不得外驰,绵绵密密,不即不离,数够一周。正身仰卧,两手紧握外肾,着力往前,挣十二下,两腿往前用力伸。闭气腾身,玉枕脚跟,手掌着床,一气一次,连腾三次,还虚休息。再向右边侧身,照前行动一周,仍正身仰卧,两手紧抱外肾,照前行功,着力十二下,向上闭息腾空三次,还虚休息。然后侧身用手紧抱肾囊,蛰神下田,若存若亡,一丝不挂,主静立极,先存后亡,入于混沌,此陈希夷蛰龙之法。安寝睡醒时,有一阳发生,即行调药功夫,炼精化气之口诀。临明时,再照前行上数息,暖外肾,腾身运气之功。至此则一宿之功毕矣。养得肾囊如火热,就是神仙真妙诀。

行住坐卧四步功,各有法也。行则措足于坦途,住则凝神于太虚,坐则调丹田之息,卧则抱脐下之珠,故曰"行走坐卧,不离这个"是也。

附：

坤元经

第一节　坤元经

凡坤道修炼,用功入道,当于子后午前,阳气发生之际,按法行持。先还虚静定,深入混沌,候混沌开机,即凝神吸气以守乳溪,存想息息在乳溪中。呼吸往来,默调呼吸三十六息讫。仍还虚静养,

第七篇 《大成捷要》校解

以至虚极静笃，依灭尽定，而寂灭之。待静极复觉之际，仍照前调息守中，一连行持三五次而后已，炼至未月以后，两乳之中，觉得有动机发热，即用两手捧乳吸气，使息息归根于乳溪。绵绵密密，若存若亡以守之。守至两乳之中有呼吸出入，即迁移其神，下守黄庭。用手轻轻揉搓两乳，左右各三十六次。再用真意目力神光，从左右两肋稍间，往后迁移，由夹脊两旁，赤道上升，过玉枕、入泥丸至明堂额上交个尽，从耳后降至胸前相会，仍交个尽。从两乳中间行过去，将左右两乳各旋转一周，仍从两乳中间一并送入黄庭以还虚。略停一时，再捧乳吸气，左右两乳，揉搓三十六次，用意照前后迁移，一连三次而后已，直守至黄庭发亮，再迁移其神，下守脐轮。守至脐中发痒出水，两乳即渐渐缩回，如男子状。再迁移其神，下守丹田，默调呼吸三十六息以还虚，守至丹田发热，或觉微痛，如刀刺之状，不须惊惧，并无妨碍。凡赤龙来时，当还虚静养。不用调息持守之功。十六七岁至二四五岁，赤龙来七日方回。二十六七岁，至三十四五岁，赤龙来五日方回。三十六七岁至四十四五，赤龙来三日方回。候赤龙过去，月经净时，仍照前守丹田，调呼吸，初守丹田，经轻轻守视，绵绵存养，密密照顾，过至丹田发热，阴气至情欲动时，即用真意目力神光，往后移运。仍由赤道上升，入头顶，至明堂不交尽。分左右两路，从耳后降至胸前，交个尽，不绕两乳，即从两乳中间，一直送入丹田。略停一时，仍往后转移，要细心速行，一连三五次，直运至阴气消尽、情欲寂灭方止。盖阴气发动，令人恣情纵欲而生交嬉之心。若不以正念主之，使后升前降，战退群阴，未有不自败其功修者。故当炼至阴消情灭而后已也。此外只用虚心静守功夫，但不可着意紧守，使丹田骤然发热，要轻轻守视，绵绵存养，使丹田内真气发现，先温后热，渐渐大热，如火烧似汤煎。虽隆冬数九，而上衣下裳，亦皆

· 417 ·

脱尽，即裹脚亦要解去。此时要用道侣护持，紧闭房门，深居帐内，切莫惊动。只用一味静守，自然渐入混沌。候混沌开基，仍然照前静守，守至交骨忽开，真气吐信，即用温水将手洗净，轻轻托上。运动真意，目力神光，从丹田向后转移，由夹脊两旁赤道上升乾顶，下至明堂，不用交尽，即从左右耳后降至胸前，交个尽，相并由两乳中间降至黄庭，送下丹田，再用手轻轻托上，送入密户。仍用真意，后升前降一周，一连三五次，直至至真气吐出之信，缩入净尽而后已。己则还虚入定，依灭尽定而寂灭之，而交骨合矣。每当热极，骨开吐信，收回逆运讫，必须深入混沌，交骨方合。如此日夜行持，是周身骨节关窍，尽皆开通，河车自然逆运，真气自然熏蒸。古人云："万朵紫云朝玉宇，千条百脉种泥丸。"自觉一点灵光，不分内外，无论昼夜，而照耀周身矣。十月功完阳神出现，与男子同体，初无彼此之别也。又云：夫乳房上通心肺之津液，下彻血海之经脉。炼至乳房如处女小儿之形，便是女换男体。其功只在送甘露时，不许送下丹田，只用送至绛宫，用意注在两乳，将门牙上下两齿，紧紧咬住，以两鼻孔闭住，用内呼吸，在内收拾。外以两掌心左右各揉七十二次，先缓后急，先轻后重，如此百日，可如两核桃形也。

第二节 女功简便法

每于夜半子时以后，天然醒觉，心不着于色相，又不落于空亡。自觉月窟生潮，正是一阳来复，即将神气收于乳溪，回光返照命宫，塞兑垂帘，捧乳吸气，左右揉搓，下则牵动牝户，上则贯通两乳，一呼一吸，息息皆要归于命宫。每次运行七十二息为一周。前六时下功，后六时静养。每次运讫，要咽津三口，送入子宫。日日按子前午后,阳气发生之际,常常行持,直至阳三后三之期,再行炼形之功。修炼不过百日,月事即绝,乳头即平,而面如桃花,终日如醉,昏昏默默,昼夜灵光不散,静中自觉常明。行持十月,自有信法来报,予知吉凶。初将精血收归乳房,随收随揉,使提上乳房之精血尽化为甘露,降下丹田,结成胎息。则月水不潮,而乳头自平矣。下丹田内自然结成圣胎。不用采取之功,只凝神胎息之中,依灭尽定而寂灭之。寂照百日,恍惚之间,而圣胎似有动转之机。其女子如醉夫之状,日常合而懒开,面发光而耀彩,日夜金光罩体。养至十月,圣胎圆满,自然脱质成仙神,变化莫测矣。

此《捷要》一册,泄尽乾坤性命之旨,道破理气之归,真可谓考诸三王而不谬、建诸天地而不悖、质诸鬼神而无疑、百世以俟圣人而不惑之真常至道也。

《大成捷要》丹功讲解

王　沐

第一讲　《大成捷要》之来历及内容特点

据称,此书乃丹功炼师王乾一游河南中岳嵩山崇福宫时发现的,抄录后带回辽宁,后又辗转传至青岛崂山太清宫,经众道长研读认为,立论精当,实为一部难得之"玄门秘典",后又经王全启道长转赠朱文彬,经朱文彬编辑整理后传抄。此皆朱君文彬乐道之诚心,济世之善念,使《大成捷要》一书得以流传于世。据说朱得此书后潜心研读,默识揣摩,刻苦锻炼,虎伏龙降,坎离既济,功力猛进,精神焕发,身健童颜,得益匪浅,后全真派用为秘本。本书是一部编辑颇有特色的版本,它广采各家丹经口诀,引证丹经经典达一百六十四部之多,汇为三卷而成书。各家丹功功法秘诀摘引堪称详尽,文字内容亦属深入浅出,从这个角度看,对我们气功爱好者来说,不失为一部有价值的参考书。对初学者来说在阅读过程中还会有不少困难,修炼过程中也必然会遇到许多问题,因此需要老师的指导和提示,不论过去和现今都是必不可少的。现主要按照本书的体系讲解,也要根据我的认识和体会做出必要的补充和解释,以共同切磋。

此书认为道教丹功之全程应该分为四个步骤:(1)炼精筑基功

夫,百日关,为小成;(2)炼气化神功夫,十月关,为中成;(3)炼神还虚功夫,九年关,为大成;(4)炼神合道功夫,为了手功夫。丹功全程至此完成。此书内容简明完整,故称之为达到丹功大成之捷径。

关于道家丹功的分步修炼,应注意掌握两个重点:

1.打好基础,循序渐进。这是它的客观规律决定的,是必要的,不是人为的。丹功的节次性极强,绝无逾越之可能。无论哪家哪派都无法改变这个客观规律。高级功是从初级功炼起的,绝不能主观地、人为地随意称某种功法是所谓高级功法。任何炼功者若欲修炼道家丹功,必须按部就班循序练习,先从筑基入手功夫开始,完成一步再进下步,从小成乃中成至大成。否则必然要落得欲速而不达,欲进而反退的后果。筑基小成阶段是一个十分要紧的一步,希望大家引起重视,且不可好骛远,幻想一步登天。俗语说万丈高楼平地起,况且不仅是从平地上盖高楼,还必须挖掘深厚的地基才有可能建造起崇楼峻阁,否则勉强建造则必将倒塌而无疑。这正是老一辈丹功家把丹功的第一步称为"筑基"功夫的良苦用心,告诫炼者切勿急躁冒进忽略而成。为此,我想把小成筑基功夫作为讲解重点,以使大家学有所得,为以后学练丹功打好基础。实际上在这个阶段里也包括治病、强身两个内容,因为有病之躯,五藏元精化生无着,更谈不到"化气"了。在炼精的过程中病体将激愈,体健精足。丹经云"有药方能造化生"正是此意。炼功者必须正确把握小成筑基阶段的重要性。以下各步只做适当讲解和介绍,以便于大家以后阅读古籍经典。

2.在阅读丹经和修炼中应注意以理统法。对于上述丹功的四步,在过去有天元、地元、人元之说,还有称大成、中成、小成者,又有大丹、神丹、金丹之称,总之都是对丹功进程的不同阶段的命名而已。我们在阅读丹功著作时,应紧紧把握丹功原理以为准绳,详细验证辨析,而不要为某些错误的议论所左右,以致危及锻炼之实践。

对于一些历史上有影响的丹经著述的分类,举例言之,如《敲爻歌》《金丹真传》等,是专指人元金丹而言。《慧命经》《性命圭旨》等书则专指天元大丹,以静功修炼为主旨的。再如《道德经》和《阴符经》是兼顾三元而总揽全程之作。

当前,我国气功功法异彩纷呈,真是一派兴旺景象,在保健、医疗乃至科研等方面,做出了许多新成绩,因而产生了举世瞩目的影响,让人十分欣慰。但也有人反映,在气功的普及上也存在着理论研究不足的问题,法多而理不足,有待加强。在学习《大成捷要》中,希望能帮助大家掌握一些中国道家丹功的基本知识,以便大家今后不论在读丹经和学功中有所遵循,少走弯路。

第二讲 丹功步骤(一)

《大成捷要》一书,对各家丹功口诀选摘详尽,出处清楚,这是它的特点和优点。但在顺序的安排上,尚欠明晰妥当,部分内容也有错误,这是它的不足之处。特别是对初学者,阅读起来有不少的困难。我准备按修炼程序予以明确和订正,以便于大家在阅读和实践中有所验证和遵循。

一、性命双修是道家丹功的基本原则

1.在各家功法中,有只重修性而不注重修命的,也有只重修命而忽略修性的。唯有道家丹功是将"性命双修"贯彻于从筑基入手小成功夫直到大成了手功夫的丹功全程,并视此为丹功成就之保证,这是有科学根据的。

人一落生即称之为一条性命,可见性、命对于一个人,是一对密不可分的对立统一的整体。人生之初,孕育在母体中,性命一体,混沌不分。一落后天,即一分为二,性归于心而上,命归于肾而下,并转接后天顺规律发展,日益破坏其相依相助之本性。因此我们说"性命双修"是人体生命科学的本质决定的,反映了人体生命的客观规律性。违背"性命双修"的规律,就难以达到贵生养命之目的,丹功亦难有所成就。

2.性功是丹功的基础。讲性命双修,从其先后顺序上看,必须先性后命。后天顺欲而行,耗气乱神,乃致病致死之道;反之,制欲无为,则是积气养神之法。"顺为凡,逆为仙"即是此意,因此修炼道家丹功,必须首先注意性功,即思想性格的修养,以为丹功修炼创造一个良好的主观条件。

二、小成筑基入手的几个关窍

在筑基阶段中,又可细分三个小阶段,即:(1)炼神入静;(2)炼气以通任督二脉;(3)补精,以达到精满、气旺、神全,为进入下一阶段升级做好准备。正式进入筑基下手阶段,关窍是丹家炼功的重要手段,必须正确掌握才能下手炼功,取得功效。针对当前在各类气功文字和不同功法中,对关窍各持所见,众说纷坛引起的疑问,我准备在此分段加以介绍,以提供诸位参考。

1.玄关一窍。此窍历来为丹家称之为秘窍。这是因为丹功功法,常常涉及生理机能,为防受到非议,所以不愿公开明言。此窍的名称颇多,玄关、玄关一窍、玄窍、玄牝、玄牝之门等等,都是指此一窍。玄关一窍有用而无体,故有"此窍非凡窍,乾坤共全成,名为神气穴,内有坎离精"的描述。

丹经上说:"此窍非心非肾,非口鼻也,非谷道也。……非膀胱也,非丹田也,非泥丸也。夫此一窍亦无边旁,更无内外,乃神气之根,虚无之谷。在本身中求之,不可求之他也,所以无体可寻,寻则着相。"《性命圭旨》把玄关画在中田,把玄窍画在下田,就是过于拘执,其实不必指实在位置。

关于玄关一窍的景象,即玄关窍开的感觉,在丹功的过程中本不应预先说破,而应在炼功过程中亲自体验。现在为给大家破疑,稍作提示,但大家不可就此过分追求,以防偏差。它是在筑基阶段后期微现的一种感觉,至进入百日关开始,开窍不明显,常与活子时同时而动。明代李虚庵说:"一阳初动即玄关,不必生疑不必难,正好临炉依口诀,自然有路透泥丸。"这就是说在恍恍惚惚杳杳冥冥之时,关窍随之即开,此时即由筑基阶段转入炼精化气阶段了。

2.丹田。一般分三部分,上丹田也叫祖窍,在两眉之间;中丹田在脐上;下丹田在脐内。因门派不同,说法很多。我们全真派系统传授是在脐内一寸三分,与肾相对。

丹田是道教丹功中十分关键的一个窍位,它位居重心,百脉之枢纽,生命之根源。它在丹功四步功中的名称:第一步,筑基为守中之处;第二步,为炼精化气,它叫坤炉;第三步,炼气化神时,称为下炉。第二三两步作用为收纳神气,内炼归炉的地方,尤以第三步为开始结丹之处。

丹田虽已公开,仍称之为秘窍,这是因为丹田在丹功中的关键作用。四秘窍都是调动青春活力的处所,它们互相关联,互相呼应,不能每窍孤立来炼,而以发动青春活力,为其共同目的,因此口诀是口口相传,不便公开传授,写在书上也只是点到为止。这里我们从人手开始,主要讲"凝神入气穴",首先要用这两个秘窍,其他两窍我将在下一讲中介绍。

三、入手方法

静室端坐,返观内照,凝神入于命门之地(气穴)。虚心凝神,不着色相,不落空亡。知而不守,先存后亡。勿忘勿助,顺其自然。

四、收心炼已口诀

"真意往来无间断,知而不守是功夫""着意头头错,无为又落空",数息、心意相依而行,此即锁心猿拴意马之法。总要以虚空为藏心之所,以昏默为息神之乡。

五、验证标准

调息入顺,心息相依,呼吸和缓,空洞畅快,神气融和,倏然阳生,如醉如浴。

第三讲 丹功步骤(二)

下面解释一下筑基阶段的天机问题:

一、什么是天机

为了弄清"天机"的内容,让我们先来阐释道家丹功中"机"的概念。不论在丹功功诀或功理中都经常使用这个词,它是道家丹功中的一个重要概念,是在练功过程中的一种稍纵即逝的实感和现象,其内涵比较灵活,比较广泛。所以可以说,对"机"的理解过程就是炼功的过程;也可以说只有在实际炼功中,并且在炼功中取得功效,有了进展之后才能真正比较准确、比较完整地理解它的内涵,日常生活中有一句脍炙人口的谐语"天机不可泄露"正是一种客观的、甚至是实际的表述。"机"者初动也,始变也。更准确地说应是萌动、萌发,是一种动态,一种趋势,也可作微兆解。"天机"则可解为自然规律中自然现象的萌动,它预示着一种新事物的萌发和这种就事物从萌动到酝酿成熟的可能性和趋势,邵康节说"动而未发曰机",至于这种趋势究竟是一种什么样式的具体事物,就必须结合实际炼功实践的进展去体会了。它的内容是非常广泛又非常活动的。说广泛,是指在丹功的不同阶段,有不同的"天机";说活动,是说它的瞬时性、变动性,它的实现可早可晚,这是由它的诸多影响因素决定的。用现代科学语言表述,即是决定它的参变函数多,而这些参变函数本身又都是变量,因此就愈发增加了它的活动性或难以捕捉性。从社会角度、人际关系讲则更为复杂,先贤不是有"天性人也,人心机也"和"人心唯危"的警言吗!一种人体生命现象,受到主观(智力的和情志的)因素和客观(宇宙即时空超巨系统)因素的影响是十分复杂的。各种参变函数极大地、微妙地、瞬时地左右着这个坐标点的具体位置,我们实在不该主观地随意地预先把这个准以把握的"天机"提前徒劳无益地予以"泄露"。

此外,从炼功角度讲,还有一个真假的问题,即练功效果问题。天机的预先"泄露",容易造成假象、幻象。如果在炼功过程中出现这种假象,对于丹功进展是十分不利的,至少是"欲速则不达"。根据以上的理解,还是让我们遵守这条自然法则,不去试图轻泄"天机"吧!让我们把注意的重点放在"炼己"上,以待天时的到来,以便不失时机地合成它,所谓"炼己待时"者是也。

简而言之,机是动之前的象征;天机在此处指天元神丹之机,所以二十四个天机,都列出不同的重点。

二、蛰藏气穴的作用

去而复归曰返,失而复得曰还。返还之道讲的是"还虚"。虚静本是人之天性,人处先天,元神执政,人身内气旺盛运行,阴平阳秘,故人得以享高年长寿;一交后天,在社会人际关系中七情六欲充斥,名利缠身夜思日逐,以假作真,耗精乱神。天地之气、四时之法皆被扰乱,本来虚静恬淡之人性大失,后天识神用事,元神退位,内气运行失常,人体健康恶化。为求康复延年,得求退还之道,补精养神,精满气足神全,生命活力旺盛。昏默以止息识神之欲火,元神兴则水火交,以神抱气,神气结合而为丹母。

有说气穴在脐下(应认为泛指下丹田),上通泥九,下贯涌泉,为先天大道之祖,逐日生气之根,为产无情之地。千变万化之道,神妙莫测之机尽从此出。医家则称气穴为命门,故又有"命门旺,十二经皆旺,命门衰,十二经皆衰;命门生,则人生,命门绝,则人死"之说。铅即元精之别称,为人身精、气、神之物质基础。神入气穴,坎离相交则元精产出。坎离之合须真土调合,真土即真意之别称。真土又分戊土和己土。阴中之阳为真阳。阳中之阴为真阴。动静相兼,动中之静为真静,此为道家丹功功法之核心。凝神入于气穴,久而久之,静极生动,动极愈静,虚极静骂,恍然天机发动,真铅产矣,也就是玄关开时活动之地。

三、回光返照与入静

上窍之神称为离火,结合内视照射下窍丹田之中;下窍称为坎水,照之守之,万能俱静,唯有呼吸,吹之嘘之,渐凝渐静。离火神光射于坎水之中,始觉空洞无物,渐则视如黑色之球。继守继照,由暗转亮,黑中生白,水里火发。回光返照的过程即是入静过程,愈照愈静,静极生动,无中生有,暖信传出,是谓天机发动。

第四讲　丹功步骤(三)

神蛰气海的步骤和方法如下:

一、气海的穴位

丹田有三,气在中丹田,神在上丹田,精在在下丹田,气海穴亦称为下丹田,为生精之地,位于脐内一寸三分(与医学穴位不同)。

二、筑基期间神的作用

道家丹功以元神元气二者双修而不可分,故有性命双修之说。"性命双修"始则以神主之,以上窍元神,内视凝照,凝神入于气穴。神为修丹功之主,不以元神主乎气,便不培育其气,便不得真药。

三、先天天神与后天识神

人之先天元神,为人之本性,良知良能,"天性人也",亦称"道心"。人落后天,"为学日益",知觉发达,与私欲合则生识神,识神生则借灵生妄,见景生情,随风扬波,七情六欲无所不至,称为"人心""人心唯危"。元神与识神,非此即彼,调息凝神为抑止识神之法,以后天呼吸渐入真息之境,动极生静,元神渐为主位了。

四、筑基阶段之主旨在求返还之道,以补后天亏损之精

精产于下丹田气穴之中,以内视之法使上窍元神驻于下田之中,以神入气,随呼吸之出入,神不离气,气不离神,神气相抱,如虫之蛰,渐渐神定气息,丹田暖气回旋于气穴之中。

第五讲　百日筑基

在我国以自身锻炼,活动肢体,调整呼吸以保持健康,提高体质,祛除疾病的养生方法甚多,一般称为吐纳、导引,以各种仿生肢体活动及调息为其特点,其主要原理即是所谓"流水不腐,户枢不蠹"。其门派支流颇多,除此以外还有以提高某种技能为目的的,其小如锻炼硬功的铁砂掌、红砂手、铁裆功、金钟罩等硬气功,还有轻功乃至各种体育、体疗套路等,总之涉及面大,范围甚广。但它有一个共同的目的,都是以追求祛病、健身、延年益寿为目标的。

道教丹功从总的目标看可以说与气功有共同之点,但又有明显

的区别。其区别在于道教丹功有其严谨的系统性和明确的步骤,炼道教丹功必须严格遵守它的步骤和方法,一步一步地前进,不可忽略而成。在前面三讲中讲到"丹功步骤",介绍了进入"百日筑基"功法之前的一些准备知识,如性命双修的道理、丹功秘窍的具体位置与作用,以及天机内涵的解释等,为我们进一步了解丹功功法做了一些必要的准备。在我们进入具体功法之前应该了解,如果说道教丹功与当前气功有共同之点的话,就是在这个准备阶段。其目的是有病医病,无病强身,以便为修炼丹功做好物质准备。在本讲中为了使大家有一个对气功与丹功的明确区分的概念,我们不妨用列表形式加以说明,以便于大家容易把握。

一、道教筑基功法(入手功夫)

1.炼神初步。其中包括:

(1)收心;

(2)松身——与气功相同;

(3)入静;

(4)内视丹田。

2.炼功初步。其中有:

(1)调息、行气;

(2)由后天气炼到先天气——功法与气功相同;

(3)通任督并通三关;

(4)炼逆呼吸。

3.补精初步。补精之说与具体功法步骤为道教丹功所独有,亦称补漏。气功则仅炼神炼气而止,应加以区别。这里所说的精,即人身内之精微物质,精华物质。人之元精有用而无体,似为人体内之内分泌、激素之类的物质,是先天元精与后天谷水合成之产物,为炼气之物质基础。经过"风吹火炼"将现萌动之机，即肾脉初动之征兆，此时之火候分寸甚为微妙，难以把握。总之为至静未动曰元气，静而将动则称元精。此步功夫所需功时之长短取决于亏损程度，如人在十六岁以前为先天未破之元身，元精元气完好无损，稍加指引点化即可进入炼精化气的第二步转手功夫，而无须补精之法。人入十六岁以后，因体力和精神耗损，故需补精，功程之长短，则以亏损程度而定。

二、以上入手功夫中的三步功中，前两步与气功部分同。从第三步补精初步起则全为道功。至于以后的"转手""了手""撒手"的三步高级道功，则与气功完全分道扬镳了！筑基为道功，炼精化气、炼气化神为仙功。

1.炼神。这是百日筑基的第一步功夫。"昔日逢师传口诀，只教凝神入气穴"，凝神即收心、收神，以达到固精养气之目的。凝神之法，属修性范围的功法的一部分，要求炼功者下一番静修内省的功夫，要选择静室或夜静时间，去除一切忧虑，排除一切干扰，闭目内视，不使思想有一毫之牵挂，截断外缘干扰。"凝神入气穴"则属内修入静的功夫，要在不有不无中讨消息，外无所着，内无所思，空空洞洞虚虚灵灵，心不得因外缘牵动而放驰，在这种内外条件下进行凝神调息。关于气穴的位置及作用参看《大成捷要》原书之"性命双修心印口诀天机秘文"。关于炼神的回光返照天机与蛰藏气穴天机已经在上讲初步谈过，这里不赘述了。

2.道功的文武风火。风为呼吸的代号，火为神的代号，关键在于使用的时机和达到的目的。不论文风文火或武风武火，都是我们用以达到炼精炼神目的之方法。我们的着眼点或着意点是调息、入静。文风文火是指无为之风火缓细悠长，用在调息方法之中；而有为之武风武火则是用在仙功阶段,要掌握恰当时机进行猛烹急炼,以防仙药走失。

3.动静无偏。这是丹功中极其重要的核心功法,亦可称之为火候,很难掌握,道功阶段即应当细心体会,反复练习。所谓乾坤为体,指身体上下位置。按丹功步骤:(1)外动多,内动少;(2)内动与外动相应;(3)外动少,内动多;(4)内动为主,外动极少。

阴静阳动,从理论上说:坎中一阳爻象中男,代表肾水,以此填补元神,抽坎填离。以心肾交融日炼气;以离中一阴爻象中女,阴气在中,干扰性功。道功即以坎卦一阳补足心中阴气,使逐步阳长阴消。丹功讲炼讲化,都是在筑基基础上做的,才能由阴化阳,丹成即纯阳成就。周天即以阖辟为阴阳变化的炼法,吸为阖,至泥丸而止,下转任脉为天风姤,一阴生于五阳之上,以至于丹田。卦象纯阳,需一阳之再生,故《参同契》曰:"三光陆沉,温养子珠",指阴极阳生也。

我们本段只讲道功,即打通任督阶段,目的是气通,为下一步运药小周天铺平道路,也就此运转来做初步炼精炼气补精的渐法。

这里讲的都是以"炼己"为主,达到祛病延年的健康水平,为仙功打基础,至于发气治病,及求灵异神奇,我们暂对此不做专论。

附件一：

一、《胎息经》原文

"胎从伏气中结，气从有胎中息，气入身来谓之生，神去离形谓之死。知神气可以长生，固守虚无，以养神气。神行即气行，神住即气住，若欲长生，神气相注。心不动念，无来无去，不出不入，自然常注。勤而行之，是真道路。"

二、幻真先生胎息铭口诀

"三十六咽，一咽为先，吐唯细细，纳唯绵绵，坐卧亦尔，行立坦然，戒于喧杂，忌以腥膻，假名胎息，实日内丹。非只治病，决定延年，久久行之，名列上仙。"

第六讲　百日关程序与方法

一、上节讲气功与丹功之异同，意在引导大家在气功治病全形的基础上继续上进提高，理解先哲所传之"心印口诀，秘旨灵文"，锻炼之程序节次。

在通三关问题上，气功与丹功是相合的。但在气功功法中有的人把通尾闾、夹脊、玉枕三关，打通小周天，作为锻炼的目标，认为内气能在任督二脉中循行，小周天通了就可以再通大周天。其实"通三关"在道教丹功中只是"百日筑基"的准备功夫，在这个准备阶段，运用逆呼吸法进行调息练习，使自己习惯此种反向的腹式呼吸方法，以为日后"药产神知"之时进行调药、炼药、采药之用。道教丹功认为，"有药方能造化生"，锻炼丹功功夫关键在于炼药，药是丹功修炼之物质基础，药是身内之元精。只有经过入手功夫达到精满、气足、神全程度，外药发生，才是丹功之通关阶段。

二、结合《大成捷要》以释金丹进程表

1.种：比喻生精，"有情来下种"，是一个锻炼过程。下种的方法即指返现内照之法，神气凝聚下田，即所谓"和合凝集决定成就"。方法即凝神入气穴，使心力目光返观，内照，凝聚下田，静之又静，沉之又沉，直沉静到忘人忘我无我无他之境，忽然静中生动，精气萌生，则活子时动了。

2.采：采药天机口诀一章，讲得较细，所称扇开炉焰，即神驻丹田（不必拘泥于呼吸上面，目的是精还本位，也叫归炉）。

上表列出识清浊，什么叫清，即活子时系无欲念而生；什么叫浊，即有欲念才动。清的可采，浊者不可采，因其不能用也。

什么叫不老不嫩？《性命圭旨》云：必须金水相平。金，先天元精；水，后天精。先天无质，后天有质，不老不嫩，即在有质无质之间。所谓归称一斤，金八两，水八两，即是此种比喻。

什么叫舐、吸、撮、闭？即去舐上腭，吸气内运沿脊椎上升，撮肛门以上提至三关，闭四门以防外驰。

什么叫封固？即采药后凝神聚气加以温养的功法。将采来之药，收入丹田存储，待三百次数满，即成为丹母。

什么叫炼？五次活子时，七次大混沌，应详读。《慧命经》："炼者以火而化物。"俞玉吾曰："内炼之道，唯欲降心火于丹田耳。"

止火景象：

（1）阳光三现；

（2）止火信号。

止火之候，采药之景至关重要，火未足而止火，则大药不生，火已过而止火则真气不聚，失之过嫩、过老是为倾危。阳光一现，火候未足，凡遇阳生再采再炼至三百周天之限数，直至龟缩不举，阳光二现,即当止火,此后再有生机只内动于气根,气机在内萌动。此时不可再行周天之功,须速入定凝神默视,只等阳光三现。此后为七日采大药阶段。

大药:七日混沌天机,大药产生天机,此段只作一般介绍,不拟细述。

第七讲 七日大药与十月关

炼精化气为百日初关,它的内容是在三全的基础上把精与气合而凝炼,使化为真气,以作炼丹之本,称为丹母,为三归二。初关过后得丹母,而具备进入十月中关的基本条件。其内容为将气与神合炼,精气皆无而化为神,名曰二归一。在初关与中关之间有一个至关重要的过渡阶段,俗称"过关",又称"入环"。这是丹功进程中功力发生质变的转折点,七日关需要严格的条件,"大药"是基本条件,"法、财、侣、地"也必须充分准备,始可谨慎施行。

十月关亦称中关,为一种对丹功进程中人体真气发生质变飞跃的一种比喻。其内容是指百日关后期阳光三现后,顺利度过七日关始得大药,阳神初孕,喻为胎儿或婴儿,其孕育过程状似"十月怀胎"之景象,故名曰"十月关",炼气化神,炼大药功程的完成是有时间界限的,但非拘泥十个月的整数,可略有长短。以经历炼大药之各种景象为准,最后达到出阳神之最终目标。

对于称为"过关""入环"的七日关,学者应予充分注意,从其名称可得其意,实由此始得进入丹功实质性之阶段。百日筑基阳光三现为炼精化气已成之信号,至此气根之内已有大药,二现、三现皆为止火之景,特别是阳光三现,是为采大药之景,大药之候。此后万不可再次妄自行火,以防大药溢出于体外化为后天有形之精。阳光三现后,纯阳真气已凝于鼎中,但不经七日采大药之功,则大药隐而不现。经过七日关之采炼,始见于鼎中火珠呈象,自此只在鼎内内生内动,不再外驰,内药真铅因而得名。

第八讲 《大成捷要》总结

关于《大成捷要》,前几次仅就丹功进度略述,重点详于筑基,简于化神,盖躐等而进,道家所忌,必须筑基稳固,方能进入仙道。如果过早详述,则炼者偏重命功,易生偏差。所以这七讲以性功为基,而以命功功法为用,实际是拟求性命功达到平衡,简易而悟。我们研究的是道功、仙功功法,欲达到大成,门派不同,进度自异。

本书我已通读八遍,稍有心得,谨将心得及其优缺点,分别提出,算是我自己一点体会,望各位学者不吝赐教,以矫正各处错误,则幸甚矣。

一、本书特点之一

《大成捷要》一书,目的在达到"大成",所以讲入手功夫较简,并合并于百日筑基之中。实际龙门派有四步功法,即:筑基、百日关、十月关、九年关。筑基与百日关应分为两步,但丹经并未明显标出。《慧命经》虽有入手功夫、转手功夫、了手功夫、撒手功夫,但其入手功夫系自炼药讲起,如《金仙证论》,将炼丹列为第一章,即为实例。因此,本书所列二十四天机中,第一至第五止火天机,为百日关重点,第六、第七谈采大药及过关天机、过关、七日混沌。

出关以后,功法也很详细,第十至第十三讲中宫养胎、移胎,第十四至第十九谈阳神成长。以下第二十至第二十四为还虚天机(开天门,调阳神出入)。

所以,本书重点放在大成部分,而我们要明确的是筑基部分,讲此限于照顾全面,因此大成部分仅能画一轮廓,其余留待炼者自悟可也。

本书讲的上乘功法,对求大成者有极大帮助;对求速效者则简略异常,难于满足、因观点不同,难以轻下优劣之断语也。

二、特点之二

1. 明五事

(1)明先天三宝;(2)明炼己还虚;(3)明凝神气穴;(4)明机动调药;(5)明药产采药。

2. 丹旨渊源

(1)六候说宗《天仙正理》《慧命经》;(2)炼心旨宗《唱道真言》。(3)止念旨宗《青华秘文》;(4)主敬存诚旨宗"人心唯危,道心唯微,唯精唯一,允执厥中"十六字心传;(5)主静立极之旨宗《太极图说》;(6)文武火候之旨宗《金仙证论》《慧命经》;(7)玄关一窍之旨宗《修真辨难》《唱道真言》;(8)阳火阳符、小周天之旨宗《天仙正理》《慧命经》;(9)七日大药之旨宗《仙佛合宗》及《仙佛合宗语录》;(10)五龙捧圣之旨宗《仙佛合宗语录》;(11)胎元止火之旨宗《金丹心法》;(12)九年面壁之旨宗《金丹心法》。

以上渊源,本自全真龙门派,虽抄他书较杂,但神机来源,比较明确。

3. 指出五个活子时

丹经以子午卯酉为四正时,采药为活子时(包括正子时),本书则分之为五:

(1)机动活子时;(2)产小药活子时;(3)息住活子时;(4)玉管双吹,痒生毛窍之活子时;(5)产大药时有大珠显现之活子时。

此种分类,比较合理,因百日关、十月关动法进度不同,称为活子时,自不限于炼精化气,虽抄列各书功论,实为实践所得之经验也。

4.列出百日关、十月关的七次混沌

(1)第一次玄关窍开产出真种;(2)阳光三现;(3)初结道胎;(4)日月合璧,二阳生;(5)三花聚顶,五气朝元;(6)六通出现;(7)金光如轮。

三、特点之三

(1)语言简洁通俗,比喻少;(2)无冗长之议论;(3)抄录要点明显,口诀寓于语言之中,不离全真清修派宗旨及功法理论;(4)采真种,封固,沐浴,都将口诀消化在内;(5)天元丹法,作者均已披阅,炼者按图索骥,可免涉猎之劳。

四、书不足之处及应商酌之处

1.书目列天元地元人元书名一百四十五种,但抄录只限于天元书目之内,其他地元人元七十五种,并未涉及。作者三本书尚有下册,但书中无有。

2.目录与书的内容不配合。

3.讲小周天不具体。书中"元神领元气升降口诀"不具体。"周天文武之妙用"有错误,尤其文武人论法与全真功法不合。

4.道教源流谱有误。有许多误点,如伍冲虚真人为龙门第八代弟子,误为第四代(伍名守阳,守字辈),陈观吾事迹则尽属传讹。

5.插入胎息经,不系统,无意义。

6.结语。本书抄录者,侧重上乘功法,顾名思义,目的在大成真段,所以前段简略,后段繁重。但仁者见仁,智者见智,可以按照各人水平,各取所需,不必指摘本书,多加否定。因此项工作,既不用术语,又混入口诀精神,创作不易,当善于应用之。至于功法有些地方与全真有异,则去粗存精,善加选择可也。

此次努力加以说炼,按龙门丹功步骤,另排次序,目的是为读者醒目,可以直探骊珠,至于不足之处,未能尽补,希读者谅之。

附二：

按:隐者兄学《悟真篇》于王沐先师,学丹道于李锡堃先师,并得明一子张苏辰的真传,笔者在校注《大成》之际,因不明"玉洞双吹"何指,遂有请教,读良师益友的复函,茅塞顿开,特录与此。

玉洞双吹

《大成捷要》章节:"玄关透露,真种将产,贵乎知肘。无中生有,真种产出,即其时也。然又不可太早,急以采之。太早则药嫩气微而不灵。也不可太迟,太迟则药老气散而不聚。必须不老不嫩,方是采取真时。何谓老？玉洞双吹已过,阳物兴起已衰是也。何谓嫩？一吼气住,呼吸倒回元海之际是也。"

《汉语词典》的注释是:"道教语,指鼻孔。"

俞琰《席上腐谈》卷上:"鼻中气阳时在左,阴时在右,亥子之交,两鼻俱通。丹家谓玉洞双开是也。"

"玉洞"谓隐者的住所。

《见江边竹》:"金明无异状,玉洞良在斯。"

《寻贾尊师》:"玉洞秦时客,焚香映绿萝。"

《误入桃源》:"人间无路水茫茫,玉洞桃花空自香。"

"玉洞"和经典的"两孔穴""玉管""无孔笛""天根月窟"是一个含义。

《周易参同契·第二十二章》:"上德无为,不以察求;下德为之,其用不休。上闭则称有,下闭则称无。无者以奉上,上有神德居。此两孔穴法,金气亦相须。"

《道窍谈·第二十二章》:"丹家有一穴,一穴有两孔。空其中,而窍其两端,故称为两孔穴。师所传'口对口,窍对窍'者,即此境界也。为任督交合之地,阴阳交会之所,乌兔往来之乡。一穴两孔,其中有作为之法,此法最玄玄也。"

《观物吟》:"耳目聪明男子身,鸿钧赋予不为贫,须探月窟方知物,未蹑天根岂识人?乾遇巽时观月窟,地逢雷处看天根。天根月窟闲来往,三十六宫都是春。"

凡"无孔笛两头吹""玉管双吹""天根月窟闲来往"者,皆描绘开关展窍之际(或之后)的修真内景图:神气真息来往于"天根""月窟",泥丸与阴跷的上下互动和反应……

虽说两边,实一"中庸",所谓"乾坤共合成",所谓"黄庭一路"……

所以告诫学者的是,切切勿要在身体上找"玉洞",那将如同缘木求鱼——内丹学派是"形而上学",是立足于唯物主义阵营中办的唯心主义的差,贵乎先天大道,不论后天色身上的藏府、功能。

开关展窍之际,还有一个句子也是容易引起歧解的,"生我之门死我户,几个惺惺几个悟?"

此"门户"就是玄窍气穴,世人常做阴户解,以为警示众生,非也。

前一个"生我"是元神、真人,即"道自虚无生一炁",佛经中也能找到不少它的别名:意生身、中阴身、如来、法身,最简明易懂的就是"身外身"了;后一个"死我"是识神、色身,再具体落实下去,特指呼吸。

但当此际,丹田恰如"青冥浩荡不见底,日月照耀金银台"……

氤氲升起,开合自动,呼吸则全然不由自主……

忽然紧促焉,骤然而止焉,丹经所谓:"阖辟之机一停,呼吸之气立断,噫,生死机关,迅何如也?"

半夜寻幽上四明,手攀松桂触云行。

相呼已到无人境,何处玉箫吹一声?

后天息住,先天气接,玄关窍开而真种产,此皆刹那间的事儿,天上之宝已落吾身,是谓"盗天机",亦谓"附体",亦谓"投胎"。至此,"炼精化气"结束,"炼气化神"开始,身心就有了质变,由静而能定——"洞中方一日,世上已千年"矣。

洞者,玄窍。

《抱朴子》称"得胎息者,能不以鼻口嘘吸,如在胞胎之中,则道成矣",葛仙翁言过其实了。其操作方法,也遭遇了司马承祯的批驳:"若抑塞鼻口,拟习胎息,殊无此理。"

丹经谓"这回大死今方活",佛陀曾言"呼吸之间"即此,学者遂多以"玉洞"谓"鼻孔"矣。

古代高道大德,不是"进则儒退则道",就是英雄回首学神仙的一流人物,所以遣词造句,颇有讲究,你看:

月窟与天根,中间来往频。

所居皆绰绰,何往不伸伸。

投足自有定,满怀都是春。

若无诗与酒,又似太亏人。

体真山人女丹诀

汪东亭

夫性命之学,男女皆同,并无分别。总之,重在"至诚专密"四字。书曰:"唯天下之至诚为能化。"经曰:"专心之至以听命也。"凡初入门,最要紧第一着,亦不外乎炼己。务要知炼己,则是心息相依。相依者,心依于息,息亦依心也。但其中最重一"和"字。《契》曰:"和则随从。"又曰:"各得其和。"盖和不离中,中不离和。中也和也,一耶二耶?中和合一,谓之黄婆,黄婆调和,则自然相爱相恋,相吞相吐,绵绵续续,不忘不助。老子曰:"专气至柔,能如婴儿乎?"真实和之至也。玉蟾曰:"夫妇老相逢,恩情自留恋。"经曰:"纽结一团,混合一处,打成一片,锻炼一炉。"又曰:"牛女相逢,牝牡相从,乌兔同穴,日月同宫,魂魄相投,金火混融。"究到实际,总是神不离气,气不离神,则是心不离息,息不离心也。

夫神者,性也。气者,命也。经曰:"性之根,根于心,命之蒂,蒂于息"是也。必要知两者合一方成造化。盖两者合一,则是两仪复还一太极。此之谓性命双修也。性命双修,只是教人心息相依,不可须臾离也。故白祖云:"以火炼药而成丹,即是以神驭气而成道也。"每日下功,务要将心抱住息,将息抱住心,片刻之久,一到均匀,自然大定,直入于杳杳冥冥,恍恍惚惚,无天无地,忘物忘形。契云:

"长子继父体,因母立兆基。"又云:"知白守黑,神明自来。"正此时也。似觉身心酥软,畅快异常,三丰所谓:"哑子吃蜜不能说。"邵子曰:"恍惚阴阳初变化,氤氲天地乍回旋。中间些子好光景,安得工夫入语言。"《契》曰:"金砂入五内,雾散若风雨。熏蒸达四肢,颜色悦泽好。"盖此时正是先天一炁自虚无中来也。邵子云:"冬至子之半,天心无改移。一阳初动处,万物未生时。"丹书所谓活子时,紫阳所谓"癸生急采",上阳子曰:"何谓采?曰:采以不采之采。何谓不采之采?曰:擘裂鸿蒙。"余解曰:何谓擘裂鸿蒙?曰:虚极静笃之时也。盖致虚而至于极,守静而至于笃,即是复归于坤矣。夫坤者,西南也,产药之乡也,混沌之地也,玄牝之窍也。觅元子云:"要觅先天真种子,须寻混沌立根基。"噫!根基既立,谷神不死,即人安得而死乎?以上炼己筑基,采取先天大药,男女修炼,无不皆同。故曰:"大道不分男与女,阴阳五行总一般。"以下再言后天之不同也。

刘悟元丹诀云:"只有下手真口诀,彼此运用隔天渊。太阳炼气男子理,太阴炼形女蹄筌。"盖男子阳也,其数奇。经曰:"天一生水",男子得之,故于脐下一寸三分坎宫下手。女子阴也,其数偶,经曰"地二生火",女子得之,故于两乳中间离位兴功,此一定不易之理也。医书所谓乳溪,丹经所谓乳房,即此一窍也。昔吕祖度张仙姑词云:"坎离震兑分子午,须认取自家宗祖。地雷震动山头雨,待洗涤黄芽出土。捉得金精牢固闭,炼庚甲要生龙虎。待他问汝甚人传,但说道先生姓吕。"盖必要炼己纯熟,方有主宰。又必要日日盗天地之阳,时时熏蒸沐浴,方有效验。或一二月,或三四月,日数多少,此在学人用功深浅耳。或于正行功时,自觉窍中有气突出,分开两路,直冲两乳,贯到乳头挺硬,丹经所谓药产之活子时也。邵子云:"忽然夜半一声雷,万户千门次第开。若识无中含有象,许君亲见伏羲来。"功夫到此,百脉冲和,关窍齐开,真个"拍拍满怀都是春"也。

盖子后午前者,所谓"亥子中间得最真"也。定息者,调息均匀也。坐者,两人分左右,用将须分左右军也。一土当中立,只缘彼此怀真土也。真土归中,一气流行,故紧接夹脊关。昆仑过者,正是倒转黄河一脉通也。恁时得气力思量我。我者,比喻纯阳之气也。又我已修成太一之金仙,所谓太一含真炁是也。坎离震兑分子午者,先定坎离震兑四正之位,再分子午卯酉四时之候也。认取自家宗祖者,穷取生身受气初,认取先天一点祖炁也。洗涤者,沐浴洗心,炼己薰蒸之谓也。黄者土之色,芽者,生之机,出土者,比喻三春万物发生,大地山河一色新也。盖此阳炁通天,形如烈火,状似飙风,速急采取,送入中宫,故云:"捉住金精牢固秘。"

三丰云:"捉住金精仔细牵,送入丹田。"炼甲庚要生龙虎者,则是庚要生,甲要生,生甲生庚道始萌也。待他问汝甚人传,但说道先生姓吕。吕者,所谓"口对口,窍对窍",则是心心相授、口口相传金丹之妙诀也。总之,只是教人引火逼金,运行周天,龙虎两弦之气,升降上下之义耳。如果功勤,三丰祖曰:"待他一点自归伏,身中化作四时春。一片白云香一阵,一番雨过一番新。终日昏昏如醉汉,悠悠只守洞中春。遍体阴精都剥尽,化作纯阳一块金。"是也。自此以后,功夫又与男子同也。

盖女真丹诀,唯独此词最是捷径。吕祖不爱天宝,一口吐尽,惜乎人不识也。余今解说明白,但脐下一寸三分与两乳中间一穴,要知皆是象言,切勿以有形求之也。经云:"执着此身不是道,离却此身也是差。"又云:"一身内外尽皆阴。"又云:"眼前觑着不识真。"况其中层次火候细微,必得真师口传心授,以意会得之,方有下手处。

上阳子曰:"口诀安能纸上明,幸勿强猜瞎摸而自误也。"

  时光绪二十五年己亥秋,作寓申江,闻有广东三水区李门曹姑贞洁,博学多知,胜过男子,比时会面,以丹书问答,果不虚传,余喜曰:世间大才大学,皆不要性命,何独李夫人如是之诚心乎!故作此篇以赠之。

(摘自《道统大成总集》)

跋一

科学文化视野中的内丹学
——序《女丹经典》

董光璧

我在道家文化探索上做过些许工作,虽然写过《当代新道家》,但对丹道却知之有限。

我了解一些科学家对于内丹的科学解读,也读过魏伯阳的《周易参同契》。我们知道,中国传统文化没有方法论专著,《易传·系辞上》第十一章有方法之意味:"蓍之德圆而神,卦之德方以知……神以知来,知以藏往……明于天之道,而察于民之故……见乃谓之象,形乃谓之器,制而用之谓之法……"唐代孔颖达注释说:"言圣人裁制其物而施用之垂为模范。"如果我们不完全局守词义,还是可以发现易学中有关获取知识的方法论原理的,从对传统科学影响考察,我们将其归纳为三论:象数论、比类论和实验论。那么魏伯阳提出了"参同相类"的修炼模式也就不显得陌生了,这是丹法之祖,有"万古丹经王"之称。其后的,称为"南宗祖书"的张伯端的《悟真篇》,我未读过。

友人请我写序正是一种鞭策,促使我认真地阅读并对内丹学的一些问题,进行了沉思。

在科学的视野下,内丹学是"前科学"或者"准科学"(pre-science),是"秘传的"(esotericism)"隐秘科学"(occul science)。瑞士心理学家荣格(Carl Gustav Jung,1875—1961年)的心理学解读(《金花的秘密》)、英国科学史研究者生物化学家李约瑟(Joseph Needham,1900—1995年)的生理学解读(《中国的科学与文明》第五卷第五分册《炼丹的发现和发明:内丹》),以及某些科学家的物理解读,都旨在揭示内丹术的科学性。1982年10月召开的人体科学筹委会会议上,钱学森先生认为它"是一种值得深入研究的人体科学,可能导致一场21世纪的新的科学革命,也许是比20世纪初的量子力学、相对论更大的科学革命。"(《这孕育着新的科学革命吗?》)甚至有当代内丹学研究者将其定义为"打开人体科学之门的钥匙"(胡孚琛《道教内丹学的西传和科学解释》)。

人类在克服文化异化过程中,一些思想家开始从中国传统文化中寻找智慧,中国传统文化的"天人合一"思想被关注。"天人合一"既不是"人类中心主义",也不是"自然中心主义",而是以"天人关系"为中心思考宇宙和人生问题。《道德经》论述的主题就是"天人合一"的价值关系;这是一种世界观和宇宙观,包含着人类共同的价值体系;中国传统的内丹术也许就是揭示这一价值体系的重要的"思维"工具。

在修行文化的视野下,内丹术不仅是一种宗教文化和精神信仰,也是一种"个人体验",即以人之自我身心为工具,通过"修炼"以达到"身心和谐",乃至"天人合一"的理想境界。从"神仙不死"的长生追求出发,内丹术就建立起了"我命在我""神仙可学"的生命主体论,主张发挥主观能动的作用,直至到达长生不死的理想境界。儒家认为"我生不有命在天"(《书经》卷三《商书·西伯戡黎》),内丹术强调的"我命在我"是对儒家天命观的否定。前者"重生""贵生"的思想与后者"重义"的价值取向不同,它把通过"性命双修"以获取肉体或精神的不死,看作是人生的主业。《庄子·让王》称:"天下至重,但不能以天下危害自我生命",把生命的价值看得高于天下,内丹术即继承了道家这种"轻物重生"的价值观。敬重生命,畏惧生命的终结,必然地导致了对"神仙不死"的神往。

为了达到长生不死,古人发明和实践许多具体的养生方法,诸如守一、存思、导引、吐纳、胎息,以及导引按摩、修炼丹药等,甚至还将其生命哲学与本体论接通,形成生命本体论型的宗教哲学。总之,它看到了生命主体的能动性的一面,因此,从某种意义上,也可以说修行文化最初还是由理性主导着的,它发轫于人类对自身对生命和对宇宙万物的研究、探索。然而我们也必须对哲学与科学的关系保持一种冷静的态度,哲学的智慧不在于给出理想而在于诱惑,虽然哲学终极观和整体感的诱惑激励着人们追求知识的统一,但哲学终不能替代科学,只有观察和实验才能鉴别逻辑推论内容的真伪。

于是,在理性未能达到的梦想之域,人们就需要信仰来"指导"了。这时就遇到了区分信仰与迷信的困难,人们往往由于崇拜有限的对象而陷入迷信。修行文化也有其"迷津"——诸如它内含的一些迷惑人心的逆天之"梦"。即如书稿中称为的"内丹学派",以"自然"之道来反抗"自然"之命运,而其文化本质上是"反自然"的,就像"永动机"一样,任何违反自然规律的企图或者理想,自古至今还没有被人类发明和实现。

自然观是人们对自然界的总看法,大体包括关于自然界的本质、结构和演化规律以及人与自然的关系等方面的根本看法,其核心内容可以用"宇宙秩序原理"来概括。探索现象背后的"秩序"是科学思想的源头，这在世界各民族都是共通的。希腊文"宇宙"一词即意为"秩序"，与中文"道"字的含义大体一致。

其实，检视诸文明的历史即可知，曾经流行于欧洲的赫尔墨斯主义（Hermetism）也有类似的修行文化，其终极理想在于，修炼灵魂以超越命运所统治的领域，直到与神合一。科学史学界关于近代早期赫尔密斯文献的研究，对于内丹术文献的研究当有可借鉴之处。于是在这部书稿里，我很欣慰地看到了，它的出发点和视角选择的可圈可点之处，尤其是贯穿其中的科学态度和文化精神。

本书的作者谢群等，以及那位"隐其名者"，这些出自艺术、医学、文学和哲学等不同学术领域的诸君，即是我的小朋友，也是我的老朋友。我们在求道的路上结缘、相识、探索和交流，终成忘年之交。

我很高兴地阅读了他们的著作，现仅以科学文化的视角，就一时所得之感受以为弁言，同时也是我们友谊的记录。

2017年7月31日于张北镇永春家园

（作者系中国科学院院士，自然科学史研究所研究员。曾执教于北京大学物理系，兼国际易学联合会会长）

跋二

集大成者
——《大成捷要》校注感言

金禅子

"华山被晨雾笼罩的一个清晨,祥贞曹爷带我入丹房,取出《大成捷要》一卷给我,叮嘱我'这是崂山匡爷所赠',要我认真参悟,并告之一生所学,多在这里……"

在收到谢群女士邮寄过来的这册"古籍"后,喜悦之余,遂留意浏览了一下坊间各种传文,但观以"戊"为"戌",以"次"为"盗"、以"岐"为"歧"、以"哲"为"蛰",以"乾汞"为"干汞",以"祗凭"为"只凭"者,不计其数。更兼格式混乱,标点乱置,以至满目荆棘,阅读本卷,也复如是:

例如,"乾"虽然常和"坤"字组词成"乾坤",象征天地、阴阳等。但"乾"字本身还是现代简体字"干"的繁体。丹道在"还虚"阶段有"铅尽汞干"之说,言即炼无所炼、无所可炼。所以《大成》之"乾汞",乃即"干汞",如今学者多不识,其一字之差谬以千里矣:

婴儿现相,金光罩体,现出天地日月、龟蛇龙虎,皆是铅汞余气结成护法神将。到此地位,口中才乾得外汞,又能使乾汞化为紫赤金,而为住世之宝。再来之六个月,体是银膏,血化白浆,浑身香气袭人,口中出气成云。此是炼丹成熟,一块乾汞,人服之永不死矣。

而下面这一段,又当"乾"为金矣——即纯金。

生死轮回,皆是一念耳。其初非息火猛烹急炼,而乾金不能出矿,其继非神火绵密温养,而金不能变化。四大威仪一空所有,时时返照,刻刻内观,火候到时,自然性月当空,则阴尽阳纯矣。

另,朱本所用"皈根复命"依旧。《字汇补》:"皈与归同",乃翻译梵文而形成的文字,本义指返璞归真。中国古代人性论分人性为"善"和"恶",而印度的传统则把其分为"黑"和"白",白表示智慧和光明,黑表示愚痴或糊涂。皈即"白反",白反则明,白反就是返璞归真,亦和丹家"知其白守其黑"有异曲同工之妙。"皈"字左边的"白"字,在甲骨文上看,是一个米粒的形状,中间有两画象征胚芽。"白"表示的就是"空"的含义,而胚芽形状的笔画,是无中生有之意。右边的"反"字,乃返回之意。所以校注是书,我也再次体会到,古圣先贤在斟词酌句上的细微变化,也正是丹道的微言大义和火候微妙通玄之处。

故以版本虽多流通虽广,如不能以工整示众,岂不负前贤一片苦心?此卷丹经,诚如付印缘起所言:"节次功夫咸臻玄妙而拟义立论尤见精工,诚玄门之秘典也。"故参照原版,悉心校正,注其标点,整其段落,拟其章节,庶为可观。此当难得之缮本也,谨愿与同好者分享。

　　为《大成捷要》写序者多为民国人士,可以判断它的广为流传是近来的事情。《大成》的理法趣味与全真教颇为相似。该书在开篇序言中称有三卷,并强调了"将历代仙佛祖师所传三元大道丹经分晰开列于后",但通观全书,只有两卷,也只有"天元丹法",未见地元、人元之内容。所以,该书所讲的炼丹,是指不同于外丹的内丹修炼。据说此书原为柳华阳的练功笔记,据愚观之,应该是后人精选各种丹经要语汇编托名而成。例如,第八节真阳发生天机一段,达摩祖师曰:玄关窍开,真种产出,封固沐浴,进火退符,三百六十周天数足,不使进退之间,必有太过不及之患。达摩祖师不仅汉语精通,而且熟悉中土典故、内丹之道——此说于古于传教可也,于今于科学则不可也。

　　本书编排虽欠清整,但从下手以迄成功,一一详细说明,颇有参考价值:其一,通过摘录有关"天元大丹"丹经中的许多至理名言,对于丹道的具体操作及各种身心反应,都做了相当详尽的介绍,鲜用譬喻和术语,也无冗长晦涩的道论,基本上明指直说,这就使得初学易入其门。其二,着眼于实修,因此,它对欲入其门者明示了若不明"五层活子时""七次大混沌",则"任你讲得天花乱坠、地涌金莲,纵有刚志修持,难超脱三界之外而登大罗"。其三,是书也有其和别的丹经相类似的特点,即对一些至关重要的法诀秘而不宣。比如丹道的下手功夫,不得明师指点难以入门。而作者也自言,在这些方面"非得吾师之心传不可"——此乃"至理名言"。

　　我尝闻道于炳文马师传于台湾之一脉天元丹法之亲传,大江西派谓男女丹法并无不同,颇以为然。《体真山人女丹诀》谓:"余今解说明白,但脐下一寸三分与两乳中间一穴,要知皆是象言,切忽以有形求之也。经云:'执着此身不是道,离却此身也是差。'"又云:"一身内外尽皆阴。"又云:"眼前觑着不识真。"况其中层次火候细微,必得真师口传心授,以意会得之,方有下手处。上阳子曰:"口诀安能纸上明,幸勿强猜瞎摸而自误也。"观《大成》收录之《坤元经》与《女功简便法》,对其以肢体按摩谓道、意念引气之论、在色身上搬弄之法,颇不以为然,不仅与曹大师传授的下手之迥然不同,也与其所录天元丹法之意趣有云泥之别,故学者亦当博学而后专、三思而后行。

  知识在积累中沉积,思想在探索中明朗。《大成捷要》所列内炼功法,节次分明,口诀易晓,从筑基到炼精、炼气、炼神而迄大成,一一详加说明,集历代人体科学先驱者之大成果,是后学者们继续探索的宝贵的参考资料。

  我早年也得闻北京王沐先生指点龙门要义,先生对是书也是大加推崇,并著有《大成捷要丹功讲解》一篇与西派汪东亭祖师之《体真山人女丹诀》,故也推荐谢师兄一并附录,所谓"提纲挈领",便于初学也。

戊戌年春于蛰龙居

跋三

女仙之路

——读谢群教授《女丹经典》而作

盛克琦

一

在世界众多的宗教信仰中,对妇女都存在或多或少的轻视与歧视的倾向。① 基督教圣经《创世纪》讲,耶和华神取下亚当的一条肋骨造成一个女人,责成她"你必恋慕你丈夫,你丈夫必管辖你"。《希腊罗马古代社会史》中说:"丈夫是妻子的法官,他的权无限制,他可随意。她若有错误,他惩戒她。"又说:"女子童年时从父,少年时从夫,夫死从子。无子则从其夫之最近亲属,妇人不能自由做主。希腊与罗马法有同样的说法。"② 佛教《大般涅槃经》卷九:"一切女人,皆是众恶之所住处。"《正法念处经》卷第二十九:"女人坏世间,令善皆尽灭。""三从四德"等规范约束妇女的一言一行,强调"未嫁从父,既嫁从夫,夫死从子"。妇女失去了人身的自由,成为

---

① 李素平《女神·女丹·女道》,第1页,宗教文化出版社2004年版。
② 〔法〕古朗士著,李玄伯译《希腊罗马古代社会史》,第63、68页,上海文艺出版社1990年版。

桎梏妇女的枷锁,千百年来大多数妇女就生活在这样的社会环境之中。

道教是"重人贵生"的宗教,早期经典《太平经》说:"要当重生,生为第一,余者自计所为。"《度人经》也说:"仙道贵生,无量度人。"作为道家与道教的祖典《老子》具有鲜明的崇阴尚柔的特点,胡孚琛教授指出:"从某种意义上说,《老子》的哲学就是一种女性的哲学。"①牟钟鉴教授也说:"《老子》哲学脱胎于母系氏族的宗教崇拜,特别是女性生殖崇拜""是真正的女性哲学,它推崇的是阴柔之性。"②生命源自母体,来源于女性,女性就是生殖之神、繁衍之神、生命之神,华夏民族女娲抟土造人的传说表明了这一点。道教"仙道贵生""生为第一"的思想就是建立在原始社会早期母系氏族社会女性崇拜、生殖崇拜基础上的,也说明道家、道教的源头在于上古母系氏族公社原始宗教文化,是世界上最古老的文化,是最具有生命力的元文化。道家和道教从不轻视和歧视妇女,反而奉有道的妇女为女神,普通妇女也可以通过修炼成为女仙,充分体现了道教的男女平等和对妇女的尊崇。

《女神·女丹·女道》一书曾指出:"道教对妇女的赞颂、尊崇是一以贯之的""老子哲学为尊重女人,提升女性意识,抬高女性地位,起了理论上的先导作用。中国原始母系社会中的女神崇拜为尊崇女人开启了信仰之先河。在道教中,女人绝非是可有可无乃至可辱可贱的,而是一个具有独立地位、享有独立人格、神格,独立意志、

---

① 胡孚琛《道家、道教的文化渊源和形成过程》,《道教通论——兼论道家学说》,齐鲁书社1993年版。

② 牟钟鉴《老子的学说》,《道教通论——兼论道家学说》,齐鲁书社1993年版。

愿望的重要角色。""道教能给予人们精神上的超越,它让许多女人从平庸、琐碎、沉闷、乏味、压抑、苦痛、艰难的生活中畅想'丹晖映云庭,紫烟光玉林。焕烂七宝花,璀璨瑶灵音。宫商自相和,妙灵开人矜。玄唱种福田,广度无界心',体验到悠悠我意、逍遥自在的快乐和自由。""道教成仙理论及修炼功法,持阴阳和谐等平的观念,唤醒了女性性别意识,为女人打造了追求精神超越、自由自主地决定人生命运的钥匙。""神仙谱系'三仙''九品'中均有'成仙真'的女子的位置。"很多"有地位、有影响力的女人大力弘扬道家思想,为崇道做出不可磨灭的应有贡献"。① 该书作者以女性的独有视角揭示了女性投入道教的原委,冲破儒家思想的桎梏而得到解放式的超越,改变女性命运,获得精神上的自由和快乐。所以说:"道教在对待女人上,确实和儒教、佛教有着很大的不同。法国道教学者李素平(Cathrine Despux)说:'在中国儒教、佛教、道教三种基本教义之中,道教在观念上对女性最抱有善意。'"②道教内丹学中的丹道,更是强调妇女也和男子一样可以通过修炼成为仙人,位列仙阶,男仙谓之"真人",女仙号为"元君"。甚至认为女子修炼比男子修炼更容易成功,女修三年可抵男子十年之功,成道比男子省时省力。

二

道教内丹学注意到女性生理与心理同男子有差别,因而有女金丹之传。在封建社会里,男女不平等,女子受到歧视,道教丹经道书虽多,却很少谈及女子丹法。其实女丹古已有之,载诸典籍,有专门

---

① 《女神·女丹·女道》,第8、11页。
② 《女神·女丹·女道》,第8页。

指导女性修炼的书籍在丹家内部秘传,不过更为隐秘罢了。女性修炼也像男子丹道一样流派和法门众多,有丹阳谌姆派、南岳魏夫人派、谢自然仙姑派、中条老姆派、曹文逸真人派、孙不二元君派、女丹双修派、女丹虚无派等等。由于女性年龄有老少,体质有壮弱,有否生育等条件的不同,修炼法门和次第也存在很大差异。女丹法门,以"太阴炼形"丹法为诸女丹经所阐述最多者,可以参考《西王母女修正途》《女金丹》《女丹十则》《女功正法》《坤元经》等典籍中的记载。①

　　清末体真山人汪东亭(1839—1917年)及海印子徐颂尧(1896—?)承李涵虚大江西派之法脉,以"心息相依,神定虚空"为基本法诀,同样适合于女性,与男性丹法相较仅在修炼中所产生的生理反应略有不同而已,反对乳溪按摩等后天执形的丹法。汪东亭《女丹诀》讲:"夫性命之学,男女皆同,并无分别……性命双修,只是教人心息相依,不可须臾离也……每日下功,务要将心抱住息,将息抱住心,片刻之久,一到均匀,自然大定,直入于窈窈冥冥,恍恍惚惚,无天无地,忘物忘形……男女修炼,无不皆同,故曰:'大道不分男与女,阴阳五行总一般。'……或于正行功时,自觉窍中有炁突出,分开两路,直冲两乳,贯到乳头挺硬,丹经所谓药产之活子时也……自此以后,工夫又与男子同也。"徐颂尧在《天乐集》也讲:"先天大道,男女下手,固无分别也……丹法全重身外虚空行持,男女实无有别。第因后天生理不同,故色身效验,随之而异。如静中阳生,男子系外阳举动,女子系两乳挺硬。筑基功成,男子精关自闭,外阳缩如童孩;女子则经期断绝,两乳缩胸是也。若论定忘功夫,男女无别也。"为女

---

① 盛克琦《女丹仙道》,宗教文化出版社2012年版。

性修炼开辟出一条简易之门径。

通过丹道修炼可以却疾延生,驻颜轻身,保命全形,精神上得到超越,生活质量获得极大的保证,甚至成为道教所追求的"长生不老"的仙人。女丹修炼入手,调理身心疾病为第一要事。先要请中医用药调理气血,使月经正常,经络畅通,心情宽舒,体健无病,再行修炼。其次,要以易筋经、八段锦等动功导引术活动经脉,先在动中求静,化动入静,务使气血畅通,再行按摩静坐。同时,要习辟谷术,为女修之捷径,可调理经血之疾。再者,女子血旺则气旺,因之入手不要急着"斩赤龙"。复次,女子静坐练功,凡身有隐疾或患有恶疾者,反倒易产生出神的幻觉,能眼见异物预知后事,便以为自己修炼出了神通;有的女子静坐多年,满口佛法禅理,眼有光感,身觉异象,甚至见到婴儿现形,从而多有走火入魔者,此皆孤阴寡阳未沾雨露之弊。女丹之修炼,会将隐藏在心底连自己也不曾确知的微细心理激发出来,其暴露的欲念与社会伦理道德之差异令人瞠目结舌。女子孤修比夫妻双修更多魔障,丹道是科学,应以人体科学的规律疏导之。

三

古代女性修炼者颇多,诸如魏华存、谢自然、曹文逸、孙不二等等。降至近代以来,道教界修炼女丹有成者当首推华山著名坤道曹祥贞大师(1923—2014年)。曹大师一生清修,信仰虔诚,深谙女丹,仪止端庄,气度从容,深得道家修养精髓,被崂山太清宫匡常修道长(1904—1993年)赞为"天下第一坤道""当今女丹修持最好的"。曹大师隐居华山大上方在闭关修炼的同时,也精研武学剑术,在中央电视台纪录节目上人们还可以看到,年近九旬高龄时仍穿行于高危倾险的大上方之华山险道上，健步如飞、气定神闲，犹如"飞檐走壁"，真不愧是丹道修炼卓绝的一代大师！做宗教、艺术和舞美研究的谢群教授尝游历名山，四处访师问道，搜奇探玄，拜求口诀。初受教于元音老人门下，又得台湾马炳文道教西派之嫡传，殊缘遭际，在2013年出任国家一级学会——全国老子道学文化研究会副会长后，主抓传统的内丹养生文化之研究。于是，在胡孚琛教授的推荐下，三登华山终执师礼拜于曹祥贞大师门下，为全真道华山派二十三代宗字辈玄裔弟子，得授道门坤道女丹修炼的秘诀真传。

我与谢群教授缘聚于2015年11月，倾盖如故，相谈甚欢。12月中旬在北京香山召开的"昆仑高峰论坛暨老子道学文化研究会2015年年会"上重聚，2016年11月在终南山楼观台再遇，诚道缘仙契也。2017年5月，谢群教授嘱阅《坐进此道——〈悟真篇〉研究与实践》书稿，提出修改意见。自知才疏学浅，不敢妄评，仅就个别字句及版式提出了一些建议。今蒙抬爱，谢教授又来函嘱予作文以记之，今遂撰写一篇关于女丹的小文，附于新作《女丹经典》书后。承此任务，甚感诚恐，然推脱难辞，只好作以涂鸦之文。

谢群教授在本书中对《灵源大道歌》《孙不二女丹诗》等按照师传口诀做了研修笔按，语虽简诚属点睛，言虽浅确是要津。有志于丹道研修之奇女子，得此《女丹经典》一册，再阅笔者所编《女丹仙道》一书，若能得求明师指导，及靠自己狠力摸索，以身体为实验室，不断丰富和积累修持经验，则丹道实修必得丰硕之成果矣。胡孚琛教授曾殷切期盼："世上苟有福慧双全之女子，结下道缘，得到丹诀，能以现代科学知识进行女丹功法的实践和研究，必能揭开女子内丹之秘,为全人类造福!"①

2018 年 1 月 28 日识于石家庄

(作者系全国老子道学文化研究会常务理事、丹道与养生研究会秘书长,道教大江西派第六代嫡传)

---

① 胡孚琛《道学通论》,《女金丹述要》,第 432 页,社会科学文献出版社 2009 年版。

后　记

　　谢群,饱学之士也。故虽为女性,却以先生相称。谢群先生邀为本书序,原本志忑,又见她发出"既要言说天机,又有天机不可轻泄之古训,所以这卷书很难写啊。"的感慨,不由得拥笔难下。

　　作为"天下第一坤道",曹祥贞道长一生清修,历经磨难;然不畏命运多舛,坚心修道,终获道门内外一致敬仰;登真之日,陕、晋、豫三省,高功法事,感天动地,诵经妙音,响彻云霄;道俗弟子及无数信众竞相簇拥扶柩,奔泪嚎啕,难舍之情,感人至深;新道学大家胡孚琛教授,挽联更称其为"民国奇女子"……

　　仅悲痛无以表追思,奉遗赠方能长相守。谢先生收拾思绪,继承遗志,把崂山匡常修道长赠曹爷,曹爷又赠给作者的《大成捷要》反复拜读,仔细校对;又把道教史上颇为著名的《灵源大道歌》《孙不二女丹诗》,根据曹爷生前的明示暗喻及随时随地的神机巧授,加以整理作为注解,并两卷合一,是为本书。

　　道教乃中国本土教,以法术为用,以大道为本,以长生不死为追求,以仙学丹道为梯航。仙学有天仙、神仙、地仙、人仙、鬼仙之别,丹道有外丹、内丹,又有天元、地元、人元之分,门派林立,各有入手、转手、了手、撒手之功夫。难以尽言矣!胡孚琛教授高度概括,"三家四派"之说,无一遗漏,囊括尽矣!非遍访明师不可为,非熟读道藏不可解也。

然男丹、女丹于入手处又有所不同,非道门师徒传承,难得真诀也。谢先生有幸伺奉曹爷左右,朝夕相处,口传心授,工夫玄微,心明性见;日久自得真诀,上座便见真机;华池神水满口吞,玉液还丹百脉涌,赤龙降服回春宫,炼液化气功自成。

接下来的工夫,自然需要进入本书的玄微世界,细细体察,久久用工;于真静处见真息,于真息内种金钱,于真空里育婴儿,于太虚中放飞真神,与宇宙辉光共明暗,与天地橐龠共呼吸,浑然无我,然我无所不在。是此,功德圆满矣!

是以为记。

    李光富　李玄辛　陈禾塬　识于武当山
    二零一七　岁次丁酉年春三月吉日

(李光富系中国道教协会会长,李玄辛系湖北省道教协会副会长,陈禾塬系《武当丹道修炼》作者、武当养生研究会会长)

感　谢

向以下为曹祥贞道长赴京医疗，以及为本书的撰写，提供种种便利和帮助的同志、道友，以及立品图书的钱健先生在出版、创意、设计与印刷等方面的大力支持与辛勤付出，致以深切的感谢（以姓氏笔画为序）：

石宗德（曹祥贞道长掌门弟子）
吕松涛（上海绿谷集团董事长）
刘崇尧（北京市佑民观住持）
刘高奇（全国老子道学文化研究会道商委员会主任）
陈长柱（北京安道利佳公司总经理）
黄信阳（中国道教协会副会长）
邹通玄（华山道教协会会长）
张超中（中国科学技术信息研究所研究员）
赖保荣（广东省道教协会会长）
瞿建华（江苏省道教协会副会长）

图书在版编目（CIP）数据

女丹经典/谢群著.—北京：中医古籍出版社，2019.6
ISBN 978-7-5152-1890-8

Ⅰ.①女… Ⅱ.①谢… Ⅲ.①道教－女性－养生（中医）Ⅳ.①R212

中国版本图书馆CIP数据核字（2019）第086857号

女丹经典

谢群 著

责任编辑	孙志波
出版发行	中医古籍出版社
社　　址	北京东直门内南小街16号（100700）
经　　销	全国各地新华书店
印　　刷	北京华创印务有限公司
开　　本	787mm×1092mm　1/16
印　　张	31.25
字　　数	350千字
版　　次	2019年9月第1版　2019年9月第1次印刷
书　　号	978-7-5152-1890-8
定　　价	98.00元